中医四诊入门

林镜栋　著

中国中医药出版社
· 北京 ·

图书在版编目（CIP）数据

中医四诊入门/林镜栋著．—北京：中国中医药出版社，2012.9（2020.4重印）

ISBN 978-7-5132-0803-1

Ⅰ.①中… Ⅱ.①林… Ⅲ.①四诊-诊法-中国 Ⅳ.①R241.2

中国版本图书馆CIP数据核字（2012）第034185号

中国中医药出版社出版
北京经济技术开发区科创十三街31号院二区8号楼
邮政编码 100176
传真 010 64405750
三河市同力彩印有限公司印刷
各地新华书店经销
*
开本 880×1230 1/32 印张 10.5 字数 226千字
2012年9月第1版 2020年4月第3次印刷
书 号 ISBN 978-7-5132-0803-1
*
定价 35.00元
网址 www.cptcm.com

如有印装质量问题请与本社出版部调换（010 64405510）

社长热线 010 64405720

购书热线 010 64065415 010 64065413

书店网址 csln.net/qksd/

新浪官方微博 http：//e.weibo.com/cptcm

内容提要

四诊是中医临床了解疾病的手段，中医四诊上的功夫一直是衡量中医大夫水平高低的指标。不明四诊，则治则、治法无法确立，遣药、用方更是无从谈起。《难经》曾将四诊概括为：“望而知之谓之神，闻而知之谓之圣，问而知之谓之工，切脉而知之谓之巧。”可见中医四诊知识博奥难懂，掌握非易。

本书以临床需要为出发点，从四诊的基础知识入手，分别介绍了望诊、切诊、闻诊、问诊的基本内容。为了更好让读者了解掌握每种诊法、更好地满足临床的需求，作者几乎在每一种诊法之后都附有相应的医案，而且在附篇介绍了中医临床中经常用到的治法。真可谓是初学中医者的一部宝典。

目　　录

第一章 绪　言

四诊是中医运用望、闻、问、切四种诊察疾病的方法，用以搜集患者相关的疾病信息，作出临床判断。

症状，是患者自觉有各种异常的痛苦感觉，或通过医生诊察而得知的病态改变，如头痛、四肢厥冷等。它是机体发生疾病后的表现，是医生诊察疾病、判断疾病的客观标志。

症状与证是完全不同的概念。证，是病因、病位、症状、四诊的综合与叠加。如表实证、阴虚证等。它反映了疾病的本质，是临床辨证的结论。

病机是疾病发生、发展及转归的机理。它既是联系证与症状的纽带，也是证的核心组成部分。病机决定了疾病的性质，由同一病机联系着的许多症状就构成了证。

在临床上，疾病是千变万化的，症状表现也是错综复杂的，只有认真研究各种常见症状和病机，才能对因不同病证而出现的相同症状加以辨别，这是正确进行辨证论治的关键步骤。症状辨别的目的就在于从病证的复杂症状中找出与其他疾病相同症状的区别，确定诊断，有效指导临床治疗。

作为辨证的依据，所有的症状信息都是通过望、闻、问、切这四种诊察疾病的方法得到的。所以每个中医都必须全面掌握四诊的内容和熟练运用四诊的技巧。

医生运用视觉观察患者全身和局部的神色形态的变化，

这是望诊；凭听觉和嗅觉以辨别患者的声音和气味的变化，属于闻诊；仔细询问患者或陪诊者，了解疾病发生和发展的过程、现在症状及其与疾病有关的情况，称为问诊；切按患者脉搏和按抚患者的脘腹、手足以及其他部位，是为切诊。

人体是一个有机的整体，局部的病变可以影响及全身；内脏的病变可以从五官四肢体表各个方面反映出来。正如《丹溪心法》说："欲知其内者，当以观乎外；诊于外者，斯以知其内，盖有诸内者形诸外。"所以通过四诊等手段，诊察疾病显现在各个方面的症状和体征，就可以了解疾病的病因、病机，从而为辨证论治提供依据。

四诊只是中医临床上了解病情的手段，辨证才是目的。所以临床上不能为了四诊而四诊，而是要围绕着辨证的思路进行四诊，对诊察的每一个症状都要以八纲、脏腑进行衡量，竭力搜索对辨证有用的信息。要切记四诊的目的是辨证，这样才不至于在四诊时失去方向，陷于盲目。

另外，望、闻、问、切是调查了解疾病的四种方法，各有其独特作用，不能相互取代，但是在临床运用时，它们又是有机地结合在一起，四诊所得信息互相交融，这样才能全面而系统地了解病情，得出正确的辨证结论。临床上强调"四诊合参"，其意义即在于此。

第二章　望　　诊

医生运用视觉，对人体全身和局部的一切情况及其排出物等，进行有目的的观察，以了解健康或疾病情况，称为望诊。望诊在辨证上占有重要的地位，所谓“望而知之谓之神”。这是因为人的视觉，在认识客观事物中，占有重要的地位。所以充分利用视觉，训练敏锐的观察力，是医生这一职业所必需的素质。

望诊的主要内容是观察人体的神、色、形、态，以推断体内的变化。健康人的神、色、形、态等都有其正常的表现，一有反常，便是病态。有些疾病只反映为神或色等单方面的异常；有些疾病却反映为神、色、形、态等多方面的变化。中医学的长期实践证明：人体外部和五脏六腑有着密切的关系，特别是面部、舌部和脏腑的关系更为密切。因此，通过对外部的观察，可以了解整体的病变，诚如《灵枢·本藏》所说：“视其外应，以知其内藏，则知所病矣。”

第一节　望全身形色

望全身是临床上第一眼形象，医者根据这第一眼可以对病人进行大致的分类。《素问·阴阳应象大论》所谓“善诊者，察色按脉，先别阴阳”，所以，临证者不要轻易错过这第一眼的机会。

一、外表整体观察

健康之人，不管高矮肥瘦黑白，必定精神饱满，两眼有神，语言清晰，呼吸平稳，肌肉充实，气色润泽，行动轻捷。反此者即为有病。

病人精神不振、声低懒言、倦怠乏力、动作迟缓等，多属心脾两亏，或肾阳不足，以致神气不旺。

形肥色白，动作迟缓，或大腹便便，多是脾虚有痰。形瘦色白，动作乏力，为脾胃虚弱，元气不足。形瘦色苍黑，多阴虚有火。形瘦肉消著骨，多为久病气液干枯，脏腑精气衰竭。形瘦腹皮着于背而成深凹者，多属胃肠干瘪，为脏腑精气衰败之恶候。

衣着多于常人，行动畏缩，必是恶寒，非表寒即里寒；衣着少于常人，常欲揭衣被，知其恶热，非表热即里热。

胸廓如桶状，呼吸急迫，为肺有伏饮积痰，以致肺气耗散；呼多吸少，为肾不纳气。

脸、面、唇、指（趾）不时颤动，在外感热病中，多是发痉的预兆；在内伤杂病中，多是血虚阴亏，经脉失养。手足蠕动，多属虚风内动。

头面四肢或全身肿胀者，为水肿，色不变者，为外邪，为新病；色萎黄，或苍白，为脾虚，为久病。

单腹胀大，四肢反瘦，为鼓胀，多属肝郁或脾虚。

二、对动作的观察

病人以手按在身体某部位，多为痛证，且属虚属寒；以手护着身体某部位不敢碰触的，则痛多属实属热。行走之际，突然停步，以手护心，不敢行动，多为真心痛。

口眼歪斜，多为中风后遗症；单跛脚者，多为先天残疾，若同侧手不便捷，则是中风后遗症；双脚跛者，或是先天残疾，或是小儿麻痹后遗症。

行走不灵活，或须以手著物，或须人搀扶者，一是痿证，多由阳明湿热或脾胃气虚或肝肾不足所致；一是痹证，由风寒湿侵袭所致。

三、对坐卧姿的观察

坐而喜伏，多为肺虚少气；坐而喜仰，多属肺实气逆。但坐不得卧，卧则气逆，多为咳喘肺胀，或水饮停于胸腹。坐则神疲或昏眩，但卧不得坐，多为气血俱虚，或夺气脱血。坐而欲起，多为水气痰饮所致；坐卧不安，是烦躁之征，或腹满胀痛之故。

卧时常向外，身轻能自转侧，为阳证、热证、实证；卧时喜向里，身重难以转侧，为阴证、寒证、虚证，若重病至此，多是气血衰败已极，预后不良。蜷卧成团者，多为阳虚畏寒，或有剧痛；仰面伸足而卧，则为阳证热盛。

四、对四肢的观察

四肢抽搐或拘挛，项背强直，角弓反张，属于痉病，此或因于风、或因于寒、或因于湿、或因于热、或因于虚，多见于肝风内动之热极生风、小儿惊风、温病热入营血、亦可见于气血虚经脉失养。此外，痫证、破伤风、狂犬病等，亦致动风发痉。

战栗常见于疟疾发作，或外感邪正相争欲作战汗之兆。

四肢或全身震颤，头独动摇，手如握物，是元气已虚，或肝风内动之象。若两手撮空，或循衣摸床，则是失神的危重证候。

四肢不用，麻木不仁，或拘挛，或痿软，为瘫痪。

五、对癫、狂、痫的观察

癫病表现为淡漠寡言，闷闷不乐，精神痴呆，喃喃自语，哭笑无常。多由痰气郁结，阻蔽神明所致。间或亦有神不守舍，心脾两虚者。

狂病多表现为疯狂怒骂，打人毁物，不避亲疏，或登高而歌，弃衣而走，或自高贤、自辩智、自尊贵，少卧不饥，妄行不休。多由气郁化火，痰火扰心所致；或为阳明热盛，邪热扰乱神明；或由蓄血瘀阻，蒙蔽神明。

痫病多表现为突然昏倒，口吐涎沫，四肢抽搐，醒后如常。多由肝风夹痰，上窜蒙蔽清窍；或属痰火扰心，肝风内动。

六、对昏迷的观察

烦躁不安，神昏谵妄，多为热病进入气、营、血阶段或逆传心包。

卒然昏倒，半身不遂，口眼歪斜，为中风入脏；卒倒而口开，手撒遗尿，是中风脱证；牙关紧闭，两手握固，是中风闭证。

若卒然昏倒而呼吸自续，多为厥证，或为癔病。

盛夏卒倒面赤而汗出，多为中暑。

以上虽然分为六个部分来谈整体望诊，但在临诊时，对整体的望诊是瞬间完成的，不会慢条斯理的一部分一部分看，而是眼睛一瞄，该看到的全部收到眼里，无关的则视而不见。正如东方嗥相马，相的是能跑千里的马，至于公的母的，黄的黑的，对不起，没有留意。

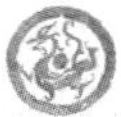

【附：医案选录】

案一：魏右（《裘吉生临证医案》）

初诊： 女子形体日胖，经来量少而色淡，此气虚不能化血，用补气行血法。

文元党三钱　炙黄芪三钱　炒冬术二钱　茯苓三钱
炙甘草七分　川芎一钱　全当归二钱　炒白芍二钱
姜半夏三钱　新会白八分　制香附三钱　代代花四分

案二：铙右（《裘吉生临证医案》）

初诊： 产后忽然四肢抽搐，项背强直，甚则角弓反张，不省人事，属血虚生风，宜养血平肝。

当归四钱　川芎一钱　生白芍二钱　生地三钱
文元党二钱　炙黄芪四钱　焦冬术二钱　茯苓二钱
炙甘草七分　钩藤三钱　煅牡蛎四钱
生打石决明四钱　生玳瑁片一钱半

案三：孙上舍妻（《古今医案按》）

江应宿北游燕，路过山东，孙上舍长子文学病瘵，延江诊视。曰：无能为矣……敢辞。孙曰：内人请脉之。形容豫顺，语音清亮。不显言何证。诊毕，孙问何病？江曰：寸关洪数，尺微欲绝，足三阳脉逆而上行，上实下虚，此痿证也……经云：悲哀太过则胞络绝……发为痿躄，此之谓也。

讨论：案一观察到来诊的女子形体肥胖，肥胖人多气虚。所以断定其经来量少而色淡为气虚不能化血。这是根据望诊就作出辨证结论的。

案二发病在产后，产后多血虚。再观察到病人四肢抽搐，项背强直，甚则角弓反张，不省人事，这是肝风内动的征象。根据这两点，就可以得出辨证结论：此乃属血虚生风。

案三据脉应是上实下虚之证。但上实下虚之证很多，为什么会说此痿证也？这大约是因为：①病人形容豫顺，语音清亮。②病人没有走动。③长子病瘵肯定是伤心过度。综合分析，就得出痿证的结论。这老先生望诊的功夫是到家了。

第二节 望面色

望面色就是观察患者面部皮肤的颜色和光泽来进行辨证。

《内经》中把面色分为五种，即青、赤、黄、白、黑，与肝、心、脾、肺、肾五脏相应，称为五色诊。

正常的面色有一个共同的特点，就是其色必润泽、明亮、含蓄，这就是中医人所称的有神、有胃气。

患病之人，面色常有变化，或色不润泽、或鲜亮过度、或虽明润含蓄但不应时应位、或某色独见，皆属病色。根据病色的变化，即可辨析脏腑的病变。

一、青色

青色属木，为肝之色。主寒证、痛证、瘀血和惊风。

阴寒内盛，脘腹剧痛，可见面色苍白、淡青或青黑。

心阳不振，心胸刺痛，可见面色青灰、口唇青紫。

小儿惊风或欲作惊风，多在眉间、鼻柱、口唇四周呈现青色。

妇女面青，必肝强脾弱，少食多怒，或月经不调。

面青颊赤，为外感病之寒热往来；面青耳赤，多为肝火；面青而晦暗，多为郁火。

二、赤色

赤色属火，为心之色。主热证，赤甚属实热，微赤属虚热。

满面通红，多为阳盛之外感发热，或脏腑实热；若两颧潮红娇嫩，则属阴虚火旺的虚热证。

若久病重病患者，原本面色苍白，却时而泛红如妆，嫩红带白，游移不定，多为虚阳浮越之“戴阳证”，属真寒假热之危重证候。

三、黄色

黄色属土，为脾胃之色。主虚证，湿证。

面色淡黄，枯槁无光，称“萎黄”，多见于脾胃气虚，气血生化不足者。

面黄虚浮，称为“黄胖”，多属脾气虚衰，湿邪内阻所致。

若面目一身俱黄，称为“黄疸”。黄而鲜明如橘子色者，属“阳黄”，为湿热熏蒸之故；黄而晦暗如烟熏者，属“阴黄”，为寒湿郁阻之故。

黄而枯瘦者，胃病虚热；黄而色淡者，胃病虚寒。

腹胀而面黄肌瘦者，虚胀也；若面色苍黄，腹筋起而胀，或面萎黄而夹红点血丝如蟹爪，为鼓胀，多属脾虚肝郁，血瘀水停所致。

小儿面黄肿或青黄或乍黄乍白，腹大青筋，属疳积。

印堂，准头黄而明润者是胃气来复，病将愈。

四、白色

白色属金，为肺之色。主虚证、寒证、脱血、夺气。

㿠白虚浮、或苍白、或晦滞，多为阳虚。突然苍白，伴冷汗淋漓，多为阳气暴脱。

淡白或㿠白，多为气虚；白而无华，或黄白如鸡皮者，为血虚或夺血。

里寒证剧烈腹痛或战栗时，亦可见面色苍白。

肺胃虚寒，亦可见面色淡白。

五、黑色

黑色属水，为肾之色。主肾虚、寒证、痛证、水饮和瘀血。

颧与颜黑为肾病。面黑而干焦，多为肾精久耗，虚火灼阴。黑而浅淡者，为肾脏虚寒有水。

凡黑而暗淡者，不论病之新久，总属阳气不振。

眼眶周围发黑，往往是肾虚或有水饮，或为寒湿注下之带下病（经常过夜生活者，亦有见眼眶周围发黑，当注意询问）。

面色黧黑而肌肤甲错，属瘀血。

环口黧黑多为肾绝。

《伤寒论》条文选录

伤寒七八日，身黄如橘子色，小便不利，腹微满者，茵陈蒿汤主之。(261)

少阴病，下利清谷，里寒外热，手足厥逆，脉微欲绝，身反不恶寒，其人面色赤……通脉四逆汤主之。(317)

讨论：发热七八日，腹微满，为邪气聚于下焦；水湿潴留，则见小便不利。湿热蕴蒸于内，则黄发于外。故 261 条为湿热黄疸。而 317 条则是阴盛阳虚之戴阳证。因为病人下利清谷，手足厥逆，脉微欲绝，属阳虚寒盛之下利，所以可断定面色赤为病之假象，实乃阴寒盛格阳于外的戴阳证。

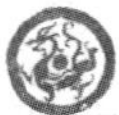

【附：医案选录】

案一：无名（《未刻本叶氏医案》）

色黄，腹痛便溏。脾弱不运耳。

处方：人参　焦术　广皮　神曲　茯苓　炙草
白芍　麦芽

案二：无名（《未刻本叶氏医案》）

疟虽止，色黄，脉呆钝。湿未净耳。

处方：谷芽　半曲　陈皮　茯苓　木瓜　乌梅

案三：无名（《未刻本叶氏医案》）

色黄，腹膨，形寒。

处方：谷芽　茯苓　米仁　半曲　新会　木瓜

讨论　黄乃脾胃主色，上三案中，因色黄，且傍证偏于虚寒，所以皆用健运脾胃方药。

案四：江右（《裘吉生临证医案》）

产后去血过多，虚象毕具，初则呕吐便泄，近则纳少便闭，脉细弱，面色㿠白，肢冷头晕，用调补气血方加司胃品为治。

处方： 补中益气丸四钱　全当归三钱　焦白术二钱
砂壳一钱　怀山药二钱　桂枝二分
拌炒白芍一钱半　白檀木四分　拌炒谷芽一钱半
生鸡金四分　麻仁三钱新会皮八分

讨论： 大病后精神困倦，面色㿠白，属气虚；脉细弱，血亦不足。是以益气养血为治。

案五：左某某　男　成年（《程门雪医案》）

消瘦萎缩，精神不振，面色及肌肤暴露部分均见黯黑，脏色外露，为肾气虚败之象。失眠声喑，毛发稀疏，舌色淡紫，脉沉迟细微。幸纳食未衰，尚可峻补阴阳。

处方： 大生地四钱　山萸肉一钱半　细石斛三钱
淡苁蓉三钱　巴戟肉二钱　远志肉一钱半
五味子五分　大麦冬三钱　干菖蒲一钱
云茯苓三钱　夏枯草三钱　淡昆布三钱

原按曰： 本案肾中阴阳两亏，臻于虚败程度。《素问·诊要经终论》："少阴终者面黑。"《中藏经》亦以"色黑耳干"为肾绝。都指出肾脏的脏色（黑色）外露，是大败之象。

第三节　望头面五官七窍

根据脏象学说，内在的五脏，各与外在的五官七窍相关联。《灵枢·邪气脏腑病形》说："十二经脉，三百六十五络，其血气皆上于面而走空窍。"因此，头面五官七窍的色泽形态，亦可以反映脏腑经络的常与变。简述于下：

一、望头面与头发

1. 头摇

头摇不能自主，无论小儿或成人，多为风病，或气血虚衰。

2. 面肿

最多见的是水肿，先头面肿的是阳水，先下肢肿，最后波及头面的为阴水。头肿大如斗，面目肿盛，目不能开，是“大头瘟”，由天行时疫，毒火上攻所致。

3. 腮肿

腮部突然肿起，面赤咽痛，或喉不肿痛，但外肿而兼耳聋，此为“痄腮”，是温毒证。

4. 口眼歪斜

单见口眼歪斜，言语不利，为风邪中络，或络脉空虚，风痰痹阻，多病在阳明之经。

5. 头发

发黑浓密润泽者，是肾气盛而精血充足的表现。发黄稀疏干枯者，为精血不足，常见于大病之后，或虚损患者。小儿发结如穗，多见于疳积。

二、望　目

目为肝之窍，但《灵枢·大惑论》曰：“五脏六腑之精气，皆上注于目而为之精。”这说明目与五脏六腑都有密切的关系。

目眦赤为心火。白睛赤为肺火；黄为湿热内盛。珠肿为肝火。眼胞皮红湿烂，是脾火。全目赤肿，是肝经风热。

目清澈者为寒，目暗浊者为热。

目眦淡白者是血亏。目胞上下鲜明者，是痰饮病。目胞色暗晦，多属肾虚。

目窠微肿，如新卧起之状，是水肿病初起之征。老年人肾气虚，亦多见下睑肿。

开目喜明者为阳证，闭目恶明者为阴证。

三、望　耳

耳为肾之窍，手足少阳经脉布于耳。

耳轮干枯焦黑，多为肾水亏极的征象，可见于温病后期肾阴久耗者，及消渴病下消证。

耳轮红润，是正常的表现，说明肾气充足。若红肿，则属少阳相火上攻，或为肝胆湿热火毒上蒸。若小儿耳背见有红络，伴耳根发凉，多为麻疹先兆。

耳瘦削者是正气虚，多属肾精亏虚或肾阴不足。耳轮萎缩，是肾气竭绝，多属死证。

耳轮甲错，为久病血瘀，或有肠痈。

四、望　鼻

鼻为肺窍而属脾经，与足阳明胃经亦有联系。

五色主病：鼻头色青，腹中痛；色黄是里有湿热；色白为亡血；色赤是脾肺两经有热；色微黑是有水气。鼻色明润，为无病或病将愈之征。鼻头黄黑枯槁，为脾火津涸，亦属恶候。

鼻孔干燥或痒，属阳明热证或肺热。

鼻翼扇动，初病多是风火壅塞肺脏。气喘鼻干，病势严重，多见于小儿。久病鼻煽，喘而汗出，有可能是肺绝之征。

五、望口唇

脾开窍于口，其华在唇，足阳明胃经之脉环口唇，故望口唇可诊脾胃的病变。

1. 唇色主病

唇色红润，是为正常，说明胃气充足，气血调匀。唇色淡白，为血亏，血不上荣，可见于大失血的患者。唇色淡红，为虚为寒，多属血虚或气血两虚。唇色深红，为实为热。深红而干，是热盛伤津。赤肿而干者，为热极。

唇淡红而黑的是寒甚，唇口青黑则是冷极。口唇色青，为气滞血瘀，所以青黑也主痛。青而深紫，是内有郁热。

环口黑色是肾绝，口唇干焦紫黑更是恶候。

2. 形态主病

口唇干裂，为津液损伤。见于外感燥热，邪热伤津。亦见于脾热，或为阴虚津液不足。

口角流涎，多属脾虚湿盛，或胃中有热，往往见于小儿。或因中风口歪，不能收摄。

六、望齿、龈

齿为骨之余，而肾主骨。又手足阳明经脉络于齿龈。可见齿、龈和肾、胃、大肠密切相关，望齿、龈可以测知肾与肠胃的病变，特别是对温病的辨证，更有重要意义。

1. 望齿

牙齿黄而干燥者，是热盛伤津，可见于温病后期；若光燥如石，是阳明热盛；若燥如枯骨，是肾阴枯涸。

咬牙啮齿，是湿热动风，将成痉病。咬牙而不啮齿，多属胃热，气窜经络之故；若咬牙而脉证衰者，是胃气不足而筋脉失养之故。牙关咬紧难开者，为风痰阻络，或热盛动风。睡中啮齿者，多为内热或积滞。

牙齿松动稀疏、齿根外露者，多属肾虚，或虚火上炎。小儿齿落久不生者，是肾气亏；病重而齿黄枯落者，是骨绝。牙床腐烂，牙齿脱落者，是“牙疳”之凶候。

2. 望龈

牙龈淡白者，多是血虚。血少不能充于龈络所致。龈肉萎缩而色淡者，多属胃阴不足，或肾气虚衰。齿龈红肿者，多是胃火上炎。

齿缝出血，痛而红肿，多胃热伤络；若不痛不红微肿者，多为气虚，或肾火伤络。

七、望咽喉

咽喉为肺、胃之门户，是呼吸、进食之要冲，为诸经脉所络。故许多脏腑的病变可从咽喉的异常变化反映出来，尤其是对肺、胃、肾的病变，诊断价值更大。

正常的咽喉，色泽淡红润滑，不肿不痛，呼吸、发声、吞咽，皆通畅无阻。

咽喉壁两侧如核状者（扁桃体）称为乳蛾。红肿胀而痛，甚则溃烂或有黄白色脓点，多因肺胃热毒壅盛所致。若红色娇嫩，肿痛不甚，多为肾水亏少，阴虚火旺所致。（乳蛾在青少年较明显，成年以后逐渐退缩，发病较少。）

若咽喉漫肿，色淡红者，多为痰湿凝聚。色淡红不肿，微痛反复发作，或喉痒干咳，多气阴两虚，虚火上浮。

咽喉壁上有小突起如水泡者，曰“泸泡”。泸泡个大而密，甚则重叠者，为实证；小而稀疏者，为虚证。色淡者为风为湿，红者为热，紫红者阴虚火旺。

咽喉腐烂，周围红肿，多为实证。若腐烂分散浅表者，为肺胃之热尚轻，而成片或洼陷者，为火毒壅盛。溃腐日久，周围淡红或苍白者，多属虚证。腐烂分散浅表者，为虚火上炎，成片或洼陷者，多为气血不足，肾阴亏损，邪毒内陷。

又溃烂处上覆白腐，形如白膜，曰伪膜。伪膜松厚，容易拭去，去后不复生，此属胃热，证较轻。若伪膜坚韧，不易剥离，重剥则出血，或剥去随即复生，此属重证，多是白喉，又称“疫喉”，因肺胃热毒伤阴而成。

咽喉局部红肿高突，有波动感，压之柔软凹陷者，多已成脓；压之坚硬则尚未成脓。

脓液稠黄者，属实证；清稀或污秽者，多为正虚不能胜邪。

第四节　望　　舌

望舌具有悠久的历史，早在《黄帝内经》和《伤寒论》等古典医籍中，就有关于望舌诊病的记载。至13世纪，已有舌诊专著出现。名为《敖氏伤寒金镜录》，至16世纪时，温病学派兴起，对辨舌验齿颇为重视，于是舌诊在外感热病辨证中得到了突飞猛进的发展。现在舌诊已成为在中医理论指导下的一种独特的诊断方法。

1. 舌诊的临床意义

中医舌诊的临床意义，在于其作为辨证的不可缺少的客观依据。舌象的变化，能客观地反映正气的盛衰，病邪的深浅，邪气的性质，病情的进退，可以判断疾病的转归和预后，可以指导处方和遣药，无论八纲、病因、脏腑、卫气营血和三焦等辨证方法，都以舌象为重要的辨证指标。由此不难理解历代医家对舌诊的重视。

2. 舌与脏腑的关系及舌面上的分部

舌和脏腑的关系，主要是通过经络和经筋的循行联系起来的。例如手少阴心经之别系舌本；足太阴脾经连舌本、散舌下；足少阴肾经挟舌本；足厥阴肝经络舌本等。再如足太阳之筋，其支者，别入络于舌本；足少阳之筋，入系舌本；上焦出于胃上口，上至舌，下足阳明。这些说明五脏六腑都直接或间接地，通过经络、经筋与舌相连，脏腑的精气上荣于舌，脏腑的病变也必然影响精气的变化而反映于舌象。

脏腑不仅与舌有密切的联系，而且在舌面上有相应的分野。具体划分方法有二：一是以胃经划分，一是以五脏划分。

以胃经来划分是：舌尖属上脘，舌中属中脘，舌根属下脘。此法用于脾胃病中望舌苔以知邪气的进退。以五脏来划分，各家学说略有出入。但比较一致的意见是以舌尖属心肺，舌边属肝胆，舌左边属肝，右边属胆，中心属脾胃，舌根属肾。此法用于望舌质以知五脏之虚实。不过临床上应舌质与舌苔合参，不可过于机械拘泥。

3. 舌诊的方法及注意事项

察舌时，患者正坐，正对自然光线。口张开，口舌自然伸出。卧床病人亦要尽量利用自然光线。如需要照明，要用日光色，光线要柔和，如用日光灯即可。察舌要有良好的顺序习惯：先看舌质和舌体动态，然后再看舌苔。

要注意防范影响到察舌正确性的因素：有色的食物会使舌苔颜色发生变化，如观察到苔色与证不符合，要多问几句；早起未进食时，往往舌色较淡白，舌苔白而腻，进食后则变成淡红舌薄白苔，这一点要注意。

一、舌诊的内容

舌诊的内容主要分望舌质和舌苔两方面。舌质，又称舌体，是舌的肌肉脉络组织。舌苔，是舌体上附着的一层苔状物。望舌质又分望神、色、形、态四方面；望舌苔则分苔质、苔色两方面。最后舌质和舌苔还要综合诊察。

（一）望舌质

1. 舌色

主病的舌色，约有五种，兹分述如下：

（1）淡白舌：舌色较正常人的淡红色浅淡，甚至全无血色，称为淡白舌。主虚证，寒证或气血两亏。若淡白湿润，而舌体胖嫩，多为阳虚寒证；淡白光莹，或舌体瘦薄，则属气血两亏。

（2）红舌：较淡红色为深的，甚至呈鲜红色，称为红舌。主热证。若舌鲜红而起芒刺，多属实热证；若鲜红而少苔，或有裂纹或光红无苔，则属虚热证。

（3）绛舌：较红舌更深的红色，称为绛舌。主病有外感与内伤之分。在外感病为温病热入营血。在内伤杂病，则是阴虚火旺；另有舌绛少苔而津润者，多为血瘀。

（4）紫舌：舌质色紫，即为紫舌。主病有寒热之分。绛紫而干枯少津，属热盛伤津、气血壅滞；淡紫或青紫湿润者，多为寒凝血瘀。

（5）青舌：舌色如皮肤上暴露之“青筋”，称为青舌，古书形容如水牛之舌。全舌青者，多是寒邪直中肝肾，阳郁而不宣；舌边青者，或口燥而漱水不欲咽，是内有瘀血。

在上述各色舌中，若多少带些青紫成分，其舌色必偏晦暗，故偏暗之舌，多少总有些气血瘀滞之象。

2. 舌形

舌形是指舌体的形状，包括胖瘦、老嫩、胀瘪以及一些特殊病态形状等。分述如下：

（1）老嫩：老是舌质纹理粗糙，形色坚敛苍老，都属实证。嫩是舌质纹理细腻，形色浮胖娇嫩，一般都属虚证。

（2）胖大：舌体较正常舌为大，伸舌满口的，称为胖大舌，舌边多有齿痕，或中有裂纹，属脾虚、气虚，多因水湿痰饮阻滞所致。

（3）肿胀：舌体肿大，盈口满嘴，舌边多无齿痕，为实证。多为心脾有热，气血上壅；或酒毒上壅；或中毒而致血液凝滞。

（4）瘦薄：舌体瘦小而薄，称瘦薄舌。瘦薄而色淡者，多是气血两虚，瘦薄而色红绛干燥者，多是阴虚火旺，津液耗伤。

（5）点刺：点是指鼓起于舌面的红色、白色、或黑色星点；刺是指芒刺，即舌面上的软刺及颗粒增大，形成尖锋，高起如刺，摸之棘手。舌面上见点刺，皆是热极之象。

（6）舌见瘀斑：在外感热病，为热入营血，气血壅滞，或将要发斑。在内伤杂病，多为血瘀之征。

（7）裂纹：舌面上有多少不等，深浅不一，各种形态明显的裂沟，称裂纹舌。多属阴血亏损，不能荣润舌面所致。若淡白胖嫩，边有齿痕而又有裂纹者，则属脾虚湿侵。

（8）光滑：舌面光洁如镜，光滑无苔，称光滑舌，也叫“镜面舌”、“光莹舌”。若淡白而光莹，是脾胃损伤，气血两亏已极；若红绛而光莹，是水涸火炎，胃肾阴液枯竭。

3. 舌态

舌态是指舌体的动态，包括软、硬、颤、歪等。

（1）强硬：舌体板硬强直，运动不灵，以致语言謇涩，称为“舌强”。其主病是热入心包；高热伤津；痰浊内阻；中风或中风先兆。其区别是：因热盛者，舌质多见深红，因痰浊者，多舌胖而有厚腻苔；属中风者，舌多淡红或青紫。

（2）痿软：舌体软弱，无力屈伸，痿废不灵，称为“痿软舌”。久病舌淡而痿，多是气血俱虚；新病舌干红而痿，是热灼津伤；久病舌绛而痿，是阴亏已极。

（3）颤动：舌体震颤抖动，不能自主，称为“颤动舌”，亦称“颤抖”或“舌战”。久病舌颤，蠕蠕微动，多属气血两虚或阳虚；外感热病见之，且习习煽动者，多属热极生风，或见于酒毒患者。

（4）歪斜：舌体偏于一侧，称为“歪斜舌”。多因风邪中络或风痰阻络所致。病在左，偏向右，病在右，偏向左，主中风或中风先兆。若舌紫红势急者，多为肝风发痉；舌淡红势缓者，多为中风偏枯。

4. 舌下络脉

舌底络脉青紫曲张多是气滞血瘀所致。

（二）望舌苔

1. 苔色

主病的苔色，主要有白、黄、灰、黑四种，其他少见的还有绿苔和霉酱苔。兹分述如下：

（1）白苔：一般常见于表证、寒证。外感邪气尚未传里，仍为正常之薄白苔。若舌淡苔白而湿润，常是里寒证或寒湿证。

（2）黄苔：一般主里证、热证。淡黄热轻，深黄热重，焦黄为热结。外感病，苔由白转黄，为表邪入里化热的征象。但是苔薄淡黄，也常见于外感风热表证或风寒化热。若舌淡胖嫩，苔黄滑润者，多是阳虚水湿不化。

（3）灰苔：灰苔即浅黑色，主里证。苔灰而干，多属热炽伤津。苔灰而润，见于痰饮内停，或为寒湿内阻。

（4）黑苔：黑苔较灰苔色深，多由灰苔或焦黄苔发展而来，常见于疫病严重阶段。主里证，若苔黑而燥裂，甚则生芒刺，多为热极津枯；若苔黑而滑润，多属寒盛阳衰。

（5）绿苔与霉酱苔：绿苔多由白苔转化而来，其意义皆与灰黑苔同，但却主热不主寒。常见于瘟疫、湿温病。霉酱苔是苔色红中发黑，又带黄色，类似霉酱，故名。主病是湿热久郁，常见于夹食中暑，夹食伤寒传太阴者，或内热久郁者。

2. 苔质

苔质即苔的形质。兹分厚薄、润燥、腐腻几项叙述。

（1）厚薄：苔质的厚薄，以透过舌苔能隐隐见到舌体的为“薄苔”，不能见到舌体的为“厚苔”。厚薄可测邪气之深浅。薄苔本是胃气所生，属正常舌苔；若有病见之，亦属疾病轻浅，正气未伤，邪气不盛。故薄苔主外感表证，或内伤轻病。

厚苔是胃气夹湿浊邪气熏蒸所致，故厚苔主邪盛入里，或内有痰饮湿食积滞。

（2）润燥：舌面润泽，是干湿适中的正常舌象。说明病中津液未伤。滑苔则为寒为湿，临床上常见于阳虚而痰饮水湿内停者。

干燥是津不上承所致，主病是：热盛伤津；阴液亏耗；阳虚气不化津，燥气伤肺，糙苔属热盛津伤者为多。

但在特殊情况下，也有湿邪苔反燥而热邪苔反润者，如湿邪传入气分，气不化津，则舌苔反燥；热邪传入血分，阳邪入阴，蒸动阴气，则舌苔反润，均宜四诊合参。

（3）腐腻：苔质颗粒疏松，粗大而厚，形如豆腐渣堆积舌面，揩之可去，称为“腐苔”。苔质颗粒细腻致密，揩之不去，刮之不脱，上面罩一层油腻状黏液廓为“腻苔”。

腐苔多因阳热有余，多见于食积痰浊为患。也见于内痈和湿热口糜。腻苔多是湿浊内蕴，阳气被遏所致。

二、舌质和舌苔的综合诊察

疾病是一个复杂的发展过程，人体的病理变化也是一个复杂的整体性变化，所以在分别掌握舌质、舌苔的基本变化及其主病的同时，还应注意到舌质和舌苔的相互关系，并将二者结合起来进行分析。即所谓舌质与舌苔既要分看，又要合看。

在一般情况下，舌质与舌苔的变化是统一的，其主病往往是两者的综合。例如，内有实热，多见舌红苔黄而干；病属虚寒，则多见舌淡苔白而润。但是也常有舌质与舌苔变化不一致的情况，如白苔一般主寒主湿，但红绛舌兼白干苔，多属燥热伤津，由于燥气化火迅速、苔色未能转黄，便已进入营分阶段，还有灰黑苔可主热证，亦主寒证。有时舌与苔的主病虽属矛盾，但实际上也是二者的综合，如红绛舌而兼白滑腻苔者，在外感病，属营分有热，气分有湿；在内伤病，多是阴虚火旺而又有痰浊食积。这些都需四诊合参才能诊断。

在外感热病中舌苔舌质结合的意义与内伤杂病中舌苔舌质结合的意义不尽相同。在外感热病中舌苔是反映外邪的强弱和邪气的进退，舌苔与舌质的结合，能反映整个外感病过程中，邪正的强弱进退变化。所以，温病学家对舌质与舌苔都非常重视，在外感热病的治疗用药过程中，舌苔与舌质是同时被考虑的因素。而在内伤杂病中，舌苔反映的是胃气的强弱以及湿浊的多寡，而舌质则是机体正气强弱变化的依据。所以，在内伤杂病的治疗过程中，舌质自然都在被考虑之列，而舌苔则有时被区别对待。如果病证与脾胃有关，舌苔自然是一个重要的辨证依据；但如果病证与脾胃关联不大，则辨证时舌苔可以忽略，不过，用药时必须考虑到舌苔的情况及其对用药的影响。

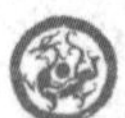

【附：医案选录】

案一：张君（《裘吉生临证医案》）

脉细数，苔厚，咳嗽日久不除，阴虚肺热，清肃失司，防络损见血，用清肺宁嗽法。

元参三钱　甜杏仁三钱　百合三钱　炙紫菀一钱

柿霜三钱　浙贝三钱　海蛤壳四钱　金沸草一钱半

破天冬三钱　新会白八分

原按语：在清肺宁嗽方中如见舌被厚苔，川贝改浙贝三钱，破麦冬改破天冬三钱。

案二：蒋某某（《程门雪医案》）1948年5月31日

偏疝坠胀，卧则安，立则甚，腰髀酸痛，肾虚厥气失于疏泄；苔腻，泛酸，胃纳呆滞，脾胃湿浊不化，滋补难受，拟虚实并顾治之。

盐水炒潼沙苑三钱　鹿角霜一钱半　炒杜仲二钱

盐水炒黑小茴香八分　炒川楝子一钱半

焦白芍一钱半　左金丸五分(吞)　陈广皮一钱半

春砂壳八分　炒橘叶一钱半　炒橘核四钱

原按语：此例……因有湿浊，用药不宜滋腻……脾胃湿浊不化，纳呆泛酸，用陈皮、砂壳、左金丸等兼顾之。

讨论：案一为肺阴虚证，养肺阴清肺宁嗽为正治。但因苔厚，不宜过用滋腻。所以川贝改浙贝，麦冬改天冬。这是因舌苔而通盘考虑用药情况。案二为肾虚肝失疏泄证，治宜补肾疏肝。但因苔腻，泛酸，胃纳呆滞，用药通盘考虑，补肾药不用滋腻之品，且加用陈皮、砂壳、左金丸等，兼顾苔腻、泛酸、纳呆等证。

以上两个案例说明，在临床实践中，要具体案例具体分析，做到灵活权变，方药切合病情。

三、临床常见的舌质舌苔

兹将临床常见的几种舌质舌苔综合出现的情况略述如

下，以有助于对舌诊基本内容的理解。

1. 淡白舌兼各色舌苔

淡白舌透明苔：舌色浅淡，苔薄白而透明，淡白湿亮，似苔非苔，舌胖有齿痕者，主脾胃虚寒；舌体瘦小者，主脾胃虚寒，气血两虚。

淡白舌浅黄色舌苔且腻：主脾胃虚寒，湿郁不化，此浅黄色不主热。

淡白舌黄裂苔：舌淡而满布浅黄色苔，或厚或薄，却有裂纹，津液微干，主气虚津少；偶亦见润滑者，主气虚津少夹湿。

淡白舌黑燥苔：舌淡白而苔灰黑，干燥如刺，刮之即净。主阳虚寒甚。

2. 淡红舌兼各色舌苔

淡红舌、薄白苔，舌体柔软，运动灵活自如，颜色淡红而红活鲜明；其胖瘦老嫩大小适中，无异常形态；舌苔色白，颗粒均匀，薄薄地铺于舌面，揩之不去，其下有根，干湿适中，不黏不腻。这是正常舌象，不属于病态。

淡红舌白腻苔：舌体较大，或有齿痕，主脾胃虚寒，胃有湿滞宿垢。

淡红舌黄腻苔：为湿郁中焦，有化热之势。

淡红光莹舌：舌淡红而嫩，光莹无苔，干湿适中。常见于胃肾阴虚或气血两亏之人。

舌淡红而苔薄类干者：是气虚夹湿。

淡红舌偏白滑苔：舌质淡红，左有白滑苔一条，余处光净无苔。此由肝胆湿热化燥伤阴所致，或阴虚而胃停宿垢。

淡红红点舌白腻干苔：舌淡红而边尖有红点，苔白腻而干。其主病为风寒外束，内有蕴热；或脾胃湿滞，化热伤津。

淡红舌根白尖黄苔：舌淡红，满布薄白苔，尖部淡黄色。此在外感病为风热在表，或风寒化热，将欲传里；在杂病为上焦有热。

淡红舌黄黑苔：舌质淡红，外周为黄糙苔，中心为厚腻之黄苔或黑褐苔。此为痰湿郁热，有化燥伤阴之势，或为脾胃湿热蕴结。

3. 红绛舌兼各色舌苔

红舌浮垢苔：舌质红而有晦暗之浮垢苔，主里热而有湿浊。若见热病后期，舌质嫩，主正气虚，湿热未净。

红舌白厚腻苔：或黄厚腻苔，为里有郁热，胃中有湿浊。

舌红舌尖有红点或刺：为心热。如全舌无苔而光，则是心阴不足，心火旺。

红舌白滑苔：舌鲜红而苔白滑润，津液甚多。若舌质苍老的，是热在里，而有水湿之邪，主里热夹湿。若舌质娇嫩浮胖，是虚阳上浮水湿内停之故，主阳虚湿盛。

红舌黑（灰）滑苔：舌红而质浮胖，苔灰黑带白，润滑易剥落。此因寒极之时，虚阳上越，故舌红娇艳，非有形寒湿郁积，故苔滑易剥。主虚寒证。

边红中黑润苔：舌边尖鲜红，中心有黑润苔。见于寒热兼夹的病变。在外感为里寒外热证；或是外感暑热，内停生冷；在杂病为肝胆热而胃肠寒。

舌根红尖黑苔：舌尖满布黑苔，中根部无苔而色红，主心热内炽。

瘦舌黑红苔：舌红不润，舌体瘦瘪，上布薄黑苔。主津枯血燥。

绛舌薄白苔：舌深红，苔薄白均匀，不滑不燥。在杂病，属阴虚有火，胃无湿滞；在外感，为阴虚火旺之体，复感风寒之初期；或为表邪未解，热入营血，而胃中无积滞。

绛黏腻舌：舌质绛，望之似干，摸之觉有津液，此为津亏而湿热上蒸，或有痰浊。若舌绛而上有黏腻透明之一层黏液，似苔非苔，是热盛而中焦夹有秽浊之征，或为营热或为阴虚火旺。

绛舌黄白苔：舌初起绛色，舌形敛实，上有白黄苔，此为邪在气分，未尽入营。但已开始入营，故主气营两燔。

绛舌黄润苔：舌深红，苔色黄，滑而光亮。此因热中夹湿，热逼水湿上潮的缘故。其主病有四：在杂病为阴虚火旺而胃肠积有湿热；或是嗜酒成性，积久生湿，湿郁化热，蕴于血分；在外感为邪热入营，而胃肠湿重于热；或是外感热病，热邪由气分初入营分。

绛舌黄黏腻苔：舌深红，上铺一层黄黏液，颇似鸡子黄。此为阴虚营热，又有痰饮停积，胶结难分。

绛舌黄斑苔：舌鲜红，黄苔满布，干涩而厚，分裂成若干小块，裂缝可见红底，称为“黄斑苔”。在杂病为胃肠燥热内结所致；在外感，唇舌色绛而有斑苔，是胃肠热结且热已入营。

红绛舌类干苔：舌鲜红或深红，满布厚腻苔，望之似干，扪之湿润，称类干苔，此为湿热伤津。

4. 青紫舌兼各色舌苔

紫舌白腻苔：舌紫而苔白厚腻，在外感是酒毒内积，风寒入里；在杂病是湿热内盛。

青紫舌黄滑苔：舌色紫中带青，苔黄厚润滑。主病有二：一是寒凝血脉；二是食滞脾胃。

淡紫舌灰苔：舌淡紫，苔色灰。或边尖淡紫，中铺灰苔；或中心淡紫，边有灰苔。此淡紫舌由淡白舌转化而来，主虚弱病体，热入血分。

青舌黄苔：舌淡白带青，上布淡黄苔。此真寒假热之象，故黄苔不作热论，而是寒湿蕴积，深陷于血分。主病为寒湿内盛。

四、临床舌诊琐谈

舌诊是中医的辨证精华之一。是在中医理论指导下的一种独特的诊断方法。

舌诊历史悠久，《内经》和《伤寒论》中就有关于望舌诊病的记载。但是，舌诊真正的兴起，是在温病学发展时期。由于温病学者发现在外感热病中，舌质舌苔的变化非常明显，而且和脏腑气血的变化息息相关，于是，舌诊受到了温病学者的重视，应用于外感热病的临床中，并在外感热病的辨证实践中得到了突飞猛进的发展。

经过了数百年的积累，舌诊的内容已经非常丰富，舌诊已成了中医辨证时不可缺少的项目。

舌诊的内容，是前人实践经验的积累，是无数临床医师的心血结晶。数百年的积累，它大概已将中医舌诊中碰到的问题囊括无余。这些内容，有一些是我们临床上经常看到的，有一些是不常看到的，还有一些可能一辈子都见不着。但是，这些内容我们都要了解它、熟悉它，并要记住它。对于临床医生来说，这是必要的知识积累。

舌诊的内容非常繁杂，在临床实际的辨证运用之中，如何在不长的望舌时间之内，将舌诊的各项内容像过筛一样在脑子里轮转一遍而不遗漏，这是需要有一种执简驭繁的方法的。

舌诊的目的是为了辨证，我们可以用辨证的项目来安排舌诊的顺序。一开始先看舌质的颜色，根据舌色确定一下病性之寒热。对危重症病人要注意观察绛舌、紫舌以及瘀斑的情况。接下来看舌形的胖瘦、老嫩、胀瘪以及有无芒刺、裂纹等，根据舌形确定一下病性之虚实。看舌形时附带观察一下舌体的动态。再接下来是看舌苔的颜色和质地，根据苔色和苔质来确定一下邪气的盛衰。这么轮转下来，对病性之寒热虚实和邪气的盛衰和所属的脏腑就有了一个大概的了解（如果看舌体的动态有什么异常，亦可以结合分析）。

舌诊最忌以偏概全。有的人一看舌苔，啊哟哟，这么厚腻呀！结果没有看舌质舌态，寒热虚实都忘记辨了。临床上病人大部分都有舌苔，而且舌苔占了舌体面积的大部分，最吸引人的视线。往往看了舌苔，却把舌质舌态忽略了，这是初涉临床者常犯的错误。所以，望舌时要养成先看舌质舌态的习惯。

初涉临床者，望舌时一定要按部就班，有条不紊地按顺序进行观察，宁可守拙，不可取巧。望舌时，先给自己一个信号：看舌色，这时专管舌色，对舌形舌苔则视而不见。舌色看过之后，再给自己一个信号：看舌形，这时专管舌形，对舌色舌苔则视而不见。舌形看过之后，再给自己一个信号：看舌苔，亦是专管舌苔，对舌色舌形则视而不见。一段时间以后，习惯成自然，舌色、舌形、舌苔逐一扫过，无一遗漏。这样经过多年历练，视感觉会变得相当敏锐就能在望舌的一刹那，捕捉住辨证所需要的信息。所谓：惊鸿一瞥，心中了然，也是可以做到的。

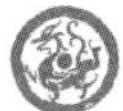

【附：医案选录】

案一：郭君（《裘吉生临证医案》）

暑温初起，发热头痛，口渴汗多，心烦脘闷，舌红苔薄腻，脉洪数，用清热除邪法。

处方： 蒿梗二钱　川朴一钱　淡竹茹三钱
夏枯花一钱半　薄荷一钱　焦山栀三钱
晚蚕砂三钱　枳壳一钱　连翘三钱

讨论： 本案属外感初起。舌红为热，结合时令和症状考虑，为暑温初起。苔薄腻为邪气在表，胃腑尚未受到影响，所以舌苔尚无变化。

案二：吴君（《裘吉生临证医案》）

壮热烦躁，气急咳嗽痰黄，口渴恣饮，便秘尿赤而少，脉来滑数而洪，苔黄干而舌红，温邪不从外解，入里壅滞肺胃，法当辛凉开肺，泄热保津。

处方： 清炙麻黄一钱半　生石膏一两　飞滑石四钱
肥知母三钱　青子芩一钱半　净连翘三钱
光杏仁三钱　天花粉三钱　淡竹叶三钱
生甘草一钱

讨论： 本案舌红苔黄示温热外邪已经化热入里，气分大热，苔干为胃津不足，津液耗损之象。

案三：邹君（《裘吉生临证医案》）

禀体素虚，近罹外感，始时恶寒身热，渐即热盛无寒，咳嗽气闭，口渴引饮，胸膈烦闷，脉数，舌绛苔黄而燥，病属冬温，宜清热涤痰。

处方： 霜桑叶一钱半　玄参三钱　浙贝三钱
光杏仁三钱　大力子一钱半　连翘三钱
瓜蒌壳一钱半　柿霜三钱　金沸草三钱
生知母二钱　枇杷叶四钱　白前一钱半

讨论　热盛无寒，口渴引饮，为外邪已入气分，故苔黄而燥。舌绛为营分受灼，所以清气分热方中加玄参以凉血。

案四：邱君（《裘吉生临证医案》）

脉细舌无苔而光绛，声音嘶哑，咽喉疼痛，时有潮热，宜滋阴清肺。

处方： 中生地四钱　玄参四钱　柿霜三钱
甜杏仁三钱　藏青果一钱　地骨皮二钱
炙鳖甲四钱　淡秋石一钱　鲜石斛三钱
蚱蝉一钱　百合三钱　破麦冬三钱

讨论　舌无苔而光为津液、阴血耗损，舌色绛为热甚，所以滋阴清热为治疗的大方向。

案五：宣右（《上海名医医案选粹·沈琢如先生医案》）

素体营阴不足，厥阳有余，肝无血养，魂不守舍，庶有怪诞之状，头晕无寐，谵语喃喃，内风习习，舌尖绛而有刺，边苔黄，中少液，脉左弦数，右带滑。急急平木息风涤痰，以免厥变。

处方： 羚羊片先煎一钱半　真川连五分　抱茯神四钱
桑叶三钱　竹茹三钱　鲜藿斛一两
生龙齿先煎八钱　远志根一钱　甘菊一钱五分
竹黄片四钱　生牡蛎先煎八钱　辰连翘三钱
珍珠母八钱

讨论： 舌尖属心，舌尖绛而有刺，为心火旺甚；舌边属肝胆，边苔黄，为肝胆热盛；舌中属胃，中少液为胃津受损。实则泻其子，羚羊、川连泻心火亦清肝热。胃津受心、肝两火煎灼而受损，清火即保津，再加鲜斛养胃津足也。

案六：胡某　女　63 岁（《程门雪医案》）

腹痛喜按，心悸少寐，恶寒泛清，大便难。舌质淡，苔薄，脉虚细而弦，治以兼顾。

处方： 生黄芪三钱　生当归二钱　川桂枝六分
大白芍三钱　炙甘草一钱　煅瓦楞四钱
淮小麦四钱　火麻仁三钱　煨姜一片
红枣四枚

原按： 舌质淡，苔薄，说明本案患者体质纯属虚寒，胃腑无邪，所以对于“少寐”一证可以排除“胃不和则卧不安”一条。

第五节　望皮肤

皮肤在一身之表，覆盖于肌肉之上。皮肤内合于肺脏；肌肉内合于脾胃。肺脏和脾胃的病变，往往通过经络反映于肌表。

皮肤本身的疾患，如丹毒、湿疹、痈、疽、疔、疖等以及痘疮、麻疹等各有专书论述，兹不赘述。

一、润　枯

皮毛润泽者，太阴气盛；皮毛枯槁者，太阴气衰。皮聚毛落者，肺损；皮枯毛折者，肺绝。

皮枯如鱼之鳞，称为肌肤甲错。若兼眼眶黯黑，为内有干血；若兼腹中急痛，多为内生痈脓。

皮肤脱若蛇皮，或遍身如癣者，或皮肤溃烂而无脓者，多属疠风皮病。

二、肿　胀

肿与胀不同，头面、胸腹、腰背、四肢浮肿者曰肿；只腹部膨胀鼓起者曰胀，亦称鼓胀。肿胀而见缺盆平、或足心平、或背平、或脐突、或唇黑者，多属难治。

三、黄　疸

皮肤、面目、爪甲皆黄，明显地超出常人之黄，是黄疸病。分阳黄、阴黄两大类。

阳黄：黄色鲜明如橘子色，多因脾胃湿热所致。

阴黄：黄色晦暗如烟熏，多因脾胃为寒湿所困。

注意：平素皮肤黑色苍老，即使阳黄也略显晦暗；平素皮肤色白娇嫩，即使阴黄也略显明亮。所以判断阴黄、阳黄还要注意四诊合参。

黑疸：皮肤黄中显黑，黑而晦暗，称“黑疸”，系阴黄之一，又称“女劳疸”。

四、斑　疹

斑和疹都是皮肤上的病变，是疾病过程中的一个症状。斑色红，点大成片，平摊于皮肤下，摸不应手。疹形如粟粒，色红而高起，摸之碍手。其具体情况分述如下：

1. 阳斑

通称发斑，是温病邪入营血分所呈现的一种症状。在这个过程中也可以发疹。多由于热郁肺胃，充斥内外，营血热炽，透于肌表，从肌肉而出则为斑，从血络而出则为疹。

斑疹布点稀少，色红，身热，先从胸腹出现，然后延及四肢，同时热退神清，是邪气透泄的佳兆，是轻证、顺证。若布点稠密，色现深红或紫黑，并且斑疹先从四肢出现，然后内延胸腹，同时大热不退，神识昏迷，为正不胜邪，邪气内陷，是重证、逆证。斑疹色黑而晦滞焦枯的，较危重。

2. 阴斑

多由内伤气血亏虚所致。其斑点大小不一，大者如钱如环，小者如点，隐隐稀少，色多淡红或暗紫，发无定处，出没无常，但头面背上则不见，神志多清醒，同时兼见脉细弱，肢凉等诸虚症状。

五、风　疹

1. 风疹

本病是临床上常见的一种皮肤疾患，由于风热或风湿热时邪所致。疹形一般细小稀疏，但亦有成片如斑者，疹形稍稍隆起，其色淡红，瘙痒不已，时发时止，身有微热或无热，一般不妨碍饮食和工作。风热者，疹多发于属阳部位，如背部，手、脚外侧；夹湿者，疹多发于属阴部位，如腹部，手、脚内侧。

2. 隐疹

由于营血虚而风邪入于络，血为风动，而发于皮肤，其疹时现时隐，故名隐疹。其症肤痒，搔之则起连片大丘疹，或如云片，高起于皮肤，色淡红带白，不时举发，缠绵难愈。

六、白痦与水疱

白痦与水疱都是高出皮肤的疱疹，疱内为水液。不过白痦是细小的丘疱疹，而水疱则泛指大小不一的一类疱疹。

1. 白痦

暑湿、湿温患者，往往皮肤上出现一种白色小颗粒，晶莹如粟叫做白痦，多由湿郁，汗出不彻所致。白痦出现，则湿郁有外泄之机。白痦有晶痦、枯痦之分，色白，点细，形如粟粒，明亮滋润像水晶的，称晶痦，是顺证；若痦色干枯则称为枯痦，是津液枯竭，为逆证。湿温病，湿蕴热伏，一时难以透泄，故白痦可反复多次出现。

2. 热气疮

热气疮是针头到绿豆大小的水疱，常为一群或二三群，有痒和烧灼感，好发于口角唇缘，或眼睑、外阴、包皮等处。常见于高热患者，正常人亦可发生，多由风热之毒，阻于肺、胃二经，湿热熏蒸皮肤而发。

3. 痤疮

俗称青春痘。好发于青少年，如多见于颜面、前额，皮损以丘疹为主，有黑头或白头粉刺，颜面光亮，属于肺胃蕴热。如皮疹主要分布在口周，且多为炎性丘疹、脓疱，属于脾虚湿热。如青年期皮损由颜面延及胸背，皮损以脓疱、炎性丘疹为主，皮损局部有疼痛，属血分热毒夹瘀。如经久不愈，皮损以炎性结节、囊肿为主，伴有凹凸不平瘢痕和色素沉着，属痰瘀互结。

第六节 望排泄物与分泌物

排泄物指人体排出于体外的代谢废物，分泌物指官窍所分泌的液体，在病理情况下其分泌量增大，也成为排出体外的排泄物。两者总称排出物。这些排出物包括呕吐物、痰、涎、涕、唾、二便及经带、泪、汗液、脓液等，本节择要介绍痰、涎、涕、唾及呕吐物等。

通过观察排出物形、色、质、量的变化，可以了解各有关脏腑的病变以及邪气的性质。因为排出物都是各有关脏腑生理活动和病理活动的产物，所以能测知其脏气盛衰和邪气的性质。

一、痰、涎、涕、唾

痰是由肺和气道排出的黏液，其浊而稠的为痰，清而稀的为饮，都属有形之痰。涕是鼻腔分泌的黏液。涎是从口腔流出的清稀黏液，唾是从口腔吐出的带泡沫的黏液。

痰黄黏稠，坚而成块者，属热痰。因热邪煎熬津液之故。

痰白而清稀，或有灰黑点者，属寒痰。因寒伤阳气，气不化津，湿聚为痰之故。

痰清稀而多泡沫，多属风痰。因肝风夹痰，上扰清空，往往伴有面青眩晕，胸闷或喘急等。

痰白滑而量多，易咯出者，属湿痰。因脾虚不运，水湿不化，聚而成痰，故量多而滑利易出。

痰少而黏，难于咯出者，属燥痰，甚者干咳无痰，或有少量泡沫痰，亦属肺燥。

痰中带血，色鲜红者，为热伤肺络，临床上以阴虚火旺者为多见。若咳吐脓血腥臭痰，或吐脓痰如米粥者，属肺痈。由热邪犯肺，热毒久蓄，肉腐而成脓。

咳吐涎沫，口张气短者，是肺痿。

鼻流浊涕是外感风热，鼻流清涕是外感风寒。久流浊涕不止者，为鼻渊。

口流清涎者，由于脾冷；吐黏涎者，由于脾热。涎自口角流出而不自知，睡则更甚，多属脾气虚不能收摄。小儿胃热虫积，也常致流涎。

吐出多量唾沫，多为胃中有寒，或有积冷，或有湿滞，或有宿食。

多唾亦可见于肾寒、肾虚证。

二、呕吐物

呕吐是胃气上逆所致。呕吐物多种多样，有饮食物，也有清水或痰涎，还可能混有脓血。通过观察其形色质量，可了解胃气上逆的各种原因。

呕吐物清稀无臭，多为寒呕。因胃阳不足，难以腐熟水谷，水饮内停，致胃失和降，多由脾肾阳衰或寒邪犯胃所致。

呕吐物秽浊酸臭，多为热呕。因邪热犯胃，或肝经郁火，致胃气上逆。

呕吐物酸腐夹杂不化食物，多属食积。多因暴饮暴食，损伤脾胃，宿食不化，久则腐败，致胃气不降，故吐出酸腐食物。若呕吐不化食物而无酸腐味，多属气滞，常频发频止，由肝郁犯胃所致。

呕吐清水痰涎，伴口干不饮，苔腻胸闷，多属痰饮。脾失健运，则胃内停饮，痰饮随胃气上逆而吐出。

呕吐黄绿苦水，多为肝胆湿热或郁热。肝气横逆犯胃，热迫胆汁上溢，胃失和降而呕黄绿苦水。

呕吐鲜血或紫暗有块，夹杂食物残渣，多属胃有积热或肝火犯胃，或素有瘀血，血不归经。若脓血混杂，多为胃痈。

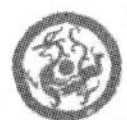

【附：医案选录】

案一：伍某某　女　31岁　1958年6月2号（《程门雪医案》）

咳嗽气喘，发作甚剧，痰多白沫，口苦，头汗多，苔腻，脉弦滑，拟小青龙汤加味治之。

炙麻黄五分　川桂枝五分　炒白芍一钱半　淡干姜三分

五味子三分　白杏仁三钱　竹沥半夏二钱　薄橘红一钱半

水炙紫菀二钱　水炙款冬二钱　煅牡蛎四钱（先煎）

酒炒黄芩一钱半

讨论：本案中以痰多白沫且咳嗽气喘，发作甚剧。定其为风寒外感咳嗽，而拟用小青龙加味治之。

第三章 切 诊

切诊分脉诊和按诊两部分，两者同是运用双手对患者体表进行触、摸、按、压从而获得重要辨证资料的一种诊察方法。脉诊是按脉搏；按诊是对病体的肌肤、手足、胸腹及其他部位的触摸按压。古代切诊原指脉诊，但按诊法古已有之，后世又有所发展，故切诊应包括脉诊和按诊两个部分。

第一节 脉 诊

脉诊，历史上流行过遍诊法、三部诊法和寸口诊法等几种诊法，现代则以寸口诊法为主，寸口诊法根据脉的位、数、形、势分为二十八种脉象，以察知病变的表、里、寒、热、虚、实。诊脉，全靠医生手指灵敏的触觉来体验，因此，要准确地区分位、数、形、势，除了熟悉脉诊理论之外，还要多作实践练习，做到既有理论，又有技巧，才能掌握这一诊法。

一、脉诊的临床意义

脉象的形成，和脏腑气血关系十分密切，所以，脏腑气血发生病变，血脉运行受到影响，脉象就有变化，故通过诊察脉象，可以判断疾病的病位、性质和邪正盛衰，推断疾病的预后。

疾病的表现尽管极其复杂，但从病位的浅深来说，不在表便在里，而脉象的浮沉，常足以反映病位的浅深，脉浮，病位多在表；脉沉，病位多在里。疾病的性质可分寒证与热证，脉象的迟数，可反映疾病的性质，如迟脉多主寒证，数脉多主热证。在病变过程中，邪正斗争的消长，产生虚实的病理变化，而脉象的有力无力，能反映疾病的虚实证候。脉虚弱无力，是正气不足的虚证；脉实有力，是邪气亢盛的实证。从脉象的浮、沉、迟、数、虚、实，就可以推断疾病的表、里、寒、热、虚、实。即是说，疾病的八纲属性，可以从脉象予以推断。

脉诊对于推断疾病的进退预后，亦有一定的临床意义。如久病脉见缓和，是胃气渐复，病退向愈之兆；久病气虚、虚劳，或失血、久泄而见洪脉，则多属邪盛正衰危候。外感热病，热势渐退，脉象出现缓和，是将愈之候；若脉急数，烦躁，则病进。又如战汗，汗出脉静，热退身凉，为病退向愈；若脉急疾，烦躁者则为病进危候。

脉与病的关系十分复杂，在一般情况下，脉症是相应的，如周学海所说："有是病即有是脉。"但也有脉症不相应的特殊情况，故有"舍症从脉"或"舍脉从症"之提法，临床运用，应四诊合参，才能得到正确的诊断。

二、寸口诊法的部位分配及其临床意义

现代，临床上普遍使用的是寸口诊法。

寸口诊法　始见于《内经》，详于《难经》，推广于晋代王叔和的《脉经》。寸口又称气口或脉口，其位置在腕后桡

动脉所在部位。

寸口分寸关尺三部,《脉经》云:“从鱼际至高骨,却行一寸,其中名曰寸口,从寸至尺,曰尺泽,故曰尺寸,寸后尺前,名曰关。”即以高骨为标际(桡骨茎突)其稍为内方的部位为关,关前(腕端)为寸,关后(肘端)为尺,两手各有寸、关、尺三部,共六部脉。将脏腑分配到这六部脉位,就构成了寸口诊法的全部内容。

寸关尺三部在诊察时又可分浮中沉三候,这是寸口诊法的三部九候。《难经·十八难》说:“三部者,寸、关、尺也;九候者,浮、中、沉也。”

脉诊以六部分配脏腑,是脉诊的一大进步。原来脉诊只能辨别疾病的八纲属性,六部分脏腑辨脉以后,进而可以辨别各脏腑的八纲属性。这使得脉诊在临床四诊中始终占有一个重要的地位。

目前关于寸关尺分配脏腑,多遵从下列方案:

左寸可候:心与膻中;右寸可候:肺与胸中。

左关可候:肝、胆与膈;右关可候:脾与胃。

左尺可候:肾与小腹;右尺可候:肾与小腹。

此外,也有不分寸关尺,但分浮中沉,左诊心肝肾,右诊肺脾命门,以候各脏病的,这是因病情危急,而求其根本的一种办法。诊老人、虚人、久病、产后等也可用此法。

三、脉诊的方法和注意事项

1. 环境

诊脉时要求有一个安静的内外环境。诊脉之前,先让患者休息片刻,使气血平静,诊室也要保持安静,以避免外界环境的影响和患者情绪的波动，并且有利于医生体会脉象。

2. 体位

要让患者取坐位或正卧位，手臂放平和心脏近于同一水平，直腕，手心向上，并在腕关节背垫上布枕，以便于切脉。不正确的体位，会影响局部气血的运行而影响脉象。

3. 指法

医生和患者侧向坐。诊脉下指时，首先用中指按在掌后高骨内侧关脉部位，接着用食指按关前的寸脉部位，无名指按关后的尺脉部位，三指应呈弓形，指头平齐，以指腹按触脉体，因指腹感觉较为灵敏。布指的疏密要和患者的身长相适应，身高臂长者，布指宜疏，身矮臂短者，布指宜密。部位取准之后，三指平布同时用力按脉，称为总按。为了重点地体会某一脏脉象，用一指单按其中一部脉象，称为单按。如诊寸脉时，微微提起中指和无名指；诊关脉则微提食指和无名指；诊尺脉，则微提食指和中指。临床上总按、单按常配合使用。总按时，要仔细辨别整体的八纲属性，更要细心辨别三部脉有无特别异常。单按时，对总按时有特别异常的某一部脉象要仔细体会、辨别，以决定某一脏腑的寒热虚实。

诊小儿脉可用“一指（拇指）定关法”，而不细分三部，因小儿寸口部短，不容三指定寸关尺，且易哭闹，不合作。

举按寻，这是诊脉时运用指力的轻重和挪移，以探索脉象的一种手法。

用轻指力按在皮肤上叫举，又叫浮取或轻取；用重指力按在筋骨间，叫按，又叫沉取或重取；指力不轻不重，叫做中手或中取。还可亦轻亦重，以委曲求之叫寻。因此，诊脉必须注意体会举、按、中、寻之间的脉象变化。

此外，当三部脉有独异时，还必须逐渐挪移指位，内外推寻。

4. 呼吸

平息诊脉时，医生的呼吸要自然均匀，用一呼一吸的时间去计算患者脉搏的至数，如脉之迟数，均以息计。

5. 五十动

每次诊脉，必满五十动。其意义是：借以了解脉搏跳动50次中有没有出现结、代、促脉。但必要时可以延至第二第三个五十动，总以达到辨清脉象为目的，每次候脉时间以3~5分钟为宜。

第二节　平　　脉

所谓平脉，乃是正常人的脉象，平脉的形态是三部有脉，一息四至（闰以太息五至，相当于72~80次/分），不浮不沉，不大不小，从容和缓，柔和有力，节律一致，尺脉沉取有一定力量，并随生理活动和气候环境的不同而有相应正常变化。平脉有胃、神、根三个特点。

一、胃和神

人之死生，决定于胃气的有无，所谓“有胃气则生，无胃气则死”。因此，脉亦以胃气为本，有胃气的脉象，如上段所言，平人脉象不浮不沉，不快不慢，从容和缓，节律一致，是为有胃气。即使是病脉，不论浮沉迟数，但有徐和之象，便是有胃气。前人又有脉贵有神之说法，其实有神即是有胃气的另一种说法，《灵枢·平人绝谷》曰：“故神者，水谷之精气也。”所谓脉之有胃、有神，都是脉来具有冲和之象，有胃即有神，所以有胃有神的脉象形态是一致的。

二、根

肾为先天之本，是人体脏腑组织功能活动的原动力，肾气足，反映于脉象必有根，沉以候肾，尺以候肾，尺脉沉取应指有力，就是有根的脉象形态，若病中肾气犹存，先天之本未绝，尺脉沉取尚可见，便还有生机。

三、影响平脉的因素

平脉随人体内外因素的影响而有相应的生理性变化。

1. 四季气候

由于受气候的影响，平脉有春弦、夏洪、秋浮、冬沉的变化，因为春季虽然阳气已升，但寒未尽除，气机有约束之象，故脉稍弦。夏天阳气隆盛，脉气来势盛而去势衰，故脉稍洪。秋天阳气欲敛，脉象来势洪盛已减，轻而如毛，故脉稍浮。冬天阳气潜藏，脉气来势沉而搏指。

2. 地理环境

地理环境也能影响脉象，南方地处低下、气候偏温、空气湿润，人体肌腠疏缓，故脉多细软或略数；北方地势高，空气干燥，气候偏寒，人体肌腠紧缩，故脉多表现沉实。

3. 性别

妇女脉象较男子濡弱而略快，妇女婚后妊娠，脉常见滑数而冲和。

4. 年龄

年龄越小，脉搏越快，婴儿每分钟脉搏 120～140 次；五六岁的幼儿，每分钟脉搏 90～110 次；年龄渐长则脉象渐和缓。青年体壮脉搏有力；老人气血虚弱，精力渐衰，脉搏较弱。

5. 体格

身躯高大的人，脉的显现部位较长；矮小的人，脉的显现部位较短。瘦人肌肉薄，脉常浮；肥胖的人，皮下脂肪厚，脉常沉。凡常见六脉沉细等同，而无病象的，叫做六阴脉；六脉常见洪大等同，而无病象的，叫做六阳脉。

6. 情志

一时性的精神刺激，脉象也发生变化，如喜则伤心而脉缓，怒则伤肝而脉急，惊则气乱而脉动等，当情志恢复平静之后，脉象也就恢复正常。

7. 劳逸

剧烈运动和远行之后，脉多急疾；人入睡之后，脉多迟缓；脑力劳动之人，脉多弱于体力劳动者。

8. 饮食

饭后、酒后脉多数而有力；饥饿时脉象稍缓而无力。

此外，有一些人，脉不见于寸口，而从尺部斜向手背，名叫斜飞脉；若脉出现在寸口的背侧，名叫反关脉。还有出现于腕部其他位置的，都是生理特异的脉位，即桡动脉解剖位置的变异，不属病脉。

第三节　病　　脉

疾病反映于脉象的变化，就叫病脉。一般来说，除了正常生理变化范围以及个体生理特异之外的脉象，均属病脉。

脉象是通过位、数、形、势等四方面来体察。如浮沉是脉位的不同，迟数是至数的不同，虚实是力量强弱（气势）的不同，大小是脉形的不同。有些脉象，又是几个方面相结合的，如洪、细则是形态和气势的不同。

一、浮脉

脉象：浮脉脉形浮在肌表，手指放在皮肤上即能感知脉搏的跳动，脉形较大且有力，稍用力按下去仍可感知脉动。但用大力按压，则脉搏会消失。

主病：表证。

说明及注意点：浮脉主表，反映病邪在经络肌表的部位。邪袭肌腠，卫阳抵抗外邪，则脉气鼓动于外，应指而浮。久病体虚，也有见脉浮的，必浮大而无力，这是虚脉，不可误作外感论治。

《伤寒论》条文选录：

太阳病，先发汗不解，而复下之，脉浮者不愈。浮为在外，而反下之，故令不愈。今脉浮，故知在外，当须解外则愈，宜桂枝汤。(45)

脉浮者，病在表，可发汗，宜麻黄汤。(51)

小结胸病，正在心下，按之则痛，脉浮滑者，小陷胸汤主之。(142)

心下痞，按之濡，其脉关上浮者，大黄黄连泻心汤主之。(159)

讨论：45 条曰：今脉浮故知在外。51 条曰：脉浮者病在表。可见，《伤寒论》中是将脉浮当作病邪在表的一个标志。142 条之脉浮，似乎跟部位有关，因为心下在上焦，浮为上，与人体上部相应。159 条明确指出关上部位，则部位相应的意思就更明显了。

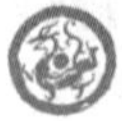【医案选录】

案一：丁君（《裘吉生临证医案》）

脉浮数，恶寒发热，咳痰骨酸，属风温，宜疏解。

霜桑叶二钱　薄荷一钱　大力子一钱　光杏仁三钱

白前一钱半　陈皮一钱　金沸草三钱　焦山栀二钱

连翘三钱　竹茹三钱　枇杷叶三钱

案二：罗某某　男　成年　1954 年 2 月 3 日（《程门雪医案》）

恶寒甚剧，身热头痛，泛恶，苔腻，脉浮。劳倦感邪所致，防其增剧，先以疏化治之。

川桂枝八分　软柴胡一钱　薄荷叶八分后下

清水豆卷四钱　赤茯苓三钱　制半夏二钱

姜川连四分　黑山栀一钱半　陈广皮一钱半

冬桑叶三钱　炒杭菊三钱　荷叶边一圈

甘露消毒丹四钱包煎

案三：泮子庸（《古今医案按》）

滑伯仁治泮子庸。得感冒证，已汗而愈。数日，复大发热恶寒，头痛眩晕，呕吐却食，烦满，欬而多汗。滑诊其脉，两手皆浮而紧。在仲景法，劳复证浮以汗解，沉以下解。为作麻黄葛根汤。三进，更汗，旋调理数日愈。其时众医以病后虚惫，且图温补。伯仁曰：法当如是。因违众用之。

案四：张仲辉（《古今医案按》）

李士材诊闽人张仲辉，素纵饮，又喜啖瓜果。忽患大泻，诸用分利燥湿者俱不效。李诊其六脉皆浮，乃引经言春伤于风，夏生飧泄，用麻黄三钱，参、术各二钱，甘草、升麻各一钱，取大汗而愈。

讨论：案一、案二，病初起，诊其脉浮，断定其为表证，而以解表药治疗。案三为感冒愈后复大发热恶寒，众医以病后虚惫，欲以温补治之。而滑伯仁根据两手脉皆浮而紧而定其为劳复证。这确实是需要很高的临床水平的。案四中，李士材亦是以脉浮而用发汗解表法治泄泻，临床水平确实高人一等。

二、沉脉

脉象：手指轻放在皮肤上感觉不到脉动，须稍用点力按下之，始能感觉脉搏跳动。指下的感觉比较有力，对手指有对抗的作用力。

主病：里证。

说明及注意点：邪中于里或气血内困，则脉沉。若脏腑虚弱，正气不足，脉气鼓动无力，则指下的感觉软弱无力，对手指没有对抗的作用力，则叫做弱脉，与沉脉有虚实之别。

《伤寒论》条文选录：

少阴病，始得之，反发热，脉沉者，麻黄附子细辛汤主之。(301)

病发热头痛，脉反沉，若不差，身体疼痛，当救其里，(94)

少阴病，脉沉者，急温之，宜四逆汤。(323)

讨论：该三条都是寒邪直中于里，301 条有发热，94 条有发热头痛，但因为脉沉，而治以少阴法。

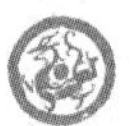

【医案选录】

案一：无名（《古今医案按》）

项彦章治一人。病发热，恶风自汗，气奄奄勿属。医作伤寒治，发表退热而益剧。项诊其脉，阴阳俱沉细，且微数。以补中益气进之。医曰："表有邪而以参芪补之，邪得补而愈甚，必死此药矣。"项曰："脉沉，里病也；微数者，五性之火内煽矣；气不属者，中气虚也，是名内伤。《经》云：'劳者温之，损者益之。'"饮以前药而验。

本案中，病人发热、恶风自汗而不用解表药，完全是根据脉象来决定的。因为脉沉，里病也。进以补中益气而愈。

三、迟脉

脉象：脉来迟慢，一息不足四至（相当于每分钟脉搏60次以下）。

主病：寒证。有力为寒积，无力为虚寒。

说明：寒则凝聚，凝聚则气滞，阳失健运，流行不畅，故脉象见迟。迟而实多为冷积实证；迟而虚，多属虚寒。但邪热结聚，阻滞血脉流行，也有见迟脉。但按之必实，临床上须结合四诊来决定。

久经锻炼的运动员，脉迟而有力，则不属病脉。

《伤寒论》条文选录：

脉浮紧者，法当身疼痛，宜以汗解之。假令尺中迟者，不可发汗，何以知然，以荣气不足，血少故也。(50)

阳明病，脉迟，食难用饱，饱则微烦，头眩，必小便难，此欲作谷瘅。虽下之，腹满如故，所以然者，脉迟故

也。(200)

脉浮而迟，表热里寒，下利清谷者，四逆汤主之。(228)

阳明病，脉迟，虽汗出，不恶寒者，其身必重，短气，腹满而喘，有潮热者，此外欲解，可攻里也，手足濈然汗出者，此大便已鞕也，大承气汤主之。(213)

50 条之脉迟为气血不足，当属虚寒例。228 条之脉迟为外寒直中胃家，气机阻滞。200 条为谷疸病湿热阻遏气机而脉迟。213 条则为肠道阻塞，血液流行不畅而脉迟。

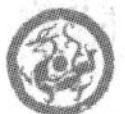

【医案选录】

案一：李君（《裘吉生临证医案》）

脉细弱而迟，脘满遇食为甚，且必呕吐。此命门虚寒，犹釜底无薪，煮物不化，宜温火扶中。

肉果霜三钱　盐水炒破故纸三钱　炮姜一钱
制香附三钱　黑附块二钱　薤白二钱
戊己丸一钱半包　炒猬皮一钱半　高良姜一钱半
甘蔗汁一杯合鲜姜汁十滴分冲

讨论：脉迟而细弱，当属虚寒无疑。脘满遇食而甚，且必呕吐，为胃中无火。而脉细弱为血虚正气不足，这是全身性的虚寒，非胃家一家之寒。所以案语云：此命门虚寒，釜底无薪使然。

四、数脉

脉象：一息脉来五至以上。（相当于每分钟脉搏在 90 次以上）。

主病：热证。有力为实热，无力为虚热。

说明：邪热亢盛，气血运行加速，故见数脉，必数而实；久病阴虚，虚热内生，脉也见数，必数而虚。

《伤寒论》条文选录：

病人脉数，数为热，当消谷引食，而反吐者，此以发汗，令阳气微，隔气虚，脉乃数也。数为客热，不能消谷，以胃中虚冷，故吐也。(126)

病人无表里证，发热七八日，虽脉浮数者，可下之。假令已下，脉数不解，合热则消谷善饥。至六七日不大便者，有瘀血，宜抵当汤。若脉数不解，而下不止，必协热便脓血也。(259)

讨论：该两条都指出脉数为有热。

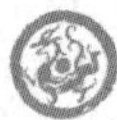

【医案选录】

案一：张君（《裘吉生临证医案》）

脉数，咳嗽喘急，胸闷气痞。素喜杯中物，酒毒传及肺部，用清肺解酲法。

仙露夏三钱　浙贝三钱　金沸草三钱　枳椇子三钱
白前一钱半　海石四钱　苏子霜一钱半　光杏仁三钱
陈皮一钱　枇杷叶三钱去毛

案二：骆右（《裘吉生临证医案》）

常下如米泔，腥臭异常，小便短赤。苔黄脉数。宜清热除湿。

怀山药三钱　生左牡蛎四钱　瞿麦三钱　莲须一钱半
萹蓄三钱　炒米仁三钱　冬葵子三钱　赤苓三钱
煅龙骨三钱　黄柏二钱　海螵蛸三钱

案三：周君（《裘吉生临证医案》）

脉细数，舌无苔光绛，咳嗽吐白沫稠痰，潮热盗汗。宜清肺宁嗽法。

中生地四钱　玄参三钱　甜杏仁三钱　百合三钱
川贝二钱　破麦冬三钱　炙紫菀一钱半　地骨皮三钱
柿霜二钱　炙鳖甲四钱　绿豆衣三钱　鲜石斛三钱
新会白八分

案四：王月怀（《古今医案按》）

王月怀伤寒至五日。下利不止，懊侬腹胀，诸药不效。有以山药茯苓与之，虑其泻脱也。士材诊之，六脉沉数，按其脐则痛。此协热自利，中有结粪。小承气倍大黄服之，果得结粪数枚。利遂止，懊侬遂安。

案五：无名（《古今医案按》）

东垣治一人，壮年病脚膝痿弱，脐下尻臀皆冷，阴汗腥臭，精滑不固。或以鹿茸丸治，不效。李诊之脉沉数而有力，即以滋肾丸治之……泻命门相火之胜，再服而愈。

讨论：案一，酒毒传肺咳嗽，属热，脉数是个佐证。案二，湿热带下，脉数亦是个重要的佐证。案三，肺阴虚发热咳嗽，故脉细而数，脉细为阴血虚，数为有热，所以，脉象是一重要的佐证。案四：下利不止而用小承气倍大黄得效，其用药依据是脉沉数，且按其脐下则痛这两个脉证，脉沉数是非常重要的用药依据。案五：脚膝痿弱而治以滋肾丸，最重要的依据就是脉沉数有力，佐证为阴汗腥臭，壮年等。

五、洪脉（附大脉）

脉象：洪脉极大，状若波涛汹涌，来盛去衰。

主病：气分热盛。

说明：内热充斥，脉道扩张，气盛血涌，故脉见洪象，若久病气虚，或虚劳、失血、久泄等病证见洪脉，则多属邪盛正衰的危候。大脉，脉体阔大，但无汹涌之势，这是与洪脉区别的要点。脉大主邪盛病进。

伤寒论条文选录：

服桂枝汤，大汗出后，大烦渴不解，脉洪大者，白虎加人参汤主之。(26)

寸口脉浮而大，浮为风，大为虚。(30)

伤寒三日，阳明脉大。(191)

三阳合病，脉浮大，上关上，但欲眠睡，目合则汗。(268)

讨论：26条之脉洪大主气分热盛，大烦渴为汗后阴伤。30条之脉浮大，与洪脉有点相似，当时已经观察到正气虚者其脉有似洪者，其脉按之必无力也，故曰：大为虚。191条之脉大，说明阳明病三日，邪气正盛。268条，浮属阳，关上属阳，大者邪盛，乃阳热极盛之象。

【医案选录】

案一：郭君（《裘吉生临证医案》）

暑温初起，发热头痛，口渴汗多，心烦脘闷，舌红苔薄腻，脉洪数。用清热除邪法。

蒿梗二钱　川朴一钱　淡竹茹三钱　夏枯花一钱半

薄荷一钱　连翘三钱　焦山栀三钱　晚蚕砂三钱

枳壳一钱

案二：邵左（《裘吉生临证医案》）

头面红肿，恶寒发热，大便闭结，脉洪数。宜散风解毒。

白僵蚕二钱　桑叶一钱半　大力子一钱半　板蓝根三钱
焦山栀三钱　马勃一钱半　制锦纹三钱　连翘三钱
防风一钱半

案三：无名（《古今医案按》）

罗谦甫治一人，年近八十，六月中暑霍乱，吐泻昏冒，终日不省人事，时夜半，请罗治，脉七八至，洪大有力，头热如火，足冷如冰，半身不遂，牙关紧急。盖年高气弱，当暑气极盛，阳明得令之际，中暑明矣。用桂苓甘露饮，甘辛大寒，泻热补气，加茯苓以分阴阳。约一两，水调灌之，渐渐省事。

案四：徐国珍（《古今医案按》）

喻嘉言治徐国珍，伤寒六七日，身寒目赤，索水到前，复置不饮，异常大躁，门牖洞启，身卧地上，辗转不快，更求入井。一医急治承气将服。喻诊其脉，洪大无伦，重按无力。乃曰：是为阳虚欲脱，外显假热，内有真寒，观其得水不欲嚥，而尚可嚥大黄、芒硝乎？天气燠蒸，必有大雨，此证顷刻一身大汗，不可救矣！即以附子、干姜各五钱，人参三钱，甘草二钱，煎成冷服。服后寒战戛齿有声，以重绵和头覆之，缩手不肯与诊，阳微之状始著。再与前药一剂，微汗，热退而安。

讨论：案一，病在气分，暑热壅盛阳明，故脉见洪数。案二为大头瘟，热毒攻冲于上，故头面红肿。大便闭结，阳明里热炽盛，脉亦洪而数。案三，虽年近八十，年高气弱，然脉七八至，洪大有力，且时属暑令，所以断其为中暑之证。案四虽有诸多热证，然索水到前，复置不饮，脉洪大无伦，重按无力。据此两症状而断其为阳虚欲脱证。此案之脉洪大乃是假象。

六、微脉

脉象：极细极软，按之欲绝、若有若无。

主病：阳衰少气，阴阳气血诸虚。

说明：阳衰气微，无力鼓动，故见微脉。久病脉微，是正气将绝；新病脉微主阳气暴脱。但邪不太深重者，或尚可救。

《伤寒论》条文选录：

太阳病，得之八九日，如疟状，发热恶寒，热多寒少，其人不呕，清便欲自可，一日二三度发……脉微而恶寒者，此阴阳俱虚，不可更发汗、更下、更吐也……（23）

少阴病，脉微，不可发汗，亡阳故也。（286）

讨论：该两条指出脉微为阳虚或阴阳俱虚。

【医案选录】

案一：无名（《未刻本叶氏医案》）

脉微不耐按，真元已惫，何暇理邪，症危不易图治。

贞元饮

案二：无名（《未刻本叶氏医案》）

少阴阳虚，饮逆喘急，不得卧，脉微，法宜温纳。

桂苓五味甘草汤加胡桃肉

讨论： 案一之脉微至不耐按察，到了极微的程度，所以言其真元已惫。案二亦以脉微为少阴阳虚，治饮逆喘急而加温肾纳气之品。

七、细脉（小脉）

脉象：脉细如线，应指明显。

主病：阴虚血虚，诸虚劳损之偏于阴血虚者，又主湿病。

说明：细为血虚阴虚所致。营血亏虚不能充盈脉道，故脉体细小；又湿邪阻压脉道，也见细脉。若温热病昏谵见细数脉，是热邪深入营血或邪陷心包的证候。小脉即细脉，何梦瑶说："小与大相反，名细。"

临床上，微脉与细脉容易混淆，所以有时微细并称。如《伤寒论》少阴病281条，后世的医案中亦经常有看到微细并称的案例。微脉细脉脉形都偏于细小，分辨处在于边界，细脉边界清晰，微脉边界模糊。细脉所主为血虚阴虚，阴、血都属有形，所以边界比较清晰；微脉所主为气虚阳虚，阳、气皆属无形，所以边界就比较模糊。

《伤寒论》条文选录：

伤寒，脉弦细，头痛发热者，属少阳。(266)

少阴之为病，脉微细，但欲寐也。(281)

手足厥寒，脉细欲绝者，当归四逆汤主之。若其人内有久寒者，宜当归四逆加吴茱萸生姜汤。(351)

伤寒三日，少阳脉小者，欲已也。(271)

讨论：266条，少阳病属阴血不足者之外感病，故本条之脉弦细，为属少阳病。281条为脉微细并称的典型例子。351条当归四逆汤证，为血虚而手足厥寒，故见脉细欲绝。271条，少阳人阴血虚，脉形宜细小，不兼弦，则无风邪，不兼数，则无热邪，故曰：欲已矣。

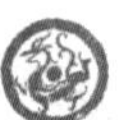

【医案选录】

案一：魏君（《裘吉生临证医案》）

脉细，两脚作痛，筋软无力，腰酸神疲。宜养血通络。

黄芪三钱　当归二钱　秦艽一钱　丹参三钱

杜仲三钱　川断三钱　千年健三钱　鸡血藤三钱

川芎一钱　豨莶草二钱　独活一钱　桑寄生三钱

案二：吴君（《裘吉生临证医案》）

脉象细数如刀锋，舌有裂纹，咳呛气急，络破咯血。肺热清肃失司，用养阴清肺止血法。

鲜生地四钱　玄参四钱　仙鹤草三钱　炙紫菀一钱半

茜草根炭三钱　百合三钱　小蓟炭三钱　甜杏仁三钱

柿霜二钱　藕节四钱　白茅根四钱　山茶花炭三钱

血见愁三钱

案三：无名（《古今医案按》）

一人衄血不已，医皆以为热，沈宗常投以参附而愈。人骇问之，曰：脉小而衰，非补之不可。

讨论：案一，以其脉细，故认为两脚作痛为血虚生风，以养血祛风通络，佐以补肝肾为治。案二，舌有裂纹者，多为素体阴虚之象，因津液亏损不能荣润舌面，肾水不足，无以制火，故脉象细数应指锋利如刀刃。案三，久衄不已而投以温补，所依据者，脉小而衰。

八、散脉

脉象：浮散无根，至数不齐。

主病：元气离散。

说明：散脉举之浮散而不聚，稍用重力按之则无，漫无根蒂，故有“散似杨花无定踪”之说，表示正气耗散，脏腑之气将绝的危候。

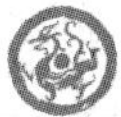【医案选录】

案一：徐质夫（《古今医案按》）

丹溪治徐质夫，年六十余，因坠马，腰痛不可转侧。六脉散大，重取则弦小而长，稍坚。朱以为恶血虽有，未可驱逐，且以补接为先。遂令煎苏木、人参、黄芪、芎、归、陈皮、甘草。服之半月后，散大渐敛，食渐进，遂与熟大黄汤调下自然铜等药，一月而安。

讨论：坠马腰痛，其证属实。但因六脉散大，未可驱逐，恐元气散亡也。所以案中先以补药接续元气，待散大渐敛，再以攻逐瘀血而安。本案是完全根据脉象来安排治疗的攻补先后的。

九、虚脉

脉象：三部脉举之无力，按之空虚，脉形不变小。

主病：虚证。中暑。

说明：虚脉的脉形无多大变化，只是举按皆无力空虚。气不足以运其血，故脉来无力，血不足以充于脉，则按之空虚，故虚脉包括气血两虚及脏腑诸虚。中暑有时亦见虚脉，暑乃在天之火，壮火食气是也。

《伤寒论》条文选录：

伤寒八九日，风湿相搏，身体疼烦，不能自转侧，不呕，不渴，脉浮虚而涩者，桂枝附子汤主之。(179)

伤寒五六日，不结胸，腹濡，脉虚复厥者，不可下，此亡血，下之，死。(347)

讨论：该两条之虚脉皆主血虚。

【医案选录】

案一：熊某某　男　成年 1943 年 11 月 22 日（《程门雪医案》）

四末欠温，寐不安，夜则身冷，痰壅色白，脉虚细。此乃脾肾阳气两亏，非温不可。

熟附片八分　淡干姜五分　煅龙齿四钱(先煎)
灵磁石四钱(先煎)　抱茯神三钱　炙远志一钱
桂枝五分　炒白芍一钱半　制半夏一钱
北秫米二钱(包煎)　薄橘红一钱半　全当归一钱半
炙甘草八分　淮小麦一钱

案二：卢某某　女　51 岁 1955 年 3 月 1 日（《程门雪医案》）

虚寒虚热，咳嗽汗出，腹时微痛，苔薄滑，脉虚弦。拟建中、甘麦两法出入。

桂枝三分　炒白芍一钱半　炙甘草八分　米炒麦冬三钱
淮小麦四钱　甜杏仁三钱　象贝母三钱　水炙远志一钱
薄橘红一钱半　炙紫菀二钱　炙款冬二钱
炒香谷芽四钱　红枣四枚　饴糖一两（分冲）

案三：无名（《古今医案按》）

江应宿治其岳母，年六十余，六月中旬，劳倦中暑，身热如火，口渴饮冷，头痛如破，脉虚豁，二三至一止。投人参白虎汤三帖，渴止热退，唯头痛，用白萝卜汁吹入鼻中，良愈。

讨论：案一、案二是虚证而见虚脉，虚脉是症状的佐证。案三之脉虚应认作中暑之脉，《内经》所谓："脉虚身热，得之中暑"是也。

十、实脉

脉象：三部脉举按均有力。

主病：实证。

说明：邪气亢盛而正气不虚，正邪相搏，气血壅盛，脉道坚满，故应指有力。

《伤寒论》条文选录：

病人烦热，汗出则解。又如疟状，日晡所发热者，属阳明也。脉实者，宜下之；脉浮虚者，宜发汗。(242)

伤寒差以后，更发热，小柴胡汤主之。脉浮者，以汗解之；脉沉实者，以下解之。(393)

伤寒下利，日十余行，脉反实者，死。(368)

讨论：242 条和 393 条都是因为胃中邪气盛，大便秘结，故脉实。368 条下利日十余行，为正虚，脉反实者为邪盛，正虚邪盛，故死。

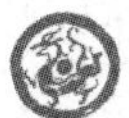

【医案选录】

案一：无名（《古今医案按》）

虞天民治一人伤寒，前医以补药治之而发呃逆。十日后，邀虞诊之，其脉长而实大，此阳明内实，误补所致，与大承气下之，热退而呃止。

案二：无名（《古今医案按》）

大宗伯董元宰有小妾，吐血蒸嗽，先用清火，继用补中，俱不见效。士材诊之，曰：两尺沉实，少腹按之必痛，询之果然。此怒后蓄血，经年弗去，乃为蒸热。热甚吐血，阴伤之甚也。以四物汤加郁金、桃仁、穿山甲、大黄少许，下黑血升余，腹痛仍在。更以前药加大黄三钱煎服，又下血黑块如桃胶蚬肉者三四升，腹痛乃止。虚倦异常，与独参汤饮之，三日而热减六七，服十全大补汤百余日而康。

案三：朱修之（《古今医案按》）

李士材治太学朱修之，八年痿废，累治不效。李诊之，六脉有力，饮食如常，此实热内蒸，心阳独亢，证名脉痿。用承气汤下六七行，左足便能伸缩。再用大承气，又下十余行，手中可以持物，更用黄连、黄芩各一斤，酒蒸大黄八两，蜜丸，日服四钱，用人参汤送，一月之内，去积滞不可胜数，四肢皆可展舒。李曰：今积滞尽矣。煎三才膏十斤与之，服尽而应酬如故。

讨论：该三个案例，全部用攻逐驱邪取效，就是因为脉实的缘故。

十一、滑脉

脉象：往来流利，如珠走盘，应指圆滑。

主病：痰饮，食滞，实热。

说明：实邪壅盛于内，气实血涌，故脉来往甚为流利，应指圆滑。平人脉滑而冲和，是营卫充实之象，故亦为平脉。妇女妊娠亦常见滑脉，是气血充盛而调和的表现。

《伤寒论》条文选录：

伤寒，脉滑而厥者，里有热，白虎汤主之。（350）

小结胸病，正在心下，按之则痛，脉浮滑者，小陷胸汤

主之。(142)

阳明病，谵语，发潮热，脉滑而疾者，小承气汤主之。(219)

脉滑而数者，有宿食也，当下之，宜大承气汤。(258)

讨论：350 条为里有实热，142 条为痰热结于心下，219 条为阳明病胃中热结成实，258 条为胃中有宿食。该四条，非热即实，或为痰饮，或为宿食，故脉皆见滑。

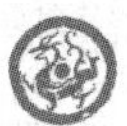【医案选录】

案一：郭某某　男　成年　1949 年 1 月 30 日（《程门雪医案》）

偏中，左半身不遂，舌强言蹇，四肢麻木，大便不行，脉弦滑数，舌苔腻厚。厥阳化风，挟痰上扰清空之腑。拟清泄厥阳，化痰通络。

炒白蒺藜三钱　煅石决八钱先煎　煨天麻八分

炒杭菊一钱半　茯苓三钱　水炙远志一钱

竹沥半夏二钱　薄橘红一钱半　枳实一钱

炒竹茹一钱半　广郁金一钱半　干菖蒲五分

瓜蒌皮仁各三钱　冬瓜子四钱　淡竹沥二两分冲

案二：蒋君（《裘吉生临证医案》）

脉滑数，苔黄厚，身热口干，咳嗽痰多，气痞喘急，大便闭结。湿滞热郁，肺失清肃，用清肺化湿法治之。

瓜蒌实四钱扦　浙贝三钱　光杏仁三钱

金沸草三钱　苏子霜二钱　枳壳一钱半

白前一钱半　炒莱菔子一钱半　陈皮一钱

礞石滚痰丸三钱包

讨论：案一为偏中患者，舌苔腻厚，脉弦滑数，此处之脉滑，主风痰互结，络中痰阻。案二身热咳嗽，苔黄厚，属痰热咳嗽，脉滑数为一重要佐证。

十二、涩脉

脉象：往来艰涩不畅，如轻刀刮竹，与滑脉相反。

主病：伤精，血少，气滞血瘀，夹痰，夹食。

说明：精亏血少，不能濡养经脉，血行不畅，脉气往来艰涩，故脉涩而虚；气滞血瘀或食痰胶固，气机不畅，血行受阻，则脉涩而实。

滑脉和涩脉是一对仅凭指下的感觉来辨别的脉象。滑者往来流利，应指圆滑；涩者往来艰涩不畅，如轻刀刮竹。总觉比较抽象，指下不好体会。不过，我们可以从主病来分析一下指下的感觉应会如何。滑脉所主为实证，脉形应充实饱满且有弹力。一个一个脉波走过，就像珠子在胶管里滚过一样，波形丰满，波形的任一部分应指都均匀有力。涩脉所主为虚证，脉形不充实而有瘦瘪的感觉，一个一个脉波走过，就像液体的珠子在胶管里滚过，虽然有点应指圆活，但波头部分总觉得有点瘪塌，对指头的反弹力不够。这样一波一波走过，波头部分总有一点不充实感觉，就像轻刀在竹筒上刮过，一空一实，一空一实，所谓轻刀刮竹，大约是这个意思吧。

《伤寒论》条文选录：

阳明病，谵语，发潮热，脉滑而疾者，小承气汤主之。因与承气汤一升，腹中转气者，更服一升；若不转气者，勿更与之。明日又不大便，脉反微涩者，里虚也，为难治，不

可更与承气汤也。(219)

少阴病，下利，脉微涩，呕而汗出，必数更衣，反少者，当温其上，灸之。325)

少阴病，脉微，不可发汗，亡阳故也。阳已虚，尺脉弱涩者，复不可下之。(286)

讨论：219 条之脉微涩，为里虚血少，肠道干枯，攻之不能下，故为难治。325 条为久利气血两虚，且肠中气滞，故见脉微涩。286 条之尺脉弱涩，主亡血，血虚，故不可下之。

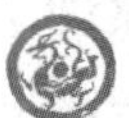

【医案选录】

案一：徐右（《裘吉生临证医案》）

产后已月余，恶露淋漓不净，量少色紫，小腹隐痛，苔薄脉涩。用生化法治之。

全当归三钱　川芎七分　生蒲黄三钱　红花三分
炮姜四分　延胡三钱　桃仁泥一钱　益母草三钱
炙甘草四分

案二：许右（《裘吉生临证医案》）

脉弦涩，冲任失司，临经小腹胀痛，腰部酸胀，经色不正，有紫块。用调气活血法治之。

归尾三钱　泽兰一钱半　桃仁一钱　赤芍二钱
制香附三钱　益母草三钱　杜红花八分　延胡三钱
金铃子三钱　丹参三钱　川断三钱　川芎一钱

案三：曹右（《裘吉生临证医案》）

脉弦涩，苔厚腻，痰气痞塞，全身肿胀，呼吸迫促，便结不畅。此湿蕴痰阻，证颇危重，姑用化痰平喘消肿之剂救之。

控涎丹一钱　大腹皮三钱　桑白皮三钱

浙苓皮三钱　五加皮三钱　陈皮一钱

炒莱菔子一钱　苏子霜一钱半　地骷髅三钱

鲜姜皮一钱

案四：无名（《未刻本叶氏医案》）

虽属瘀血，上吐下泻，而中焦气亦为之暗伤，色萎脉涩，耳鸣神倦，行动气逆，当治以甘温益虚，不宜谓其瘀而攻之。

熟地　当归　茯苓　炙草　远志　枣仁　柏仁　建莲

讨论：案一为产后恶露未净，乃气滞血瘀之证，故脉涩。案二为冲任失司，肝气郁滞，故脉弦涩，弦属肝，涩为气滞血瘀也。案三为痰气交阻，水饮上逆，脉弦为饮，涩则气滞血阻。案四之脉涩则纯是精血亏耗之象。

十三、长脉

脉象：首尾端直，超过本位。

主病：肝阳有余，阳盛内热等有余之证。

说明：若脉长而和缓，是中气充足，升降流行畅通，气血都无亏损，是健康人的脉象，所谓“长则气治”。若肝阳有余，阳盛内热，则脉象长而弦硬。凡长而有兼脉，多是病脉。

《伤寒论》条文选录：

太阴中风，四肢烦疼，脉阳微阴涩而长者，为欲愈。(274)

讨论：脉阳微为外邪弱，阴涩为气血不足，长则气治，说明正气正在恢复，故为欲愈。

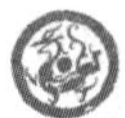【医案选录】

案一：于监如（《古今医案按》）

李士材治郡守于监如，每酒后腹痛，渐至坚硬，得食即痛。李诊之曰：脉浮大而长，脾有大积矣，然两尺按之软，不可峻攻。令服四君子汤七日，投以阴阳攻积丸三钱，但微下。更以四钱服之，下积十余次，皆黑而韧者。察其形不倦，又进四钱，于是腹大痛，所下甚多。仍服四君子汤十日，又进丸药四钱，去积三次，又进二钱，下积至六七碗。脉大而虚，按之关部豁如矣，乃以补中益气调补一月，痊愈。

讨论：本案脉长，属有余之病，当用攻下。然两尺按之软，正气有不足之嫌，故以攻补兼施完功。示人临证时当全面考虑。

十四、短脉

脉象：首尾俱短，不能满部。

主病：有力为气郁，无力为气损。

说明：短脉是指脉来短于常度。气虚不足，无力鼓励血行，故脉短而虚，所谓“短则气病”。也有因气郁血瘀，或痰滞食积，阻碍脉道，以致脉气不伸而见短脉，但短而实，故短脉不可概作不足论，应注意脉之有力无力。

《伤寒论》条文选录：

发汗多，若重发汗者，亡其阳。谵语，脉短者死；脉自和者不死。(216)

讨论：本条之脉短即为阳气虚之佐证。

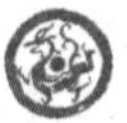

【医案选录】

案一：无名（《古今医案按》）

滑伯仁治一妇人，盛暑洞泄，厥逆恶寒，胃脘当心而痛，自腹引胁，转为滞下，呕哕不食。医以中暑霍乱疗之，益剧。脉三部俱微短沉弱，不应呼吸。曰：此阴寒极矣，不亟温之，则无生理。……于是以姜、附温药，服之七日，诸证悉去。再以丸药除其滞下而安。

讨论：本案脉短而沉弱，正气虚极。所以先温其阴寒，留人治病。

十五、弦脉

脉象：端直而长，如按琴弦。

主病：肝胆病，诸痛，痰饮，疟疾。

说明：弦是脉气紧张的表现。肝主疏泄，调畅气机，以柔和为贵，邪气滞肝，疏泄失常，气机不利，诸痛，痰饮，阻滞气机，脉气因而紧张，则出现弦脉。张仲景云："疟脉自弦。"故疟疾多见弦脉。虚劳内伤，中气不足，肝病乘脾，亦常见弦脉；若弦而细劲，如循刀刃，便是胃气全无，病多难治。

春季健康人常见脉弦而柔和者，不属病脉。

《伤寒论》条文选录：

伤寒，脉弦细，头痛发热者，属少阳。(266)

讨论：本条脉弦为有外邪，细为阴血虚，故属少阳。

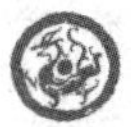

【医案选录】

案一：殷某某　女　43岁 1958年4月21日（《程门雪医案》）

少腹弦痛坠胀，小溲短热，精神疲乏，脉弦，苔薄。化肝煎合失笑散为治，疏肝和营，清热化湿。

青陈皮各一钱　炒赤白芍各一钱半　炒丹皮一钱半

姜汁炒黑山栀一钱半　象贝母三钱　福泽泻二钱

橘叶一钱半　橘核四钱　失笑散三钱包煎

案二：阵某某　男　72岁　1955年2月2日（《程门雪医案》）

脉右弦滑，左濡滑，书云："脉偏弦者饮也。"高年素有痰饮，咳嗽气逆痰多，畏寒恶风，苔薄。"病痰饮者，当以温药和之"，仿《金匮》法加味。

炙白苏子一钱半包煎　白杏仁三钱　竹沥半夏二钱

薄橘红一钱半　云茯苓三钱　水炙远志一钱

水炙紫菀二钱　水炙款冬二钱　嫩白前一钱半

海浮石四钱　紫石英三钱先煎　煅鹅管石一钱

金匮肾气丸三钱包煎

案三：帖木失尔（《古今医案按》）

吕沧洲治帅府从事帖木失尔，病下利完谷，众医咸谓洞泄寒中。日服四逆理中辈，弥剧。吕诊其脉，两尺寸俱弦大，右关浮于左关一倍，其目外眦如草滋，盖知肝风传脾，因成飧泄，非脏寒所致。饮以小续命汤，损麻黄加术三五钱，利止。续命非止利药，饮不终剂而利止者，以从本治故也。

讨论：案一：足厥阴肝经绕阴器，过少腹，所以少腹弦痛坠胀，小溲短热当属肝经湿热。弦属肝脉，所以本案中脉弦是一有力的佐证。案二中脉右弦左濡且都带滑，根据《金匮要略》中条文曰：脉偏弦者饮也。直断其为痰饮咳嗽。案三，脉弦属肝属风，大者病进，右关为脾胃之位，弦大脉右关浮于左关一倍，木来克土之证明矣。所以说是肝风传脾，因成飧泄。又目属肝，草滋为青色亦属肝，这是佐证。

十六、芤脉

脉象：浮大中空，如按葱管。

主病：失血，伤阴。

说明：芤脉浮大无力，按之中空，即上下两旁皆见脉形，而中间独空。因突然失血过多，血量骤然减少，营血不足，无以充脉，或津液大伤，血不得充，血失阴伤则阳无所附而散于外，故见芤脉。

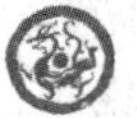**【医案选录】**

案一：无名（《古今医案按》）

一产妇小腹作痛，有块。脉芤而涩。（薛立斋）以四物加元胡、红花、桃仁、牛膝、木香治之而愈。

讨论：产后失血，血虚故脉芤而涩。腹痛有块则属邪之实。故治以四物补血之虚，加行气驱瘀之品祛邪之实。

十七、紧脉

脉象：脉来绷急，状如牵绳转索。

主病：寒，痛，宿食。

说明：寒邪侵袭人体，阻碍阳气，寒邪与正气相搏，以致脉道紧张而拘急，故见紧脉。寒邪在表，脉见浮紧，寒邪在里，脉见沉紧。剧痛、宿食之紧脉，也是寒邪积滞与正气相搏的缘故。

《伤寒论》条文选录：

太阳病，或已发热，或未发热，必恶寒，体痛，呕逆，脉阴阳俱紧者，名为伤寒。(3)

伤寒，若吐若下后，心下逆满，气上冲胸，起则头眩，脉沉紧，发汗则动经，身为振振摇者，茯苓桂枝白术甘草汤主之。(67)

病人脉阴阳俱紧，反汗出者，亡阳也。此属少阴，法当咽痛而复吐利。(283)

伤寒六七日，结胸热实，脉沉而紧，心下痛，按之石鞕者，大陷胸汤主之。(139)

讨论：第3条、第283条之脉阴阳俱紧，为寒邪在表。67条为饮（寒）在里，故脉沉紧。139条之沉紧脉，则是主心下剧痛。

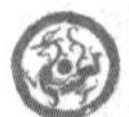

【医案选录】

案一：无名（《古今医案按》）

陶节奄治一人，伤寒四五日，吐血不止，医以犀角地黄汤、茅花汤治而反剧。陶切其脉，浮紧而数，曰：若不汗出，邪何由解。进麻黄汤一服，汗出而解。……故仲景曰：伤寒脉浮紧，不发汗，因致衄者，麻黄汤主之。盖发其汗，热越而出，血自止也。

案二：泮子庸（《古今医案按》）

滑伯仁治泮子庸，得感冒证已汗而愈。数日，复大发热恶寒，头痛眩晕，呕吐却食，烦满，咳而多汗。滑诊其脉，两手皆浮而紧。在仲景法，劳复证浮以汗解，沉以下解。为作麻黄葛根汤，三进，更汗，旋调理数日愈。其时众医以病后虚惫，且图温补，伯仁曰：法当如是，因违众用之。

十八、缓脉

脉象：一息四至。

主病：湿病，脾胃虚弱。

说明：缓脉在脉学中有两个意思，一为怠缓，此属病脉；一为和缓，乃是正常的脉象，非为病脉。湿性黏滞，气机为湿所困，或脾胃虚弱，气血不足以充盈鼓动，故脉见怠缓。有病之人脉转和缓，是正气恢复之征；若脉来从容不迫，均匀和缓，是正常人的脉象。

《伤寒论》条文选录：

太阳病，发热、汗出、恶风、脉缓者，名为中风。(2)

伤寒，脉浮而缓，手足自温者，是为系在太阴。(192)

太阳病，得之八九日，如疟状，发热恶寒，热多寒少，其人不呕，清便欲自可，一日二三度发，脉微缓者，为欲愈也。(23)

讨论：第2条为病初起，脉浮缓，病未影响到内脏，故此缓乃带有和缓的意思。192条，太阴病脾胃虚弱，脉浮缓之缓就有怠缓的意思。23条为病欲愈，故脉之缓为和缓也。

【医案选录】

案一：黄贞父（《古今医案按》）

李士材治学宪黄贞父，患肠风，久用四物汤芩、连、槐花之属，屡发不止。面色颇黄，诊其脉，惟脾部浮而缓，此土虚而风湿交乘也。遂用苍术三钱，茯苓、人参、黄芪、升麻、柴胡、防风各一钱，四剂而血止，改服十全大补汤，调养而愈。

案二：查景川（《古今医案按》）

孙东宿治查景川，遍身痱痤，红而搬痒。诸人以蒺藜、荆芥、升麻、葛根、元参、甘草、石斛、酒芩与之，不愈。又谓为风热，以元参、蝉蜕、羌、防、赤芍、甘草、生地、当归、升麻、连翘、苍耳子服之，饮食顿减，遍身发疮，痛痒不可言。孙诊之，两手脉俱缓弱，以六君子汤去半夏加扁豆、砂仁、苡仁、山药、藿香、黄芪，一服而饮食进，四帖而痛痒除，十帖疮疥如脱。

讨论：该二案都是根据脉缓而认定为脾胃虚弱，舍证从脉而病遂愈。

十九、革脉

脉象：浮而搏指，中空外坚，如按鼓皮。

主病：亡血，失精，半产，漏下。

说明：革脉的外强中空，恰似绷急的鼓皮，由于正气不固，精血不能藏，以致气无所恋而浮越于外，所以亡血，失精，半产，漏下多见革脉。

二十、牢脉

脉象：沉按实大弦长。

主病：阴寒内实，疝气癥瘕。

说明：牢脉实大弦长，轻取中取均不应，唯沉取始得，坚牢不移。多是病气牢固，证属阴寒内积，阳气沉潜。牢脉主实，有气血之分，癥积有形肿块，是实在血分；无形痞结，是实在气分。若牢脉见于失血、阴虚等证，便属危重征象。

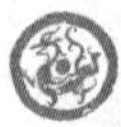【医案选录】

案一：无名（《古今医案按》）

虞恒得治一妇，年四十余，夜间发热，早晨退，五心烦热无休止时。半年后，虞诊六脉皆数，伏而且牢，浮取全不应。与东垣升阳散火汤四服，热减大半，胸中觉清快胜前。再与二帖，热悉退。后以四物加知母、黄柏，少佐炒干姜，服二十余帖愈。

讨论：本案中阴虚热邪深伏于内，脉数伏而且牢，治疗就先以升阳散火汤升散其深伏之热邪，再以养阴坚阴收功。

二十一、弱脉

脉象：沉而细软。

主病：气血不足。

说明：弱脉沉取方得，细弱无力。主气血不足诸证，血虚脉道不充，气虚则脉搏乏力。病后正虚，见脉弱为顺，新病邪实，见脉弱为逆。

《伤寒论》条文选录：

太阳病，外证未解，脉浮弱者，当以汗解，宜桂枝汤。(42)

讨论：在脉学中，以沉而细软为弱脉定义。《伤寒论》早于《脉经》上百年，其对于弱脉的解释和《脉经》不一样，弱是作软弱解释的，以42条为证。若作沉而细软解，就不会与浮相兼了。

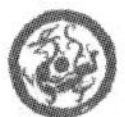

【医案选录】

案一：任君（《裘吉生临证医案》）

脾虚消化失司，患便泄多年，脉细弱，用扶中健脾法。

文元党一钱半　焦冬术一钱半　炙甘草七分

煨木香一钱　煨干葛一钱　扁豆衣三钱

茯苓三钱　陈皮一钱　藿梗一钱半

红枣二枚　姜一片

案二：江右（《裘吉生临证医案》）

产后去血过多，虚象毕具。初则呕吐便泄，近则纳少便闭，脉细弱，面色皖白，肢冷头晕。用调补气血法加司胃品为治。

补中益气丸四钱　全当归三钱　焦冬术二钱

桂枝二分拌炒白芍一钱半　砂壳一钱

怀山药二钱　白檀木四分拌炒谷芽一钱半

生鸡金四分　麻仁三钱　新会皮八分

讨论：两案均为虚证，弱脉所主为气血不足，所以两案皆见弱脉。

二十二、濡脉

脉象：浮而细软。

主病：诸虚，又主湿。

说明：濡脉脉位表浅，细软无力，轻取可以触知，重取反不明显。虚证与湿证均可出现，精血虚而不荣于脉，故主诸虚，但湿气阻压脉道，也见濡脉。

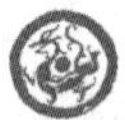【医案选录】

案一：姚某某　女　45岁　1955年2月3日（《程门雪医案》）

不寐胸闷，心悸不安，时噫，纳食不香，苔薄脉濡。和胃安中法治之。

制半夏二钱　北秫米二钱包煎　炙远志一钱
云茯苓三钱　陈广皮一钱半　春砂壳八分
紫苏梗一钱半　白蔻壳八分　佛手柑一钱半
炒谷麦芽各三钱

讨论：脉濡主体质之虚，时噫，纳食不香，说明中气不足，脾胃健运不及。苔薄（舌质应属正常）排除了痰浊、阴虚、火旺等。所以不寐胸闷，心悸不安断为“胃不和则卧不安”，而用和胃安中法治之。

案二：吴右（《裘吉生临证医案》）

脉濡，湿热蕴结皮肤，全身浮肿，皮肤红疹。用芳淡法。

带皮苓四钱　五加皮三钱　白鲜皮三钱　地骷髅四钱
陈皮一钱　桑白皮三钱　葫芦壳三钱　净乳香四分
地肤子三钱　制茅术一钱半

讨论：案二的濡脉是湿邪的佐证。

二十三、伏脉

脉象：重手推筋按骨始得，甚则伏而不见。

主病：邪闭，厥证，也主痛极。

说明：伏脉较沉脉部位更深，着于筋骨。常见于邪闭、厥证、痛极，因邪气内伏，脉气不得宣通所致。若两手脉伏，同时太溪与趺阳脉都不见的，属险证。

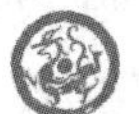

【医案选录】

案一：晏怀泉夫人（《古今医案按》）

给谏晏怀泉夫人，先患胸腹痛，次日卒然晕倒，手足厥逆。时有医者，以牛黄丸磨就将服矣。士材诊之，六脉皆伏，惟气口稍动。此食满胸中，阴阳痞膈，升降不通，故脉伏而气口独见也。取陈皮、砂仁各一两，姜八钱，盐三钱，煎汤灌之，以指探吐。得宿食五六碗，六脉尽见矣。

案二：无名（《古今医案按》）

一妇六月卒死，遍体俱冷，无汗，六脉俱无，三日不醒，但气未绝耳。众用四逆理中，亦不能纳。四日后，慎斋诊之，仍无脉。念人一二日无脉立死，今三日不死，此脉伏也，热极似寒耳。用水湿青布放身上，一时身热。遂饮冷水五六碗，反言渴。又一碗，大汗出。后以补中益气加黄柏，十帖愈。

讨论：该两案例都是邪闭而致脉伏，案语已相当清楚，无须多言。

二十四、动脉

脉象：脉形如豆，厥厥动摇，滑数有力。

主病：痛，惊。

说明：动脉是因阴阳相搏，升降失和，使其气血冲动，故脉道随气血冲动而呈滑数有力，但脉体较短。痛则阴阳不和，气为血所阻滞，惊则气血紊乱，脉行躁动不安，故痛与惊均可见动脉。

《伤寒论》条文选录：

太阳病，脉浮而动数，浮则为风，数则为热，动则为痛，数则为虚，头痛发热，微盗汗出，而反恶寒者，表未解也。(138)

讨论：本条亦言：动则为痛。

【医案选录】

案一：吴辉妻（《古今医案按》）

吴辉妻孕时足肿，七月初旬，产后二日，因洗浴即气喘，但坐不得卧者五月矣。恶寒，得暖稍宽，两关脉动，尺寸皆虚无，百药不效。朱（丹溪）以丹皮、桃仁、桂枝、茯苓、干姜、五味、枳实、厚朴、桑皮、紫苏、瓜蒌实煎服，一服即宽，三服得卧，病如失。盖作污血感寒治之也。

讨论：本案脉动却非关痛与惊，朱丹溪舍脉而从证和因，作污血感寒治之愈。盖污血为寒邪所阻，两邪相搏，亦有见动脉者。

二十五、促脉

脉象：脉来数而时一止，止无定数。

主病：阳盛实热，气血痰饮宿食停滞，亦主肿痈。

说明：阳盛实热，阴不和阳，故脉来急数而时见歇止，凡气血、痰食、肿痈等实热证，均可见脉促有力。若促而细小无力，多是虚脱之象，临床应加注意。

《伤寒论》条文选录：

太阳病，下之后，脉促胸满者，桂枝去芍药汤主之；若

微恶寒者，桂枝去芍药加附子汤主之。(22)

讨论：《伤寒论》中，脉促一般都是正邪相搏，邪气有外出之势者。

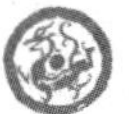【医案选录】

案一：李茶商（《古今医案按》）

茶商李，富人也，啖马肉过伤，腹胀，医以大黄巴豆治之，转剧。抱一翁项彦章后至诊之，寸口脉促，而两尺将绝。彦章曰：胸有新邪，故脉促，宜引之上达，今反夺之，误矣。饮以涌剂，且置李中座，使人环旋，顿吐宿肉，乃进神芎丸大下之，病去，众咸服。

讨论：本案以寸口脉促，定其邪在胸部，用涌吐法治之而愈。

二十六、结脉

脉象：脉来缓而时一止，止无定数。

主病：阴盛气结，寒痰血瘀，癥瘕积聚。

说明：阴盛而阳不和，故脉缓慢而时一止。凡寒痰瘀血，气郁不疏，则脉气阻滞，故见结脉。

《伤寒论》条文选录：

伤寒，脉结代，心动悸，炙甘草汤主之。(182)

讨论：炙甘草汤证是气血两虚，无力推动脉气而见结代之象。

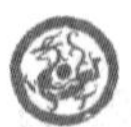【医案选录】

案一：无名（《古今医案按》）

汪石山治一人年逾七十，忽病瞀昧，但其目系渐急，即合眼昏懵，如瞌睡者，头面有所触，皆不避。少顷而醒，问之，曰不知也。一日或发二三次，医作风治，病转剧。汪诊其脉结止，醒则如常，但浮虚耳。曰：此虚病也，盖病发而脉结者，血少气劣耳。苏则气血流通，心志皆得所养，故脉又如常也。遂以十全大补汤去桂，加麦冬、陈皮而安。

案二：无名（《古今医案按》）

汪石山治一人，体肥色白，年近六十，痰喘声如曳锯，夜不能卧。汪诊之，脉浮洪，六七至中或有一结。曰：喘病脉洪，可治也，脉结者，痰凝经隧耳，宜用生脉汤加竹沥。服之至十余帖，稍定，患者嫌迟，更医用三拗汤、五拗汤，势渐危。于是复以前方，服至三四十帖，病果如失。

讨论：案一为气血两虚，病发而气血不得流通，故脉结。案二则是痰凝经隧，致使六七至中或有一结。

二十七、代脉

脉象：脉来一止，止有定数，良久方来。

主病：脏气衰微，风证痛证，七情惊恐，跌打损伤。

说明：脏气衰微，气血亏损，元气不足，以致脉气不能衔接而止有定数。至于风证、痛证、七情惊恐、跌打损伤诸病而见代脉，是因病而致脉气不能衔接，脉亦见歇止。体质异常或妇女妊娠，也可见到代脉，这些都与脏气衰微，或一脏无气之代脉有所不同，不可概作病脉论。

《伤寒论》条文选录：

伤寒，脉结代，心动悸，炙甘草汤主之。(182)

二十八、疾脉

脉象：脉来急疾，一息七八至。

主病：阳极阴竭，元气将脱。

说明：疾脉是真阴竭于下，孤阳亢于上，而气短已极之象。伤寒、温病在热极时往往有疾脉，疾而按之益坚是阳亢无制，真阴垂危之候；若疾而虚弱无力是元阳将脱之征。劳瘵病亦可见疾脉，多属危候。

婴儿脉来一息七至是平脉，不作疾脉论。

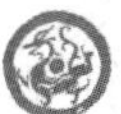**【医案选录】**

案一：无名（《古今医案按》）

汪石山治一人，年三十余，形瘦弱，忽病上吐下泻，水浆不入口者七日，自分死矣。汪诊脉八至。曰：当夏而得是脉，暑邪深入也。用人参白虎汤进一杯，稍安。后减去知母、石膏，加人参至四五钱，以黄柏、陈皮、麦冬等，随所兼病而佐使，一月平复。

案二：无名（《古今医案按》）

滑伯仁治一妇，体肥而气盛，自以无子，而多服暖宫药，积久火盛，迫血上行为衄，衄必数升余，面赤，脉躁疾，神恍恍如痴。医者犹以上盛下虚，丹药镇坠之。伯仁曰：经云：上者下之。今血气俱盛，溢而上行，法当下导，奈何实实耶？即与桃仁承气汤三四下，积瘀去。继服既济汤，二十剂而愈。

讨论：该两案例脉疾都是因为热极之故，有阳无阴也。

第四节 相似脉的鉴别

上述二十八种病脉中，有些很相似，容易混淆不清，必须加以鉴别。

1. 浮脉与虚、芤、革、散脉

五者相类似，其脉位均表浅，但不同的是浮脉轻按即可感知脉搏的跳动，重按稍减而不空，脉形较大，虚脉形大无力，重按空虚；芤脉浮大力无，中间独空，如按葱管；革脉如按鼓皮，中空无物；散脉轻按浮散无力，似有若无，漫无根蒂，稍用力则按不着。

2. 沉脉与伏、牢脉

三者脉位均在深部，轻取均不应，不同的是沉脉重取乃得；伏脉较沉脉部位更深，着于筋骨，故重按亦无，须推筋着骨始得，甚则渐时伏而不见；牢脉沉取实大弦长，坚牢不移。

3. 迟脉与缓脉

均以息计，迟脉一息不足四至；缓脉稍快于迟，一息四至，脉来有冲和徐缓之象。

4. 数脉与滑、疾脉

滑脉与数脉有相似之处，滑脉流利，圆滑似数。但滑指形与势。数指至数言，一息五至以上。《濒湖脉学》指出："莫将滑数为同类，数脉唯看至数间。"数、疾也以息计，疾脉更快于数，一息七八至，相当于每分钟脉搏在140次以上。

5. 实脉与洪脉

在脉势上都是充实有力，但洪脉状若波涛汹涌，盛大满指，来盛去衰，浮取明显；而实脉长大坚实，应指有力，举按皆然，来去俱盛，故有“浮沉皆得大而长，应指无虚幅幅强”之说。

6. 细脉与微、弱、濡脉

四者都是脉形细小且软弱无力。但细脉形小而应指明显；微脉则极细极软，脉形边界模糊不清，应指不明显；弱脉沉细而无力；濡脉浮细而无力，即脉位与弱脉相反，轻取可以触知，重按反不明显。

7. 芤脉与革脉

都有中空之象，但芤脉浮大无力中空，如按葱管，显示了脉管柔软；革脉浮大搏指，弦急中空，如按鼓皮，显示了脉管较硬。

8. 弦脉与长、紧脉

弦脉与长脉相似，但长脉超过本部，如循长竿，长而不急；弦脉虽长，但脉气紧张，指下如按琴弦。《医述》说：“长类于弦而盛于弦，弦脉带急，长脉带缓。”弦脉有似紧脉，二者脉气均紧张，但弦脉如按在琴弦上，无绷急之势，紧脉如按在拉紧的绳索上，脉势绷急，在脉形上紧脉比弦脉大。

9. 短脉与动脉

两者在脉形上均有短缩之象，但短脉是形状短缩且涩常兼迟，不满三部；动脉其形如豆，常兼滑数有力，《医述》说：“短类于动而衰于动，动脉形滑而且数，短脉形涩而必迟。”

10. 结、代、促脉

都属于节律失常而有歇止的脉象，这是三者共同之处。

但结、促脉都是不规则的间歇，歇止时间短；而代脉则是有规则的歇止，且歇止的时间较长，这是结、促脉与代脉不同之处。结脉与促脉虽都有不规则的间歇，但结脉是迟而歇止，促脉是数而歇止。

相兼脉与主病

疾病是很复杂的，脉象往往不只一脉独见。二十八脉中，有些脉本身就由几种脉合成的。如弱脉由虚、沉、小三脉合成，牢脉由沉、实、大、弦、长五脉合成。这些脉象均属于二十八脉之内，其主病已如上述。所谓相兼脉象是指这些脉象以外的互相兼现来说，徐灵胎称之为合脉，有二合脉、三合脉、四合脉之分。如浮数与沉迟均为二合脉，浮数而虚为三合脉，浮数滑实为四合脉。这些相兼脉象的主病，往往等于各个脉所主病的总和。如浮为表，数为热，合之即为表热；浮为表，迟为寒，合之即为表寒。又如浮数而无力为表虚热；沉迟而有力为里实寒。余可类推。

第五节　临证脉诊琐谈

脉诊是中医的辨证精华之一。亦是在中医理论指导下的一种独特的诊断方法。

学习了脉学知识以后，如何应用到具体的临床辨证上，这还需要一个实践的过程。中医界流传着一句话：心中了了，指下难明。就是指脉诊实践之难。因为脉诊，也就是切脉，是医师用三个指头搭在病人的寸口上，全凭这三个指头尖上皮肤的感觉，去体验病人寸口部位桡动脉搏动所传出的信息。要知道中医学中有二十八病脉，加上一个平脉，还有七怪脉，指下必须体验出不下于三十六种桡动脉搏动所传出的信息。这对初涉临床的中医来说，的确是很难的事。

切脉是基础功夫，一开始就必须做好。倘若因为指下难明而放弃努力，开始的基础功夫做不好，日后就极难补上了。搭脉成了摆设，临证靠望、闻、问辨证，变成了一个跛脚中医。

对脉搏进行分析，可以分解成脉位、脉速、脉形、脉势四种形态。脉位是辨别脉搏的浮或沉；脉速是辨别脉搏的快或慢；脉形是辨别脉搏的大小长短弦紧；脉势是辨别脉搏的走势。此四者的变化组合就构成了二十八脉。初涉临床，切脉时将脉搏分解进行体验，分别应付脉搏的一种形态，指下就会比较明了。如一开始切脉，先辨脉位，这时就专心于脉搏显现位置的深浅，对脉搏的次数或脉形的大小就不去理会它。接下来辨脉速，这时就专心于脉搏的至数，不去理会脉位的浮沉或脉形的大小。再接下来辨脉形，这时就专心于脉搏的大小长短弦紧，不去理会脉搏的至数或态势。最后辨脉势，这时就专心于脉搏的虚实滑涩，不去理会脉搏的浮沉至数。就这样一一辨明，最后四者综合，病脉的名称就出来了。初涉临床，不求快，但求正确，慢慢熟练了，速度自然会上来。再经过几年历练，经验丰富了，手指头也变得敏感了，一伸手搭脉，就能知道异常所在。

接下来再具体谈谈如何从脉位、脉速、脉形、脉势来认识二十八脉。

轻手浅按所得为浮脉，浮脉的指下感觉是浅按即得，重按稍减而不空，也就是说浮脉是用手指轻轻放在寸口，即感到脉搏跳动的力量，再稍微用点力按下去，仍然能感觉到脉搏跳动的力量。但轻手浅按所得的脉象还有虚脉、芤脉、革脉、散脉、濡脉等，必须鉴别一下：虚脉是不论轻按重按，脉搏的力量都很弱，有一种空虚无力的感觉，不比浮脉之指下有力。芤脉和革脉都是浮大中空，即浅按之能感知脉的搏动，稍重按之则无感觉，芤脉的脉管较软，如按葱管；革脉的脉管较硬，如按鼓皮。散脉是轻按浮散无力，较虚脉更显力弱，重按之则踪影全无。濡脉是浮而脉管细小，重按不得，不比浮脉的脉形不大不小，重按亦有。

重手深按所得为沉脉，沉脉轻取不应手，重按始得。重按始得的脉象还有伏脉、牢脉、弱脉。伏脉较沉脉部位更深，着于筋骨，故重按难寻，须推筋着骨始得。牢脉沉取实大弦长，坚牢不移。弱脉轻取不得，重按始见脉细而无力。

至数一息四至到五至的脉象叫缓脉，来去怠缓无力的为病脉。如果缓脉脉位不浮不沉，脉形不大不小，不长不短，脉来从容有力，这就是平脉，无病之脉象。平脉没有一个一定的标准，只有一个范围，即上面所说的四到五至，不浮不沉，不大不小，不长不短，从容有力。这个范围因人而变化，人瘦皮薄，脉就浮一些，人肥皮厚，脉就沉一些；身躯高大者，脉就较大而长，身躯矮小者，脉就较小而短；青壮年、劳力之人，脉就比较有力，老人妇女，用脑之人，脉就比较软弱。脉象还随气候的变化而变，如春弦夏洪秋浮冬沉等。总之，平人的脉象亦是千变万化的。平时临床上要注意观察，掌握好平脉的范围，还要知悉一些特殊的脉象如六阴脉、六阳脉、反关脉等。把这些都捉摸透了，对病脉的认识就会清晰了。

脉来一息不足四至的，叫迟脉。一息五至以上的，叫数脉。比数脉更快的叫疾脉，一息有七八至。数而脉形短的，叫动脉。

与至数有关的，还有结脉、代脉、促脉，这三种脉都是节律失常而有歇止的脉象。结脉、促脉都是不规则的间歇，歇止时间短，但结脉是迟而歇止；促脉是数而歇止。代脉是有规则的间歇，且歇止的时间较长。

脉形有大、小、长、短、弦、紧之分。

大脉是指脉体阔大，举按有力。脉体阔大的还有洪脉、虚脉。洪脉如波涛汹涌，来盛去衰，大脉无汹涌之势。虚脉脉体亦比较阔大，但举按皆无力，古人所谓："脉大为劳。"即是指此。

小脉即细脉，脉细如线，应指明显，即指下有如一条细线，脉形清楚。脉形细小的还有微脉、弱脉、濡脉。微脉是应指细而模糊，举按皆似无有；弱脉是沉取而细软，浮取则无；濡脉浮而细软，重取则无。

长脉只指脉形较长，即寸部伸出一点，尺部拖后一点，脉长超过本位。短脉则寸尺都缩进一点，不能填满本位，而且脉来迟而涩。脉短兼数而滑者，叫做动脉。

弦脉和紧脉的脉形与其他的脉有一点不同：其他的脉关部略高，尺寸部稍低，给人的感觉像一弓体，而弦脉和紧脉的尺寸部和关部等高，给人的感觉就像一弓弦。其中，脉体较小，指下较柔和的是弦脉；脉体较大，指下绷急的是紧脉。古人形容弦脉如按琴弦；紧脉如按转索是也。弦脉还要和长脉鉴别一下：由于长脉脉形较长，尺寸部略有延伸，指下的感觉尺寸部比较平坦，容易误认为弦。这时要注意一下关部，关部略高的是长脉，三部等高的是弦脉。

脉势有虚、实、洪、滑、涩等几种态势。

虚脉脉体较大，轻取重按指下都是软弱无力，指下脉搏跳动的感觉还是清晰的，只是脉搏对指头的压力没有反弹的力量。临床上软弱无力的脉象有许多，这里要作一鉴别：细脉脉体细而无力；微脉细而甚无力，至数模糊；濡脉浮细而无力；弱脉沉细而无力。芤脉脉体亦较大，轻按软弱无力，重按则无；散脉轻按轻飘散乱，稍重则踪影全无。另外，浮脉有见虚象；沉脉有见虚象；弦脉有见虚象等，这是属于复合脉了。

实脉举按指下皆感有力，就是指下脉搏有反弹的力量，脉体大小正常。如果举按应指有力而脉体阔大的，这是大脉。如果脉体阔大，应指有力，而且指下有如波涛汹涌，来盛去衰的，这是洪脉。脉来应指有力的还有：牢脉，牢脉是沉按实大弦长，应指有力；动脉，脉短而滑数有力；长脉，脉体长而有力；紧脉，手指如按在拉紧的绳索上；革脉，轻按弹指，如按鼓皮，重按则中空无力。另外，复合脉还有浮而实、沉而实、数而实、迟而实、弦而实等。

滑脉是指脉搏的指下感觉往来流利，古人形容为“如盘走珠”，应指圆滑。涩脉是指脉搏的指下感觉往来艰涩不畅，古人形容为“如轻刀刮竹”，极不流利。

滑与涩是纯粹的指下感觉，不比虚、实等有形质可依，所以滑与涩在辨证时多依附在其他脉象上，如浮滑、数滑、沉涩、迟涩等。

以上是对二十八脉的临床上的辨别。辨别时尽量利用脉位、脉速、脉形、脉势等所有的客观指标，这样就会有一个客观的依据，不会指下难明了。如脉位可以轻按重按来分别，脉速可以点至数，脉形亦有大小长短弦紧的区别，脉势虚实亦有指下脉搏反弹力的大小，大家有一个比较一致的客观标准，对二十八病脉的认识就会趋于统一了。（滑脉和涩脉全凭医者指下的感觉，没有什么客观的依据，但滑和涩多依附在其他脉象上组成复合脉。滑属阳，多与有余脉象组合，如浮滑、数滑；涩属阴，多与不足脉象组合，如沉涩、迟涩。）

认识和辨别二十八病脉仅仅是临床的初步功夫。进一步要对病脉的八纲主病进行临床上的复习、提高，还要分寸、关、尺三部辨别病脉，认识脏腑主病等。所以，切诊的临床知识非常丰富，这就需要医者平时多读书，学习前辈的经验；临床多体验，锻炼指下的感觉；同行多切磋，互相交流心得体会。如此假以时日，指下自然会有一个天地。

太极拳论曰："由著熟而渐悟懂劲，由懂劲而阶及神明，然非用功之久，不能豁然贯通焉。"。其实任何技艺都是这样，只要方法对头，不懈努力，最后都能豁然贯通而阶及神明的。

第六节　脉证顺逆

所谓脉证顺逆，是指从脉证的相应、不相应来判断疾病的顺逆。在一般情况下，脉与症状是一致的，即脉证相应。但也有时候脉与证不一致，也就是脉证不相应，甚至还会出现相反的情况。从判断疾病逆顺来说，脉证相应者为顺，不相应者为逆。例如：有余病证，脉见洪、数、实，是谓脉证相应，为顺，表示邪实正盛，正气足以抗邪；若反见细、微、弱的脉象，则为脉证相反，是逆证，说明邪盛正虚，易致邪陷。再如，暴病脉来浮、洪、数、实者为顺，反映正气充盛能抗邪；久病脉来沉、微、细、弱为顺，说明有邪衰正复之机，若新病脉见沉、细、微、弱，说明正气已衰；久病脉见浮、洪、数、实，则表现正衰而邪不退，均属逆证。

《伤寒论》条文选录：

发汗多，若重发汗者，亡其阳。谵语，脉短者死；脉自和者不死。(216)

伤寒，若吐若下后，不解，不大便五六日，上至十余日，日晡所发潮热，不恶寒，独语如见鬼状。若剧者，发则不识人，循衣摸床，惕而不安，微喘直视，脉弦者生，涩者死。(217)

伤寒下利，日十余行，脉反实者，死。(368)

讨论：216 条，亡阳为正虚，谵语为邪实，脉短者正虚不复，故死；脉自和者正气已复，故生。217 条，阳明病热极邪实，脉弦者正气尚存，故生；脉涩者气血两虚，正不胜邪，故死。368 条，下利日十余行，正气虚极，脉反实为邪气盛，邪盛正虚，故死。

【医案选录】

案一：无名（《古今医案按》）

一人年逾六十，病疝。诊之，脉皆萦萦如蛛丝。曰：病不出是夜矣。果如期而逝。

讨论： 此案证实脉虚，脉证不符，故断其必死。

舍脉从证和舍证从脉

既然有脉与证不相应的情况，其中必有一真一假，或为证真脉假，或为证假脉真，所以临证时必须辨明脉证的真假以决定取舍，或舍脉从证，或舍证从脉。

舍脉从证：在证真脉假的情况下，必须舍脉从证。例如，症状见腹胀满，疼痛拒按，大便燥结，舌红苔黄厚焦燥，而脉迟细者，则症状所反映的是实热内结胃肠，是真；脉所反映的是因热结于里，阻滞血脉流行，故出现迟细脉，是假象，此时当舍脉从证。

舍证从脉：在证假脉真的情况下，必须舍证从脉。例如：伤寒，热闭于里，症状见四肢厥冷，而脉滑数，脉所反映的是真热；证所反映的是由于热邪内伏，格阴于外，出现四肢厥冷，是假寒，此时当舍证从脉。

《医宗必读·脉法心参》对脉证从舍有举例说明："脉浮为表，治宜汗之，此其常也，而亦有宜下者焉，仲景云，若脉浮大，心下硬，有热，属脏者攻之，不令发汗是也，脉沉为里，治宜下之，此其常也，而亦有宜汗者焉，少阴病始得之，反发热而脉沉者，麻黄附子细辛汤微汗之是也。脉促为阳，常用葛根芩连清之矣，若脉促厥冷为虚脱，非灸非温不可，此又非促为阳盛之脉也。脉迟为寒，常用干姜、附子温之矣，若阳明脉迟，不恶寒，身体亟亟汗出，则用大承气汤，此又非迟为阴寒之脉矣，四者皆从证不从脉也。""表证汗之，此其常也。仲景云，病发热头痛，脉反沉，身体疼痛，当救其里，用四逆汤，此从脉之沉也。里证下之，此其常也。日晡发热者，属阳明，脉浮虚者宜发汗，用桂枝汤，此从脉之浮也。结胸证俱，常以大小陷胸下之矣，脉浮大者不可下，下之则死，是宜从脉而治其表也。身疼痛者，常以桂枝麻黄解之矣，然尺中迟者不可汗，以营卫不足故也，是宜从脉而调其荣矣。”前者为舍脉从证，后者为舍证从脉，可供临床参考。

脉有从舍，说明脉象只是疾病临床表现的一个方面，因而不能把它作为诊断疾病的唯一依据，只有全面运用四诊、四诊合参，才能从舍得宜，得出正确的诊断。

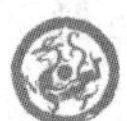

【医案选录】

案一：薛理还仆（《古今医案按》）

慎柔和尚治薛理还仆，远行忍饥，又相殴脱力，时五月初，遂发热谵语。服过补中益气及五苓数剂，不效。慎柔诊之，六脉俱无，乍有则甚细，其外证则面赤谵语口碎。一医曰：阳病见阴脉，证在死例。慎柔曰：当以阳虚从脉舍证治之。用附子理中汤，冷服二帖，脉稍见，四服则脉有神而口碎愈矣，六帖则脉如常，但谵语未已。慎柔曰：脉气已完复而谵语不休者，胃有燥粪。以猪胆汁导之，果下燥粪，谵语遂平。

案二：黄贞父（《古今医案按》）

李士材治学宪黄贞父，患肠风，久用四物汤芩、连、槐花之属，屡发不止。面色颇黄，诊其脉，惟脾部浮而缓，此土虚而风湿交乘也。遂用苍术三钱，茯苓、人参、黄芪、升麻、柴胡、防风各一钱，四剂而血止，改服十全大补汤，调养而愈。

案三：查景川（《古今医案按》）

孙东宿治查景川，遍身痱痤，红而掀痒。诸人以蒺藜、荆芥、升麻、葛根、元参、甘草、石斛、酒芩与之，不愈。又谓为风热，以元参、蝉蜕、羌、防、赤芍、甘草、生地、当归、升麻、连翘、苍耳子服之，饮食顿减，遍身发疮，痛痒不可言。孙诊之，两手脉俱缓弱，以六君子汤去半夏加扁豆、砂仁、苡仁、山药、藿香、黄芪，一服而饮食进，四帖而痛痒除，十帖疮疥如脱。

案四：薛立斋母（《古今医案按》）

立斋云：先母年八十，仲夏患痢，腹痛，作呕不食，热渴引汤，手按腹痛稍止，脉鼓指而有力，真气虚而邪气实也。急用人参五钱，白术、茯苓各三钱，升麻、陈皮、附子、炙草各一钱，服之睡，觉索食，脉证顿退，再剂而安。此取证不取脉也。

案五：无名（《古今医案按》）

王宪公宜人，产后因沐浴，发热呕恶，渴欲饮冷水瓜果，谵语若狂，饮食不进，体素丰厚不受补。医用清凉，热增剧。石山诊之，六脉浮大洪数。曰：产后暴损气血，孤阳外浮，内真寒而外假热，宜大补气血。与八珍汤加炮姜八分，热减大半。病人自知素不宜参、芪，不肯再服。过一日，复大热如火。复与前剂，潜加参、芪、炮姜，连进二三服，热退身凉而愈。

讨论：案一、案二、案三都是从脉不从证，案四是从证不从脉，案五则脉证皆不取，根据一：产后，二：医用清凉，热增剧。认为是产后暴损气血，孤阳外浮，内真寒而外假热证。

第七节 按 诊

一、按诊的方法和意义

按诊运用于辨证，由来已久。早在《内经》、《伤寒论》、《金匮要略》等书中已有记载。所谓按诊，就是用手直接触摸或按压患者的某些部位，以了解局部的异常变化，从而推断疾病的部位、性质和病情的轻重等情况的一种诊病方法。

按诊的手法大致可分触、摸、按三类。触是以手指或手掌轻轻接触患者局部，如额部及四肢皮肤等，以了解凉热、润燥等情况。摸是以手抚摸局部，如肿胀部位等，以探明局部的感觉情况及肿物的形态、大小等。按是以手按压局部，如胸腹和肿物部位，以了解深部有无压痛，肿块的形态、质地，肿胀的程度、性质等。在临床上，各种手法是综合运用的，常常是先触摸，后按压，由轻到重，由浅入深，以了解病变的情况。

按诊时，医生要体贴患者，手法要轻巧，要避免突然暴力，冷天要事先把手暖和后再行检查。同时要嘱咐患者主动配合，随时反映自己的感觉。还要边检查边观察患者的表情变化，了解其痛苦所在。

按诊是切诊的一部分，是四诊中不可忽略的一环。它在望、闻、问的基础上，更进一步地深入探明疾病的部位和性质等情况。对于胸腹部的疼痛、肿胀、痰饮、癥块等病变，通过触按，更可以充实诊断与辨证所必需的资料。清代医学家俞根初对按诊十分重视，他曾说："胸腹为五脏六腑之宫城，阴阳气血之发源。若欲知其脏腑何如，则莫如按胸腹。"

今天，这种简便易行，又无创伤、无痛苦的按诊方法，仍不失其实用价值，应当好好地继承、发扬和提高。

二、按诊的内容

按诊的应用范围较广。临床上以按肌肤、按手足、按胸腹等为常用，兹分述如下：

（一）按肌肤

按肌肤是为了探明全身肌表的寒热、润燥以及肿胀等情况。

凡邪气盛的身多热，阳气衰的身多寒。

按肌表不仅能从冷暖以知寒热，更可从热的甚微而分表里虚实。凡身热初按热甚，久按热反转轻的，是热在表；若久按其热反甚，热自内向外蒸发者，为热在里。

肌肤濡软而喜按者，为虚证；患处硬痛拒按者，为实证。轻按即痛者，病在表浅；重按方痛者，病在深部。

皮肤干燥者，尚未出汗；干瘪者，津液不足；湿润者，身已汗出。皮肤甲错者，伤阴或内有干血。

重手按压肿胀，可以辨别水肿和气肿。按之凹陷，不能即起的，为水肿；按之凹陷，举手即起的，为气肿。

在外科疮疡方面，触按病变局部，肿而硬木不热者，属寒证；肿处烙手，压痛者，为热证。根盘平塌漫肿的属虚；根盘收束而高起的属实。患处坚硬，多属无脓；边硬顶软，内必成脓。

至于肌肉深部的脓肿，则以“应手”或“不应手”来决定有脓无脓。方法是两手分放在肿物的两侧，一手时轻时重地加以压力，一手静候深处有无波动感，若有波动感应手，即为有脓。根据波动范围的大小，即可测知脓液的多少。

古代还记载“按尺肤”的诊法。所谓尺肤是指从肘部内侧至掌后横纹处的一段皮肤。尺肤热甚，见于外感疾病时，多属温热证。

（二）按手足

按手足主要为了探明寒热。一般手足俱冷的是阳虚阴盛，属寒；手足俱热的，多为阳盛或阴虚，属热。但也要注意内热炽盛，而阳郁于里不能外达的四肢厥冷，却是里热实证。

诊手足寒热，还可以辨别外感病或内伤病。手足的背部较热的，为外感发热；手足心较热的，为内伤发热。

此外，还有以手心热与额上热的互诊来分别表热或里热的方法。额上热甚于手心热的，为表热；手心热甚于额上热的，为里热。

诊手足的寒温可测知阳气的存亡，这对于决定某些阳衰病证预后良恶，相当重要。阳虚之证，四肢犹温，是阳气尚存，尚可治疗；若四肢厥冷，其病多凶，预后不良。

（三）按胸腹

胸腹各部位的划分如下：膈上为胸，膈下为腹。侧胸部腋下至十一、十二肋骨的区域为胁。腹部剑突下方位置称为心下。胃脘相当于上腹部。大腹为脐上部位，小腹在脐下，少腹即小腹之两侧。

按胸腹就是根据病情的需要，有目的地对胸前区、胁肋部和腹部进行触摸、按压，必要时进行叩击，以了解其局部的病变情况。正如《通俗伤寒论》所说："其诊法，宜按摩数次，或轻或重，或击或抑，以察胸腹之坚软，拒按与否，并察胸腹之冷热，灼手与否，以定病之寒热虚实。"

胸腹按诊的内容，又可分为按虚里、按胸胁和按腹部三部分。

1. 按虚里

位于左乳下心尖搏动处者，称为虚里。为诸脉所宗。探索虚里搏动的情况，可以了解宗气的强弱，病之虚实，预后之吉凶。古人对此至为重视。

正常情况下，虚里按之应手，动而不紧，缓而不急。其动微而不显的，为不及，是宗气内虚。若动而应衣，为太过，是宗气外泄之象。

按之弹手，洪大而搏，属于危重的证候。若见于孕妇胎前产后或劳瘵病者尤忌，应当提高警惕。

至于惊恐、大怒或剧烈运动后，虚里脉动虽高，但静息片刻即平复如常者，却是生理现象。

虚里其动欲绝而无死候的，多见于痰饮等证。

虚里按诊在临床上诊断意义颇大，尤其是当遇到暴厥证以及大虚大实之证时，脉象可能伏而不见，如能细诊虚里，察知宗气存亡，可免误诊。

2. 按胸胁

胸部为心肺所居，右胁乃肝脏所在，两胁均有肝经分布，所以按胸胁主要候心、肺与肝的病变。

前胸高起，按之气喘者，为肺胀证。

胸胁按之胀痛者，可能是痰热气结或水饮内停。

肝脏位于右胁内，若扪及肿大之肝脏，或软或硬，多属气滞血瘀，若表面凹凸不平，则要警惕肝癌。

右胁胀痛，摸之热感，手不可按者，为肝痈。疟疾日久，左胁下出现肿块，称为疟母。

3. 按腹部

按腹部主要了解凉热、软硬度、胀满、肿块、压痛等情况，以协助疾病的辨证诊断。

（1）辨凉热：通过探测腹部的凉热，可以辨别病的寒热虚实。腹壁冷，喜暖手按抚者，属虚寒证；腹壁灼热，喜冷物按放者，属实热证。

（2）辨疼痛：凡腹痛，喜按者属虚；拒按者属实。按之局部灼热，痛不可忍者，为内痈。

（3）辨腹胀：腹部胀满，按之有充实感觉，有压痛，叩之声音重浊的，为实满，多属实胀；腹部膨满，但按之不实，无压痛，叩之作空声的，为虚满，多属气胀。

腹部高度胀大，如鼓之状者，称为鼓胀。它是一种严重的病证，可分水鼓与气鼓。以手分置腹之两侧，一手轻拍，另一手可触到波动感，同时，按之如囊裹水，且腹壁有凹痕者，称为水鼓；以手叩之如鼓，无波动感，按之亦无凹痕者，称为气鼓。另外，有些高度肥胖的人，亦见腹大如鼓，但按之柔软，且无脐突及其他重病征象，当与鼓胀鉴别。

（4）辨痞满：痞满是自觉心下或胃脘部痞塞不适和胀满的一种症状。按之柔软，无压痛者，属虚证；按之较硬，有抵抗感和压痛者，属实证。脘部按之有形而胀痛，推之辘辘有声者为胃中有水饮。

（5）辨结胸：胃脘胀闷，按之则痛者，称小结胸；胸脘腹硬满疼痛且拒按者，称大结胸。

（6）辨肿块：肿块的按诊要注意其大小、形态、硬度、压痛等情况。

积聚是指腹内的结块，或肿或痛，见症不一。积与聚有别。痛有定处，按之有形而不移的，称为积，病属血分；痛无定处，按之无形，聚散不定的，称为聚，病属气分。

左少腹作痛，按之累累有硬块者，肠中有宿粪。右少腹作痛，按之疼痛，有包块应手者，称肠痈。

腹中虫块，按诊有三大特征：一是形如筋结，久按会转移；二是细心诊察，觉指下如蚯蚓蠢动；三是腹壁凹凸不平，按之起伏聚散，往来不定。

4. 按俞穴

按俞穴，是按压身体上某些特定穴位，以了解这些穴位的变化与反应，从而推断内脏的某些疾病。

俞穴的变化主要是出现结节或条索状物，其异常反应主要有压痛或敏感反应。如肺病可在肺俞穴摸到结节，或中府穴有压痛。肝病在肝俞和期门穴有压痛。胃病在胃俞和足三里有压痛。肠痈在上巨虚（阑尾穴）有压痛。

此外，还可以通过指压俞穴作试验性治疗从而协助鉴别诊断。如胆道蛔虫腹痛，指压双侧胆俞则疼痛缓解，其他原因腹痛则无效，以资鉴别。

俞穴按诊的原理，是因为经络的气血在身体表面聚集，注入某些重点的俞穴，所以机体内部的病理变化，也常常在该处产生一定的反应。于是，我们就可以观察这些俞穴的变化反应，来推断体内的疾病。《灵枢·背腧》指出：“欲得而验之，按其处，应在中而痛解，乃其腧也。”这种按诊法简便易行，又有治疗作用，值得推广。

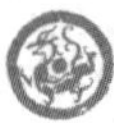

【医案选录】

案一：薄吾（《史记·扁鹊仓公列传》）

临菑女子薄吾病甚，众医皆以为寒热笃，当死。臣意诊其病，曰：蛲瘕为病，腹大，上肤黄粗，循之戚戚然。臣意饮以芫花一撮，即出蛲可数升，病已。三十日如故。蛲得之寒湿，寒湿气郁笃不发，化为蛲。臣意所以知薄吾病者，切其脉，循其尺，其尺索刺粗而毛美奉发，是虫气也。其色泽者，中脏无邪气及重病。

案二：无名（《古今医案按》）

吴授治一人，伤寒未经发汗，七八日，经脉动惕，潮热来尤甚，其肉不瞤，大便秘结不行，小便赤涩，以手按脐旁硬痛，此有燥屎也。用加味大柴胡汤下之而愈。

案三：韩茂远（《古今医案按》）

李士材治韩茂远，伤寒九日以来，口不能言，目不能视，体不能动，四肢俱冷，皆曰阴证。士材诊之，六脉皆无，以手按腹，两手护之，眉皱作楚，按其趺阳，大而有力。乃知腹有燥屎也。与大承气汤，得燥屎六七枚，口能言，体能动矣。故按手不及足者，何能救此垂绝之证耶！

案四：王月怀（《古今医案按》）

王月怀伤寒至五日，下利不止，懊侬腹胀，诸药不效。有以山药、茯苓与之，虑其虚脱也。士材诊之，六脉沉数，按其脐则痛。此协热自利，中有结粪。小承气倍大黄与之，果得结粪数枚，利遂止，懊侬遂安。

案五：孙潇湘夫人（《古今医案按》）

李士材治屯院孙潇湘夫人，下痢四十日，口干发热，饮

食不进，腹中胀闷，

完谷不化，尚有谓其邪热不杀谷者，计服香、连、枳、朴、豆蔻等三十余剂，绝谷五日，命在须臾。李诊之，脉大而数，按之豁然，询得腹痛而喜手按，小便清利。此火衰不能生土，内真寒而外假热也。亟煎附子理中汤，冷服一剂而痛止。六剂而热退食进。兼服八味丸，二十余日而安。

案六：无名（《古今医案按》）

大宗伯董元宰有小妾，吐血蒸嗽，先用清火，继用补中，俱不见效。士材诊之，曰：两尺沉实，少腹按之必痛，询之果然。此怒后蓄血，经年弗去，乃为蒸热。热甚吐血，阴伤之甚也。以四物汤加郁金、桃仁、穿山甲、大黄少许，下黑血升余，腹痛仍在。更以前药加大黄三钱煎服，又下血黑块如桃胶蚬肉者三四升，腹痛乃止。虚倦异常，与独参汤饮之，三日而热减六七，服十全大补汤百余日而康。

案七：无名（《古今医案按》）

薛立斋治一妇人，饮食后因怒患疟，呕吐。用藿香正气散，二剂而愈。后复怒，吐痰甚多，狂言热炽，胸胁胀痛，按之少止，脉洪大无伦，按之微细。此属肝脾二经血虚，用加味逍遥散加熟地、川芎，二剂脉证顿退，再用十全大补而安。此证若用疏通之剂，是犯虚虚之戒矣。

讨论：案一可能是最早记载按触诊的医案，中医在2500年前就有记录了。其余六案亦都是以按诊作为重要佐证的案例。其中案五、案七属虚证，有痛而喜手按和按之痛少止的描述，辨证是很精细的了。

第四章　闻　　诊

闻诊包括听声音和嗅气味两方面。听声音是指诊察患者的声音、语言、呼吸、咳嗽、呕吐、呃逆、嗳气、太息、喷嚏、肠鸣等各种声响。嗅气味是指嗅患者体内所发出的各种气味以及分泌物、排泄物和病室的气味。

早在《内经》时代就有闻诊的记载，《素问·阴阳应象大论》首次提出了五音、五声应五脏的理论；而《素问·脉要精微论》更以声音、言语、呼吸等，来判断正气盈亏和邪气盛衰。《伤寒论》与《金匮要略》也以患者的语言、呼吸、喘息、咳嗽、呕吐、呃逆、呻吟等作为闻诊的主要内容。后世医家更将口气、鼻气以至各种分泌物、排泄物等异常的气味，列入闻诊范围。其基本原理在于各种声音和气味都是在脏腑生理和病理活动中产生的，所以能反映脏腑的生理和病理变化。

第一节　听 声 音

声音的异常变化主要与肺气有关，但肾主纳气，必由肾间动气上出于喉舌而后能发其声，其他脏腑的病变亦可通过经络影响于肺肾。因此，听声音不仅可诊察与发音有关器官的病变，还可根据声音的变化，进一步诊察体内各脏腑的变化。一般情况下，新病声变，多为实证，于病人无大碍；久病声变，多为虚证，且病多较危重。

一、正常的声音

健康人的声音，虽有个体差异，但发声自然、音调和畅，刚柔相济，此为正常声音的共同特点。由于人们性别、年龄、身体等形质禀赋之不同，正常人的声音亦各不相同，男性多声低而浊，女性多声高而清，儿童则声音尖利清脆，老人则声音浑厚低沉。

声音与情志的变化也有关系。如喜时发声欢悦而散；怒时发声忿厉而急；悲哀则发声悲惨而断续；欢乐则发声舒畅而缓；敬则发声正直而严肃；爱则发声温柔而和。这些因一时感情触动而发的声音，也属于正常范围，与疾病无关。

二、病变的声音

1. 发声

音哑和失音，有轻重之别，轻者声嘶，重者完全不能发音，新病音哑或失音，属实证，多是外感风寒或风热，寒热二气交相袭肺，或痰浊壅滞，以致肺气不宣，清肃失职，所谓“金实不鸣”。久病音哑或失音，多属虚证，常是精气内伤，肺肾阴虚，虚火灼金，以致津枯肺损，声音难出，即所谓“金破不鸣”。暴怒叫喊，伤及喉咙，也可导致音哑或失音，亦由气阴耗伤所致；有妊娠失音者，多为胞胎阻碍肾之精气不能上荣所致。

发声高亢有力，声音连续，前轻后重，多是形壮气足，患病闻此，多属实证、热证。若感受风寒湿诸邪，常有鼻塞而声音重浊。发声低微细弱，声音断续，前重后轻或语声轻清，多是体弱气怯之人，患病闻此多属虚证、寒证。

睡中鼾声，多是气道不利，并非全是病态。若昏睡不醒，鼾声不绝，手撒遗尿，多是中风入脏之危证。

呻吟不止，必是身有痛楚或有胀满，攒眉呻吟，语声轻而低，必苦头痛；呻吟不起，多为腰腿痛；呻吟而扪心或护腹，多是胸脘或腹痛，扪腮可能为齿痛。语声寂然，喜惊呼者，骨节间病，或病深入骨；语声喑然不彻者，心膈间病。小儿阵发惊呼，发声尖锐，表情惊恐，多是惊风证。小儿夜啼，多惊恐为病，或心脾经有热，或脾寒腹痛。

2. 语言

慢言细语，多属虚证、寒证；高声快语，多属热证、实证。语声轻迟低微，欲言不能复言，为“夺气”，是中气大虚之证。

语言蹇涩，属风痰蒙蔽清窍，或风痰阻络。

语言错乱，为神明之乱，属心病，有虚实之不同，实者如谵语、狂言等；虚者如郑声、独语、错语等。

谵语是神识不清，语无伦次，声高有力，多属热扰心神之实证。多见于温病邪入心包或阳明腑实证，有血热、瘀血、燥屎、痰凝的不同。

狂症是笑骂狂言，语无伦次，登高而歌，弃衣而走，此属阳热实证，多见于痰火扰心或伤寒蓄血证。

郑声也是神识不清，语言重复，时断时续，声音低弱，属于心气大伤，精神散乱之虚证。

自言自语，喃喃不休，见人则止，首尾不续，称“独语”。语言错乱，说后自知叫“错语”。独语、错语均属心气不足，神失所养的虚证。

3. 呼吸

病者呼吸如常，是形病而气未病；呼吸异常，是形气俱病。外感邪气有余，呼吸气粗而快，属热证、实证。内伤正气不足，呼吸气微而慢，属虚证、寒证。气粗为实，气微为虚，但久病肺肾之气欲绝，气粗而断续者为假实证；温热病，热在心包，气微而昏沉者为假虚之证。呼吸微弱困难，气来短促，不足以息，为元气大伤，阴阳离决之危证。

病态呼吸的临床表现，还有喘、哮、上气、少气、短气等病证。

“喘”最明显的症状是呼吸困难，患者呼吸短促急迫，甚者张口抬肩，鼻翼扇动，不能平卧。喘有虚实之分，实喘发作急骤，气粗声高息涌，唯以呼出为快，仰首目突，形体壮实，脉实有力，多属肺有实热，或痰饮内停。虚喘发病徐缓，喘声低微，慌张气怯，息短不续，动则喘甚，但以引长一息为快，形体虚弱，脉虚无力，是肺、肾虚损，气失摄纳所致。

“哮”最明显的症状是喉间痰鸣声，呼吸急促似喘，声高断续，往往时发时止，缠绵难愈。多因内有痰饮，复感外寒，束于肌表，引动伏饮而发。也有感受外邪，失于表散，束于肺经所致者，或久居寒湿地区，或过食酸咸生冷，都可诱发哮喘。

哮和喘常同时出现，所以往往称为哮喘。关于喘与哮的区别，喘是指呼吸急促；哮为呼吸时喉中有痰鸣声。

“上气”是指肺气不得宣、肃，上逆于喉间，不能下降，以致气道窒塞，呼吸急促的表现。咳逆上气，兼见时时吐浊，但坐不得卧，是痰饮内停胸膈；若阴虚火旺，火逆上气，则感咽喉不利；外邪束于皮毛，肺气壅塞，水津不布，则上气多兼身肿。

“短气”指呼吸气急而短，不足以息，数而不能接续，似喘而不抬肩，喉中无痰鸣声。短气当辨虚实，饮停胸中，则短气而渴，四肢历节痛，脉沉，属实证；肺气不足，则体虚气短，小便不利。伤寒心腹胀满而短气，是邪在里，属实证；腹濡满而短气，也是邪在里，但属虚证。

“少气”又称气微，指呼吸微弱，短而声低，虚虚怯怯，非如短气之不相连续，形体状态一般无改变。少气主诸虚不足，是身体虚弱的表现。

4. 咳嗽

咳嗽多见于肺脏疾病，然而与其他脏腑病变亦有密切关系。根据咳嗽的声音和兼见症状，可鉴别病证的寒热虚实。

咳声紧闷，多属寒属湿。如咳嗽声音重浊，兼见痰清稀白，鼻塞不通，多是外感风寒。咳而声低，痰多而易咳出，是寒咳、湿咳或痰饮。

咳声清脆者，多属燥属热。如干咳无痰，或咳出少许黏液，是燥咳或火热咳嗽。

咳声不扬，痰稠色黄，不易咳出，咽喉干痛，鼻出热气，属于肺热。咳声不畅，多是肺气不宣。

咳声响亮或带嘶哑，时咳一声不连续，咽喉痒痛，多属湿热结聚咽喉。

咳声阵发，发则咳声不绝，甚则呕恶咳血，由于连咳而将肺气全部迫出，所以终止时有一个长长的吸气，吸气声音像似“鹭鸶叫声”，名曰顿咳，也叫“百日咳”。常见于小儿，是属肺实，多由风邪与痰瘀搏结，郁而化热，阻遏气道所致。白喉，则咳声如犬吠样，多属肺肾阴虚，火毒攻喉。

无力作咳，咳声低微，咳出白沫，兼有气促，属于肺虚。临睡咳甚者，肺家风寒；夜间咳甚者，多为肾水亏；天亮咳甚者，脾虚所致，或寒湿在大肠。

5. 呕吐

呕吐有呕、干呕、吐三种不同情况。呕指有声有物；干呕指有声无物，又称“哕”；吐指有物无声。三者均为胃气上逆，据呕吐的声音，可辨寒热虚实。

虚寒证的呕吐，吐势徐缓，声音微弱，吐物呈清水痰涎；实热证的呕吐，吐势较猛，声音壮厉，吐物呈黏痰黄水，或酸或苦；重者热扰神明，呕吐呈喷射状。有些呕吐，还需结合望、问、切诊，才能查明原因。如食物中毒，需追查饮食；霍乱则吐利并作；反胃见朝食暮吐，是胃阳虚，或脾肾俱虚，不能消谷；口干欲饮，饮后则呕，为水逆症，是太阳蓄水证或有痰饮；胸闷腹满，便秘不通之呕吐，是肠有燥屎，秽浊上犯；气郁之呕吐，胸闷胁痛，多是肝气犯胃；胃痈则呕吐脓汁。

6. 呃逆

唐代以前称“哕”，因其呃呃连声，后世称之为呃逆。此属胃气上逆，从咽部冲出，发出一种不由自主的冲击声。可据呃声之长短、高低和间歇时间不同，以诊察疾病之寒热虚实。

新病闻呃，其声有力，多属寒邪或热邪客于胃；久病闻呃，其声低气怯，为胃气将绝之兆。

呃声频频，连续有力，高亢而短，多属实热，呃声低沉而长，音弱无力，良久一声，多属虚寒；呃逆上冲，其声低怯而不能上达咽喉，为脾胃气衰，虚气上逆，亦属虚寒证。呃声不高不低，持续时间短暂，患者神清气爽，无其他兼症，为进食仓促，或偶感风寒，一时气逆所致，可自愈。

7. 嗳气

古名“噫”，是气从胃中向上，出于咽喉而发出的声音，也是胃气上逆的一种表现。饮食之后，偶有嗳气，并非病态，若嗳出酸腐气味，兼胸脘胀满者，是宿食不消，胃脘气滞；嗳声响亮，频频发作，得嗳与矢气则脘腹宽舒，属肝气犯胃，常随情绪变化而嗳气减轻或增剧。

嗳气低沉，无酸腐气味，纳谷不馨，为脾胃虚弱，多见于久病或老人，寒气客于胃，以致胃气上逆而为噫；汗、吐、下后，胃气不和，亦致噫气不除。

8. 太息

太息为情志病之声。在情绪抑郁时，因胸闷不畅，引一声长吁或短叹后，则自觉舒适。多由心有不平或性有所逆，愁闷之时而发出，为肝气郁结之象。

9. 喷嚏

喷嚏是由肺气上冲于鼻而作，外感风寒多见此症。外邪郁表日久不愈，忽有喷嚏者，为病愈之佳兆。

10. 肠鸣

肠鸣是腹中辘辘作响。据部位、声音可辨病位和病性。若其声在脘部，如囊裹浆，振动有声，起立行走或以手按抚，其声则辘辘下行，为痰饮留聚于胃；如声在脘腹，辘辘如饥肠，得温、得食则减，受寒、饥饿时加重，此属中虚肠胃不实之病；若腹中肠鸣如雷，则属风盛。

第二节 嗅气味

嗅气味，分病体的气味与病室的气味两种，都是指和疾病有关的气味而言。病室的气味，是由于病体本身或排泄物所发出，气味从病体发展到病室，可以说明病的沉重情况。

一、病体的气味

1. 口气

正常人说话时不会发生臭气，如有口臭，多属消化不良，或有龋齿，或口腔不洁。口出酸臭气的，是内有宿食；口出臭秽气的，是胃热；口出腐臭气的，多是内有溃腐疡疮。

2. 汗气

患者身有汗气，可知已曾出汗。汗有腥膻气，是风湿热久蕴于皮肤，津液受到蒸变的缘故。

3. 鼻臭

鼻出臭气，流浊涕经常不止的，是鼻渊证。

4. 身臭

应检查病体是否有溃腐疮疡。

有些异常的气味，病者也能自觉。因此，对于排泄物如痰涎、大小便、妇人经带等的异常气味，通过问诊（问患者或其家属），可以得知。如咳吐浊痰脓血，有腥臭气的为肺痈。大便臭秽为热；有腥气为寒。小便黄赤浊臭，多是湿热。矢气酸臭，多是宿食停滞。妇人经带有臭气的是热；有腥气的是寒。

二、病室的气味

瘟疫病开始，即有臭气触人，轻则盈于床帐，重的充满一室。病室有腐臭或尸臭气味的，是脏腑败坏，病属危重。病室有血腥臭，患者多患失血证。还有病室特殊气味，如尿臊味（氨味），多见于水肿病晚期患者；烂苹果样气味（酮体气味），多见于消渴病患者，均属危重症候。

第五章　问　　诊

问诊是医生主动、有目的地询问患者或陪诊者，了解疾病的发生、发展、治疗经过、现在症状和其他与疾病有关的情况，以诊察疾病的方法。

问诊是临床诊察疾病的重要一项，在辨证中占有重要地位。因为对于疾病的很多情况，如患者的病史、自觉症状、既往健康状况和家族史等，只有通过问诊才能获得。了解上述方面的情况，可为医生掌握疾病的全面情况，分析病情，辨证治疗提供可靠的依据，特别是对于那些只有自觉症状而缺乏客观体征的疾病和因情志因素所致的疾病，问诊就显得更为重要。同时，询问患者症状的详细信息，又可为医生有目的、有重点地探索病情提供线索。所以历代医家都很重视问诊。

问诊时，医生要根据患者的主诉和望诊、闻诊、切诊所得，选择几个症状进行有目的、有步骤的询问。医生对患者要寄予同情，说话要和蔼可亲，通俗易懂，耐心细致，这样才能取得患者信任，使患者详细地倾吐病情。在问诊中，医生还要注意不要用带有偏向性的问话误导患者，不要用偏激性的问话给患者精神带来不良刺激或产生不良影响，要帮助患者建立起战胜疾病的信心。对于危重患者，医生要为抢救患者作扼要的询问和重点检查，及时进行抢救，然后对不详细之处再作补问，不可为苛求完整记录而耽误对患者的抢救。

一、初诊问诊惯例

初诊病人，医者对其一无所知。必须通过询问才能对其基本情况有所了解。

初诊问诊，属惯例性的，问题大概包括一般情况，生活史（生活习惯），家族病史，既往病史等。

一般情况包括患者的姓名、年龄、性别、婚否、民族、职业、籍贯、现住址等。因为是对病人基本情况的了解，虽属例行公事，但在辨证上有一定的参考价值。如问职业可帮助了解某些病的病因，如水中作业者，易中湿邪。还可了解某些职业病，如矽肺、铅中毒等。问籍贯、住址往往与地方病有关，如瘿瘤病、大骨节病等。

生活史（习惯）包括患者的生活经历、饮食嗜好、劳逸起居等。了解这些问题，对诊断疾病具有重要意义。在生活经历方面，其劳动性质（体力劳动或脑力劳动）、经济状况等对疾病的发生有一定的影响。生活顺遂，心情愉快，则气血调和，多为健康无病。若经历曲折，心情苦闷则气血怫郁，多患肝郁气滞等病。在饮食方面，偏食五味，常致脏气的偏盛偏衰。喜热恶凉者，多属阴气偏盛；喜凉恶热者，多属阳气偏盛。生活艰苦，劳倦太过，则多见劳伤病证。生活富裕或好逸恶劳，脾不健运，多生痰湿。起居失常亦可导致疾病的发生。

家族病史是患者直系亲属的健康状况，曾患何种疾病，可帮助诊断某些传染病和遗传性疾病，如肺痨、癫狂病等。

既往史，是患者既往健康情况和曾患过的主要疾病，可作为诊断现有疾病的参考。如素体肝阳上亢者，易患中风病。如患有癫狂病者，常因受到精神刺激而复发。因此，问明既往史，对诊断当前病证亦很有帮助。

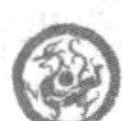

【医案选录】

案一：杨立之（《古今医案按》）

杨立之自广府通判归楚州，喉间生痈，既肿溃而脓血流注，旦夕不止，寝食俱废，医生束手。适杨吉老赴郡，二子邀之至。熟视良久，曰：不须看脉，已知之。然此疾甚异，须先啖生姜片一斤，乃可投药，否则无法也。语毕即出。其子有难色，曰：喉中溃脓痛楚，岂能食生姜？立之曰：吉老医术通神，其言不妄，试取一二片啖我，如不能进，屏去无害。遂食之。初时殊为甘香，稍复加之半斤许，痛处已宽。满一斤，始觉味辛辣。脓血顿尽，粥食入口，了无滞凝。明日，召吉老谢而问之。曰：君官南方，多食鹧鸪，此禽好啖半夏，久而毒发。故以姜制之。今病源已清，无服它药。

案二：冯延已（《古今医案按》）

南唐书载其相冯延已，苦脑中痛，累日不减。太医令吴延绍密诘厨人曰：相公平日嗜何等物？对曰：多食山鸡鹧鸪。延绍曰：吾得之矣。投以甘豆汤而愈。盖山鸡鹧鸪，皆食乌豆、半夏，故以此解其毒。

讨论：案一是根据病人的生活经历用药；案二是根据病人的生活嗜好用药。皆一击而中。

二、问起病

问起病，即倾听病人叙说此次疾病发生发展治疗等全过程。这对临床辨证具有重要意义。了解发病原因可以知道疾病的性质。如冬季外感风寒致病者，多为表寒证；因情志郁结致病者多为肝气郁滞等。了解病程长短可知道疾病的虚实。如耳暴聋，多属肝火上炎的实证；耳渐聋多为肾阴不足的虚证。了解治疗经过和效果如何，可作为辨证用药的参考。如患者服寒药无效者，可能不是热证；服热药症状减轻者，可能确属寒证。若主证胀满，服行气消胀药物反而胀满加重者，则是因脾胃虚弱，无力化食所致的虚证。所以，只有了解其疾病的全部过程，才能有助于正确的辨证用药。

三、问现在症状

问患者的现在症状，是问诊的主要内容，是辨证的重要依据。

医师通过望诊、闻诊、切诊和患者的主诉以及一般情况的询问，对病情已有一个初步的了解，对八纲的归属，亦已有一个大致的范围。这时就要通过询问现在症状的各方面情况，作出最终的辨证判断。

望、闻、切及听患者主诉，医者都是在被动地接受信息。对于临床辨证来说，这些疾病信息很可能是残缺的，不全面的。由这些信息叠加形成的临床映象亦可能是相当的模糊，还不能作出辨证判断。这时就要通过问诊来补充信息。所以问诊就是医者对望、闻、切及主诉所得信息叠加分析以后，根据自己的需要，选择几个症状进行深入的询问，以补充望、问、切及主诉所得信息的不足。这样，通过问诊信息的叠加，就使原来模糊的临床映象变得清晰，就能作出正确的辨证判断。

问诊是医者的主动行动，是医者主观意识的表现，是对医者学术水平和临床经验的考验。医者接受望、闻、切及主诉所得信息以后，首先作出一个初步的判断，决定一个问诊的方向，然后选择几个症状进行仔细的询问。如果这个初步的判断是正确的，问诊的结果支持这个判断，就得到了辨证的结果。如果这个初步的判断是错误的，问诊的结果不支持这个判断，医者就得调整思路，重新进行问诊。有时，多次调整思路才能得到正确的辨证结果。这个过程，中医人有个约定的说法，叫做四诊合参。

辨证时要四诊合参，这是所有的中医学书籍，所有教学生的老师，所有带徒弟的中医师，都特别强调的。

四诊合参，是辩证过程中使用的方法，说具体点，就是临床时，中医师要运用望、闻、问、切四种诊察手段，搜集患者的临床症状，而最重要的是，要将四诊搜集到的临床症状在脑子里叠加、比较、交融混合，最后作出辨证结论。这种将四诊所得症状在脑子里叠加、比较、交融的过程就叫做四诊合参。所以，四诊合参的过程就是辨证的过程。

四诊合参是一个中医师最基本的临床素质。凡是系统学习过中医学的医师，四诊合参应该是不难做到的。

临床时，四诊几乎是在同时进行的。病人坐在或躺在医生面前，望诊就已经开始了，病人的气息传过来，或者一开口，闻诊就开始了，病人的手放在脉枕上，切诊就开始了，医生根据望、闻、切诊所得初步信息开始询问，问诊就开始了。而且，实际上四诊在进行时，一直是在合参的。因为医生问话的根据就是望、闻、切诊，而且会把病人回答的内容与望、闻、切诊相比较，决定下一轮问话的内容。

四诊要有目的性，不要为了四诊而四诊，要为辨证而四诊。有了明确的目的，四诊就会围绕着辨证进行，自然就会合参了。如看见病人的形色是属于虚弱一类的，望舌和听声都支持这第一眼的影像。但是切诊却得弦脉，肝木偏胜，这时，首先要考虑脾胃问题，所以第一轮问诊围绕着脾胃进行。接下来要考虑这是土虚木侮抑或是木旺克土，所以第二轮的问诊要围绕着脾和肝的关系来进行。倘若，患者是个妇女，问其脾胃情况尚可，第二轮的问诊就要询问与月经有关的情况了。倘若，病人有咳嗽，且咳时望其手有护着右胁的意思，那问诊就要围绕着咳嗽来进行了。因为，病人形体虚弱，要考虑其脾胃运化功能差，弦属肝脉，所以首先要考虑肝脾不调。倘若脾胃尚可，且是妇女，脉弦有可能是肝气郁结，在妇女容易引起月经不调，长期的月经不调亦能造成体质虚弱的，那就要询问其月经的情况了。胁下痰饮亦有出现弦脉，长期的痰饮咳嗽亦可致体质虚弱，所以病人有咳嗽，就得询问其咳嗽的情况。

所以，一个有临床经验的中医师，临诊时，脑子一直在进行着思考。四诊所得信息不断地在脑子里叠加、比对、分析，这就是合参的过程，也就是辨证的过程。如果辨证结果不满意，那就进入新一轮的四诊，搜集被遗漏了的新的信息，重新进行辨证，直至取得满意的辨证结果。

在医书中经常会看到“有者求之，无者求之”这句话，此话出自《素问·至真要大论》，意思是说：对于出现的症状，要追究它所以会出现的原因；对预计可能会出现而没有出现的症状，要追究它所以不出现的原因。如上节所言例子，患者体质虚弱，可能是脾胃运化能力差，脉搏应该属缓、弱之类，切诊却得弦脉。就进一步考虑是否为肝脾不调，肝脾不调证应该有脾胃症状，如果脾胃症状不明显，还得深入追究，如是妇女，就考虑是否月经不调，如是咳嗽胁痛病人，就考虑是否痰饮作祟。所以“有者求之，无者求之”这句话非常形象地表现出中医人对待辨证的认真负责、细心谨慎的态度。

但是，要做好问诊，除了细心、耐心、谨慎以外，平时知识的积累和临床经验的积累都是很重要的。

还有一点要注意：问诊是医者的主观行为，问话却要绝对的客观，不可以自己的主观愿望来影响患者，这一点要切切注意。举例来说，譬如问发热，应该问：“上午热重？还是下午热重？”不应该问：“下午比上午热重吧？”譬如问发汗，应该问：“是上半身汗多？还是下半身汗多？”不应该问：“是上半身汗多点吧？”总之，问诊中切不可以自己的主观愿望用偏向性的问话来误导患者，以免问诊结果的不客观、不真实。

以下陈述临床常见的一些症状的临床辨证以及辨证要点。

临床辨证是讨论同一个症状在不同证中的区别，讨论尽量围绕症状展开。有时，由于证相近，区别相当微小，或者说难以区别，亦有增加几个兼证来帮助区别的。兼证不求完备，余下的由读者自己联想，如五心烦热，读者就可联想到颧红、盗汗、不眠多梦、遗精、骨蒸潮热等。脉、舌已有专门论述，本节一概从略。

辨证要点讨论的是证候之间的临床鉴别。有时是两个证候之间相互鉴别，有时是一个证候和数个证候之间的鉴别。其目的是补充临床辨证讨论的不足，增加辨证的清晰度。

第一节 寒 热

问寒热是询问患者恶寒发热的症状。寒与热是临床上常见的症状，是问诊的重点内容之一。

一、恶寒发热

恶寒发热是患者在发热的同时，必伴有怕冷的感觉，虽加衣被，或近火取暖仍不能解其寒，一般发热为中等程度，体温多在38℃～39℃之间。

恶寒发热多见于外感病初期的卫分证，风、寒、暑、湿、燥、火、温毒等淫邪侵袭机体，外犯肌表，损伤卫阳之气，卫阳失其温分肉的作用则恶寒。体内正气（阳气）奋起抗邪，邪正相争，郁于肌表，不得外出则热。因此说：有一分恶寒，便有一分表证。

（一）恶寒发热的临床辨证

恶寒重发热轻，身痛，无汗，多发于冬季，是伤寒病伤寒（麻黄汤证）。因患者体质偏于阴盛，外邪束表，遏抑卫阳，则发热无汗。营阴郁滞，经气不畅，则身体疼痛。

发热恶风，自汗，多发于冬春二季，此是伤寒病中风（桂枝汤证）。患者体质偏于阳胜，外邪束表，卫阳起而抗争。阳性开泄，故自汗。

发热重，微恶风寒，兼有咳嗽，口渴。发于春季者，是风温表证。风温乃阳热之邪，客于肌表，卫气被郁，故发热重而恶寒轻，卫阳郁于肌表，累及于肺，宣降失职，故咳嗽。温热之邪损耗津液，故口渴。

恶寒发热，身重疼痛，脉弦细芤迟。发自夏暑之季，此是太阳伤暑证。因感受暑热之邪，伤于太阳之表，故恶寒发热。暑伤气，热伤阴，气阴两伤，经络之气空虚不畅，故周身重痛。

恶寒发热，身形拘急，兼有无汗，胸闷，发自夏季者，是暑温病暑兼寒湿证。夏季伤暑，复因纳凉饮冷，以致暑为寒湿之邪所遏而发病。寒郁肌表，则发热恶寒，无汗，身形拘急。湿邪内阻则胸闷。

恶寒发热，身热不扬，午后热甚，多发于夏末雨湿之季，此是湿温病的湿遏卫气证。兼有头身重痛，胸闷不饥等证。湿热之邪郁遏卫表，卫气不得宣散，故恶寒发热，身热不扬。午后属阴，湿为阴邪旺于阴分，故午后热甚。湿邪阻抑，清阳之气不得外宣，故头身重痛。气机不畅，则胸闷不饥。

发热重，微恶风寒，兼少汗，咳嗽，痰少而黏，鼻燥，咽干，口渴。发于秋季，此是秋燥病的温燥证。燥热在表，卫阳之气不得宣畅，故发热，微恶风寒。燥热耗津伤肺，故鼻燥，咽干，口渴，咳嗽，痰少而黏。

如症见恶寒重，发热轻，兼无汗，咳嗽痰稀，鼻塞流涕，唇燥，发于晚秋，此是凉燥证。凉燥属寒，侵袭肺卫，则发热轻，恶寒重，无汗，咳嗽痰稀，鼻塞流涕，燥邪伤津，则咽干，唇燥。

恶寒发热，兼无汗，心烦，口渴，尿短赤，脘闷。发于秋冬二季，起病急，此是伏暑病。暑湿内蕴，复感新凉而发。寒邪在于卫表，则恶寒发热，头痛，无汗。暑热内郁，耗津伤神，则心烦，口渴，尿短赤。湿邪内蕴，则脘闷。

恶寒轻，发热重，兼有无汗，口渴，鼻干，咳嗽气逆。发于冬季者，是冬温病的初起阶段。肾精不足，温热之邪乘袭，邪郁肌表，则发热，微恶寒，头痛，无汗。肺气受损，则咳嗽气逆。温热伤津，则鼻干，口渴。

初起恶寒发热，兼咳嗽，痰多而黏，胸痛，咳时尤甚，继之咳吐脓痰腥臭，此是肺痈。毒热久郁于肺，腐败溃烂成脓。

恶寒发热，兼头痛身楚，咽喉红肿疼痛，或有点状糜烂，肌肤隐有丹痧。多发冬春两季，此是烂喉痧。温毒侵犯肺卫，则恶寒发热，头痛身楚。毒热上攻，则咽喉红肿疼痛，糜烂。毒热入营，则肌肤隐有丹痧。

恶寒发热，兼有少腹痛，拘急拒按，痛连右足，屈身不利，发病无明显季节性，此是肠痈初起。肠中热聚不散，气血凝滞不通，故少腹疼痛，拘急拒按。热邪累及全身，营卫不和，则发热恶寒。

恶寒发热，局部皮肤有红、肿、热、痛，兼有头晕，食欲不振，大便秘结，小便短赤，脉滑数，此是疮痈初起。毒邪侵袭，局部气血凝滞，某一局部皮肤红、肿、热、痛，累及全身，营卫不和，则发热恶寒。

（二）恶寒发热的辨证要点

以上几种病证均有恶寒发热症状，但在恶寒发热的过程中，其临床表现各有特点。

伤寒病是恶寒重、发热轻、口中和，其中太阳伤寒证是脉浮紧，无汗而喘，多发于冬季。太阳中风证是脉浮缓，自汗出，冬春两季皆可发病。

温病是发热重、恶寒轻、口渴，一年四季都有发病，发于春季名风温，发于夏季名伤暑，发于秋季名秋燥，发于冬季名冬温。发病季节不同，见证稍有差异，春季在冬令收藏之余，风温初起仅见口渴；秋冬在夏令发泄之后，秋燥冬温初起口渴而鼻燥咽干。夏季发泄司令，易伤气阴，故伤暑有身重痛，自汗，兼有怔忡，其脉弦细芤迟。

外感病而兼有湿邪者有三：暑温病暑兼寒湿证，身形拘急，无汗，似伤寒，但其发自夏暑之季与伤寒不同。其证无汗与伤暑有别；无身热不扬，无胸闷不饥，与湿温相异；无咽干、鼻燥等，与凉燥不同。湿温病湿遏卫气证，头身重痛，脉濡缓，其发热特点是身热不扬，午后热甚，与伤暑，暑兼寒湿、伏暑皆不同。伏暑起病急，有脘闷、尿赤、苔腻等湿热内蕴之象，与秋燥、冬温，伤寒不同。病发于秋冬甚或春季，与湿温或暑兼寒湿不同。

风温有发热重，微恶风寒，口渴，与太阳中风不同；其卫分症状明显，与春温病初起即见气分症状但热无寒不同。

秋燥有温燥、凉燥之别，凉属次寒，恶寒重，发热轻，无汗，近似太阳伤寒，但口渴鼻燥咽干，与伤寒不同。

冬温初起，有头痛、无汗，与太阳中风不同；有口渴、鼻干，与太阳伤寒不同；无心烦、无尿短赤，与伏暑不同。其病发于冬季，与风温、秋燥等病相异。

痈肿疮毒初起亦有恶寒发热等相似于外感的症状，但必见身体局部有红肿热痛。如肺痈初起，咳嗽较剧，必有胸痛，咳时尤甚，此为本证的要点，与其他证候显然不同。烂喉痧，以咽喉肿痛或有点状糜烂为特点，多发小儿，是疫毒致病，互相染疫，常有直接或间接的接触史，一般在发热的第二天即可发现舌及皮肤丹痧隐隐。肠痈必兼有腹痛拒按症状，可与他证鉴别。疮痈初起，可在局部皮肤发现红、肿、热、痛的表现。

《伤寒论》条文选录：

太阳病，头痛，发热，汗出，恶风，桂枝汤主之。(13)

太阳病，头痛发热，身疼腰痛，骨节疼痛，恶风，无汗而喘者，麻黄汤主之。(35)

太阳病，项背强几几，无汗，恶风者，葛根汤主之。(31)

太阳中风，脉浮紧，发热恶寒，身疼痛，不汗出而烦躁者，大青龙汤主之。(38)

伤寒五六日，中风，往来寒热，胸胁苦满，嘿嘿，不欲饮食，心烦喜呕，或胸中烦而不呕，或渴，或腹中痛，或胁下痞鞕，或心下悸、小便不利，或不渴、身有微热，或咳者，小柴胡汤主之。(98)

伤寒表不解，心下有水气，干呕，发热而咳，或渴，或利，或噎，或小便不利，少腹满，或喘者，小青龙汤主之。(40)

讨论：发热、恶寒（或恶风）有汗的是桂枝汤证；无汗的是麻黄汤证；无汗而项背强几几的是葛根汤证；无汗而烦躁的是大青龙汤证；又寒热往来的是小柴胡汤证；发热、恶寒又兼见心下有水气的各种或见症状的是小青龙汤证。

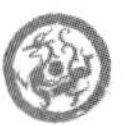【医案选录】

案一：丁君（《裘吉生临证医案》）

脉浮数，恶寒发热，咳痰骨酸，属风温，宜疏解。

处方： 霜桑叶二钱　薄荷一钱　大力子一钱
光杏仁三钱　白前一钱半　金佛草三钱
陈皮一钱　焦山栀二钱　连翘三钱
淡竹茹三钱　枇杷叶三钱

讨论： 本案未录时间，当属春月。脉浮数，恶寒发热，骨酸为风温在表，咳痰为肺气不宣，故宜疏解。寥寥数语，证与治都交代得很明白。

案二：冯左（《上海名医医案选粹·郭柏良先生医案》）

湿邪温热，困于中宫，身热形寒，热势不扬，胸痞，舌白，脉濡。症重，防生变迁。

处方： 苏藿梗各三钱　制半夏一钱五分　大腹皮三钱
佩兰梗一钱五分　陈皮一钱五分　赤白苓各三钱
白蔻仁一钱八分　佛手片一钱五分　泽泻三钱
炒米仁三钱　焦六曲三钱　光杏仁三钱
淡干姜八分

讨论： 身热形寒，热势不扬，这是湿温发热特征。再加胸痞，舌白，脉濡。湿邪温热，困于中宫明矣。

二、但寒不热

但寒不热，即患者但感畏寒而无发热。可见于体虚外感证和里寒证。

其产生的原因，多因素体阳虚，不能温煦肌表；或寒邪直接侵袭，损伤机体阳气所致。

但寒不热的临床辨证

久病体弱畏寒，脉沉迟无力者：属虚寒证。是因久病阳气虚衰，不能温煦肌表所致。

新病脘腹或其他局部冷痛剧烈，脉沉迟有力者：属实寒证。是因寒邪直接侵入体内，损伤脏腑或其他局部阳气所致。

体虚之人，有轻微畏寒畏风感觉，脉微，体倦喜睡，属伤寒少阴病。

虚弱之人，畏风寒，四肢不温，至夜更甚，喜加衣被，或便溏阳痿，此属脾肾阳虚。

但寒不热的辨证要点

里证畏寒的特点是：患者经常自觉怕冷，但加衣被或近火取暖，可以缓解；外感阴证畏寒则加衣被或近火取暖不能缓解。

《伤寒论》条文选录：

少阴病，得之一二日，口中和，其背恶寒者，当灸之，附子汤主之。(304)

少阴病，身体痛，手足寒，骨节痛，脉沉者，附子汤主之。(305)

讨论：304条以口中和，说明里无热邪，背属阳，背恶寒乃是阳虚，所以本条所示乃有寒无热。305条有身体痛，手足寒，骨节痛，为寒邪在表，脉当浮，却见脉沉，说明阳气虚不能抗御寒邪，亦是有寒无热之象。

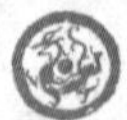【医案选录】

熊某　男　成年（《程门雪医案》）

11月22日。四末欠温，寐不安，夜则身冷，痰壅色白，脉虚细。此乃脾肾阳气大亏，非温不可。

处方： 熟附片八分　淡干姜五分　煅龙齿四钱（先煎）　灵磁石四钱（先煎）　抱茯神三钱　炙远志一钱　桂枝五分　炒白芍一钱半　制半夏一钱　淮小麦四钱　北秫米二钱（包煎）　薄橘红一钱半　全当归一钱半　炙甘草八分

讨论： 四末欠温，阳虚也。又夜属阴，阳虚不敌阴寒，故至夜则身冷。脉虚细，微脉也，亦属阳虚。痰壅色白乃是脾阳虚不能制痰，痰扰心神则寐不安。

三、壮　热

发热较甚，扪之烙手，或出现恶热，烦渴症状，体温多在39℃以上者，谓之壮热，又称高热。壮热是病邪由表入里，邪正交争，热邪亢盛的标志，多见于外感病的中、后期阶段。

在多种外感病的病程中，病邪入里，出现壮热时，其病证表现常常相同，如各种温病（风温、春温、暑温、湿温、伏暑等）的气分证、营分证及血分证，其治法也大致相同。辨证时只有追溯发病情况和病史，才能知道由何病进展而来。

壮热的临床辨证

壮热，伴有大汗出，面赤，口大渴喜冷饮，脉洪大。此是伤寒阳明证或温病气分热盛证。热邪亢盛，正气未衰，正邪剧争所致。太阳伤寒、中风化热入里，或是风温、春温、暑温、湿温、秋燥、伏暑、疫毒等病邪热入于气分皆可导致壮热症状。

壮热，伴有神昏谵语，或昏愦不语，舌蹇肢厥，此是温邪逆传心包证。温热之邪犯肺逆传心包，邪热内陷，蒙蔽心窍，故壮热，神昏，肢厥。多见于风温病。

壮热，伴有口苦而渴，心烦，小便短赤。病发于春季，此是春温病邪发于气分证。正气不足，热自里发，里热炽盛所致。

壮热夜甚，伴有口渴，肌肤发斑或吐血便血。此是温病气营两燔证，里热炽盛，扰动营血，血热妄行而致。多见于暑温、春温、湿温等病。

壮热，伴有头晕胀痛，手足躁动，甚则抽搐神昏，口干唇燥。发于春季，此是春温病热盛动风证。里热亢盛，上扰神明，耗伤津液，筋脉失养所致。

壮热，兼有胸闷，项背强直，四肢抽搐，甚则角弓反张，牙关紧闭，神昏不清，发于夏季，此是暑温病，热甚发痉证。暑热炽盛，引动肝风而致。

壮热，热势午后更甚，伴有烦渴，汗多，胸闷气短，脘痞身重，少尿。发于夏暑之季者，是暑温湿热困阻中焦证。暑热之邪夹湿困脾而致。

壮热，兼有咳嗽，胸闷，肌肤红疹点点。多发于春季，此是风温病肺热发疹。肺经气分热盛，波及于营络所致。

壮热，兼有胸闷胸痛，汗出喘咳，痰黏不爽。此是邪热壅肺证，病发冬季是外感风寒化热；病发春季是外感温热。邪热入里，壅聚于肺，肺气失宣而致。

壮热，寒战，兼有胸闷作痛，咳嗽，气急，咳吐脓痰腥臭。此是肺痈成脓。风热侵袭于肺，化热内蒸，肺失肃降，热壅血瘀成脓而致。

壮热，兼有下利脓血，里急后重，肛门灼热，腹中疼痛。多发于夏季，此是湿热下痢证。湿热蕴结于肠，肠中气血阻滞，传导失职而致。

壮热的辨证要点

以上各种常见病证皆有壮热症状，但其兼症各异。伤寒阳明证与温病的气分热盛证兼有汗多，喜冷饮，脉洪大，苔黄。此证可见于太阳伤寒，太阳中风、风温、春温、暑温、湿温、伏暑、秋燥、冬温等病的发展过程中，热邪传于里或入气分而致。

温热之邪逆传心包证多见于风温病，其发病急骤，传变快，很快即见神昏谵语，舌蹇肢厥。与阳明气分热盛不同，与其他壮热病亦不同。

春温发于气分，起病即发热而不恶寒，阳明气分热盛和逆传心包证初起都有恶寒症状，与本证不同。

温病气营两燔证，常见身热夜甚，肌肤发斑或吐衄便血，舌绛等症，与阳明气分热盛、逆传心包及春温发于气分皆不同。本证多见于温病的暑温、春温、湿温等病。

春温病热盛动风证，有抽搐或手足躁扰，与阳明气分热盛和春温病发气分皆不同；无发斑与温病气营两燔证不同。其病发生与逆传心包证相比较缓慢，而后者又无抽搐。

暑温热甚发痉证，项背强直或角弓反张，牙关紧闭，夏季多发，与春温病热盛动风不同，后者病势较缓和，多发春季。

湿温病湿热闭阻中焦，发于夏末雨湿之季，与春温发于气分自异，其有脘痞身重症状与阳明气分热盛的表现不同。

风温病肺热发疹，多发春季，皮肤红疹隐隐，与温病气营两燔证的身热夜甚及皮肤发斑或衄血不同。

邪热壅肺证，有胸痛，痰黏不爽，但无脓痰腥臭，与肺痈成脓不同。

肺痈成脓，痰多，吐脓痰腥臭是其独具的特点。湿热痢，多发夏季，有里急后重，下利脓血是其特点。

《伤寒论》条文选录：

伤寒，若吐若下后，七八日不解，热结在里，表里俱热，时时恶风，大渴，舌上干燥而烦，欲饮水数升者，白虎加人参汤主之。(173)

三阳合病，腹满身重，难于转侧，口不仁，面垢，谵语，遗尿。……若自汗出者，白虎汤主之。(224)

太阳病三日，发汗不解，蒸蒸发热者，属胃也，调胃承气汤主之（250）

阳明病，发热汗多者，急下之，宜大承气汤。(255)

讨论：173 条以大渴，舌上干燥而烦，欲饮水数升，说明高热已经伤津；224 条虽未明言高热，但从腹满身重，难于转侧，口不仁，面垢，谵语，遗尿等症可以看出，高热不仅进入气分，且已波及营分；250 条以太阳病三日，发汗不解，蒸蒸发热，高热从体内蒸腾而出，说明已不是太阳病，而是转属阳明了；255 条阳明病汗多，说明热势盛，且是从内蒸于外，可以断定胃中已成燥屎或将成燥屎。

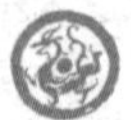

【医案选录】

案一：王某　男　成年（《程门雪医案》）

寒热初起，不得汗，热势壮，头痛肢酸，口干苦，苔腻，脉浮弦数。先与解肌达邪，佐以宣化。

处方：粉葛根一钱半　清水豆卷四钱　黑山栀三钱
银柴胡一钱　赤茯苓三钱　竹沥半夏一钱半

薄橘红一钱半　冬桑叶三钱　甘菊花三钱

鸡苏散四钱(包煎)　甘露消毒丹五钱(包煎)

讨论：本案为外感初起，邪郁于外，证见不得汗，头痛肢酸，脉浮弦；但里已有湿热，证见口干苦，苔腻，脉数，内外合邪，故热势壮。

案二：吴君（《裘吉生临证医案》）

壮热烦躁，气急咳嗽痰黄，口渴恣饮，便秘尿赤而少，脉来滑数而洪，苔黄干而舌红，温邪不从外解，入里壅滞肺胃，法当辛凉开肺，泄热保津。

处方：清炙麻黄一钱半　生石膏一两（先入）

飞滑石四钱(包)　肥知母三钱　青子芩一钱半

净连翘三钱　光杏仁三钱　天花粉三钱

淡竹叶三钱　生甘草一钱

讨论：本案为风温之邪不从外解，入里化热壅滞肺胃，故见壮热等里热诸症。

四、潮　热

潮热，是指发热有一定的规律性，盛衰起伏如潮水涨落，一日一次，按时而发按时而止。其热势有高有低，病证有实有虚。多见外感热病的中、后期以及某些内伤病等。外感热病出现潮热，多见于阳明腑实证，又称阳明潮热。阳明潮热表现为下午发热较甚，亦称日晡潮热。某些内伤病出现潮热，多是阴虚所致，又称阴虚潮热。凡久热不退，气血不荣，形体消瘦，其热似骨髓蒸发而出，又称之谓骨蒸潮热。湿温病亦多表现为午后潮热，以湿属阴邪故也。

潮热亦属里热。与壮热、烦热不同的是发热有一定的时间规律性，一日一次。与壮热相同的是多种外感出现潮热时，其病证表现常常相同。因此鉴别的重点当在“证”的区别。

潮热的临床辨证

潮热，热势较高，日晡而发，兼有腹部胀满硬痛，大便秘结或纯利稀水，时有谵语。此是热结阳明证。邪热聚于胃肠而致。日晡为阳明经气当旺之时，阳明气盛又加之实热，故日晡热甚。

潮热日晡而发，兼有喘促不宁，痰涎壅盛，大便秘结，脉右寸实大。此是痰热阻肺证。痰热之邪阻于肺，结于大肠，肺气不利而喘，大肠热结则便秘。

潮热，身热不扬（即肌肤初扪之不觉很热，但扪之稍久即感灼手），午后热甚，兼有头身困重，胸脘痞闷，多发于夏季，此是湿温留恋气分证。外感湿温之邪，困阻脾阳，湿遏热伏，故身热不扬。午后属阴，湿为阴邪，故午后热甚。

温病后期，午后潮热，热度不高，颧红，手足心热甚于手足背，神倦，懒言，心烦不寐。此是温病下焦证。余热未尽，阴津未复，肝肾阴虚而致。

午后潮热，热势不高，入夜渐退，颧红，盗汗，干咳少痰，舌红少津。此是肺肾阴虚证。阴虚血亏，津液不足而致。

阴虚骨蒸潮热，其特点是午后或入夜低热，有热自骨内向外透发的感觉，五心烦热，痰中带血，甚则咯血，口燥咽干，形体消瘦，舌光红少津。此是阴虚火旺证。久热伤阴，虚火上炎，灼伤脉络而致。因午后机体正气渐衰，机体抗病能力低下，邪气独居于身，故病情加重而发热。夜间卫阳之气入内而蒸于阴，故有热自骨内向外透发的感觉。

潮热的辨证要点

以上病证皆有潮热症状，大致可分为实证潮热与虚证潮热两种。

实证潮热：热结阳明证的潮热，多在日晡而发，其热势较高，兼有腹部硬满而痛，便秘或纯利稀水。痰热阻肺所致的潮热证，亦以日晡而发，是以痰涎壅盛，喘促不宁为主要表现，与热结阳明的潮热，病位一在上，一在下。湿邪留恋气分，是以身热不扬，午后热甚，胸脘痞闷，腹胀便溏为特点。

虚证潮热：温病下焦证的潮热。是由上焦证转变而来，初病壮热，退后余热未尽，出现潮热症状，热势较低，其病史与肺肾阴虚证及阴虚火旺证截然不同。肺肾阴虚是阴虚潮热的轻型，本证无咳血症状，与阴虚火旺证不同。阴虚火旺证病情较重，病程较长，潮热骨蒸及咳血症状是本证主要表现。

《伤寒论》条文选录：

阳明病，脉迟，虽汗出，不恶寒者，其身必重，短气，腹满而喘，有潮热者，此外欲解，可攻里也。(213)

伤寒，若吐若下后，不解，不大便五六日，上至十余日，日晡所发潮热，不恶寒，独语如见鬼状。(217)

讨论：在《伤寒论》中，潮热多是阳明病，内热炽盛，燥屎内结，(如213条)或热入营血之证。(如217条)

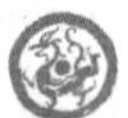【医案选录】

案一：杨宝宝（《上海名医医案选粹·徐小圃先生医案》）

湿温逾候，肌热有汗，朝衰暮盛，神倦不渴，舌腻脉濡数。邪在阳明，不易霍然。

处方： 粉葛根二钱　炒茅术三钱　白蔻花钱半
广藿梗三钱　黄郁金三钱　炒苡仁四钱
川厚朴钱半　白杏仁四钱　赤茯苓四钱
省头草三钱　陈皮二钱　仙半夏二钱

讨论： 发热暮甚是湿温的特征。再加以神倦不渴，舌腻脉濡数。湿温明也。

案二：周君（《裘吉生临证医案》）

脉细数，舌无苔光绛，咳嗽吐白沫稠痰，潮热盗汗，宜清肺宁嗽法。

处方： 中生地四钱　玄参三钱　甜杏仁三钱
百合三钱　川贝二钱　破麦冬三钱
炙紫菀一钱半　地骨皮三钱　柿霜二钱
炙鳖甲四钱　绿豆衣三钱　鲜石斛三钱
新会白八分

讨论： 本案之潮热合盗汗，咳嗽吐白沫稠痰，舌无苔光绛，当属阴虚之潮热。

五、寒热往来

寒热往来，就是恶寒与发热交替发作，其热时自热而不觉寒，其寒时自寒而不觉热。一日可发一次或数次，甚则数十次。发有定期者为疟疾，无定期者为外感热病。

往来寒热的临床辨证

恶寒与发热交替发作，发无定时，兼见喜呕、胸胁苦满、抑郁少言、不欲饮食等症，属外感病小柴胡汤证。是外感病邪由表入里而尚未达于里，邪正交争，邪胜入里则恶寒，正胜达表则发热，故恶寒与发热交替发作。

往来寒热如疟，口渴心烦，脘闷，身热午后较重，入夜尤甚，天明得汗诸症稍减，但胸腹灼热不除。多发于秋冬两季，是伏暑邪犯少阳证。暑湿郁于少阳，枢机不利而致。

寒栗鼓颔与壮热交替发作，发有定时，每日发作一次，或二三日一次。兼有肢体酸痛，周身乏力，头痛如裂，口渴引饮，汗出后热退身凉，如此反复发作，脉弦。多发夏秋两季，此是疟疾。疟邪侵入，邪伏于半表半里的膜原部位，正邪交争所致。

往来寒热的辨证要点

上三证皆有往来寒热症状，伤寒小柴胡汤证，往来寒热发无定时，无口渴及胸腹灼热症状，与伏暑邪犯少阳证不同。疟疾，多发夏秋季，往来寒热，休作有时，反复发作，与伤寒小柴胡汤证及伏暑邪犯少阳证皆不同。

《伤寒论》条文选录：

伤寒五六日，中风，往来寒热，胸胁苦满，嘿嘿，不欲饮食，心烦喜呕，或胸中烦而不呕，或渴，或腹中痛，或胁下痞鞕，或心下悸、小便不利，或不渴、身有微热，或咳者，小柴胡汤主之。(98)

血弱气尽，腠理开，邪气因入，与正气相搏，结于胁下。正邪分争，往来寒热，休作有时，嘿嘿，不欲饮食，脏

腑相连，其痛必下，邪高痛下，故使呕也，小柴胡汤主之。(99)

讨论：伤寒中风，小柴胡汤证，邪入结于胁下，正邪分争，则见往来寒热，这是小柴胡汤证的特征性热型，伤寒中风，有往来寒热这个症状，就可定其为小柴胡汤证。

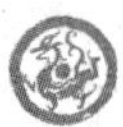【医案选录】

案一：无名（《古今医案按》）

一人病伤寒，心烦喜呕，往来寒热。医以小柴胡与之，不除。许（叔微）曰：脉洪大而实，热结在里，小柴胡安能去之。仲景云：伤寒十余日，热结在里，复往来寒热者，与大柴胡汤。三服而病除。

讨论：单凭症状，似为小柴胡汤证；但脉证合参，则是大柴胡汤证。可见四诊合参的重要性。

六、烦　热

烦热是患者因发热而烦躁不安，或五心如焚，坐卧不宁的症状。在外感热病和某些内伤病的发展过程中，常可见到烦热的症状。其热势高者多为实证，低者多为虚证。

《类证治裁》说："内热为烦。"烦热多属里热证，与壮热、潮热等里热证常常混淆，鉴别时应注意烦热是以"心烦"、"躁扰"为主要表现，而壮热和潮热是以"热"为主要表现。烦热的治疗多在清热的同时兼顾除烦。外感病出现烦热症状是病邪入里而致。与壮热相同，辨证时重点在于证的区别。

烦热的临床辨证

烦躁不安，身热不已，兼有胸膈灼热如焚，唇焦口燥，口渴便秘。多发春季，此是风温病热扰胸膈证。里热亢盛，热扰胸膈，津液亏损而致。

心烦壮热，面赤气粗，口渴汗多。病发夏季，此是暑温病暑入阳明证。暑热伤气，热灼阳明，内扰于心，上蒸于头所致。

烦躁，壮热，兼有夜寐不安，有时谵语，甚则昏迷不醒。发于春夏两季，此是温病热入心营证。暑温、春温、风温等病多见此证。邪入心营，营阴被灼，热扰心神而致。

烦躁，灼热，甚则昏狂谵妄，兼有斑疹紫黑或吐衄便血，发于春夏两季，此是温病热盛动血证，多见于暑温、春温等病，灼热扰动心神，迫血妄行所致。

烦躁不宁，发热汗出不解，兼有口渴不欲饮，胸脘痞闷，呕恶，或胸腹部出现白痦。病发夏季，此是湿温病湿热郁阻中焦证。湿热之邪郁阻中焦，湿邪偏盛，脾胃升降失调而致。

心烦身热，干咳无痰，气逆而喘，咽干鼻燥口渴。发于秋季，此是秋燥病燥热伤肺证。燥热灼肺，阴液耗伤而致。

心烦懊侬，发热口渴，兼有目黄，身黄，黄色鲜明。此是湿热发黄的阳黄证。湿热交蒸于里，气机不利，升降失常。

心烦身热不得卧，五心烦热，脉细数。此是阴虚火旺证。热伤肾阴，心火亢盛而致。

烦躁身热，消渴不已，舌红绛。发于夏季，病程较长，此是暑温病的后期，暑伤心肾所致。暑热久留，气分余邪波及心肾，水火不能相济，故心烦身热。

心中烦热，兼有胁痛隐隐，目干涩，脉弦细而数。此是肝阴不足证。肝郁日久化火，耗伤肝阴，或久病体虚，精血亏损而致。

五心烦热，干咳少痰，气急喘促，咽干口燥，形体消瘦，皮肤干枯。此是虚热肺痿证。虚火内炎，肺热叶焦，阴津枯竭而致。

烦热的辨证要点

以上各种烦热症状，虽然临床表现各有不同，但大体上可分为虚实两类

实热类：

风温病热扰胸膈证，以胸膈灼热如焚，春季多发为特点。

暑温病暑入阳明证，发于夏季，以多汗，口渴，苔黄燥，脉洪数为主要特点。

由暑温、风温、春温等病致热入心营证，春夏两季多发，有夜寐不安，谵语，舌红绛为鉴别。

热盛动血证，常见于春温、暑温等病，多发春夏两季，必有肌肤发斑或吐衄、便血症状。

湿温病，湿热郁阻中焦，其特点是夏季多发，口渴不欲饮，脘痞便溏，或发出白瘔。

秋燥病燥热伤肺证，发于秋季，是以干咳无痰，咽干口燥为特点。

阳黄热重于湿者，目黄身黄鲜明，发热口渴，心中懊侬是其主要表现，与其他烦热证截然不同。

热盛动血证，常见于春温、暑温等病，多发春夏两季，必有肌肤发斑或吐衄、便血症状。

虚热类：

阴虚火旺证，常见内伤杂病或春温、风温病的后期，多发春季，主要表现是身热心烦不得卧。

暑伤心肾，是暑病的后期，多发夏季，其主要表现是心热消渴不已。

肝阴不足证，病程较长，有胁痛隐隐，目干涩症状，与阴虚火旺和暑伤心肾等外感病的后期病证不同。

肺痿，有肺病史，病程长，以喘咳无痰，皮肤干枯无汗为特点。

《伤寒论》条文选录：

太阳病，初服桂枝汤，反烦不解者，先刺风池、风府，却与桂枝汤则愈。(24)

太阳中风，脉浮紧，发热恶寒，身疼痛，不汗出而烦躁者，大青龙汤主之。(38)

中风，发热六七日，不解而烦，有表里证，渴欲饮水，水入则吐者，名曰水逆，五苓散主之。(74)

发汗，若下之，而烦热，胸中窒者，栀子豉汤主之。(79)

下利后，更烦，按之心下濡者，为虚烦也，宜栀子豉汤。(374)

少阳中风，两耳无所闻，目赤，胸中满而烦者，不可吐下，吐下则悸而惊。(265)

讨论：24 条之烦和 38 条之烦躁，是因为邪郁于外，热闭于内不得发越所致。74 条之烦，是因为水热互结，热郁而烦。79 条为汗、下之后，374 条为下利后，皆属胸中、心下无实邪之虚烦。265 条之烦为阴虚热邪充斥上焦，与 24 条、38 条不同，彼两条为寒郁于外，热闭于内，本条则口苦、咽干、目眩，耳聋、目赤，胸满而烦，内外皆热。

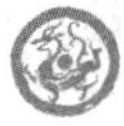【医案选录】

案一：王左（《裘吉生临证医案》）

病缠半月，湿温化燥入营，包络被蒙，神识昏糊不清。高热烦躁，手足间有抽搐。舌绛起刺，已呈热灼津伤。脉弦滑数，慎防风鸱痰厥。故拟芳香开窍，甘寒清营。

处方： 犀角尖三分（磨汁冲服） 鲜生地一两
鲜石斛三钱（先煎） 银花三钱 带芯连翘三钱
玄参三钱 淡竹叶三钱 九节石菖蒲一钱半
广郁金三钱 紫雪丹一分（分两次另服）

讨论： 这是湿温化燥热入营分的烦热。病人神识昏糊不清，手足间有抽搐，舌绛起刺等都是邪入营分的佐证。

七、微 热

微热即轻度发热，其热势较低，多在37℃～38℃之间。常见于某些内伤病和温热病的后期。

微热的临床辨证

身有微热，午后加重，干咳少痰，或痰黏，口舌干燥而渴。此是肺胃阴伤证，发于春季者，有初患风温病病史，则是风温病的后期。邪热退而未尽，风热之邪伤津，肺胃阴伤而致微热。

身热不甚，久留不退，午后热势加重，颧红，手足心热，头晕目眩，手足蠕动，此是内伤的肝肾阴虚证，或肝风内动的肢颤证。若发于春季，有初感春温病病史者，是春温病后期的肝肾阴伤证。多种温病的后期亦常见此症，乃肝肾阴伤，津亏失养而致。

气（阳）虚发热：其临床表现是长期微热，烦劳则甚，或高热不退，白昼热重烦躁，夜间热轻安静，手按皮肤，初按热盛，久按重按则热少减。兼见有少气自汗、倦怠乏力等症，属脾气虚损。因脾气虚损，无力升发清阳，阳气不能正常地升发敷布，郁于肌表故发热。

小儿夏季热，其临床表现是：小儿在夏季气候炎热时长期发热不已，兼见口渴、无汗、多尿等证，至秋凉时不治自愈。是由于小儿气阴不足，不能适应夏令炎热气候所致。

微热的辨证要点

肺胃阴伤证，以干咳少痰，口舌干燥为特点，如为风温证的后期，当有风温病病史。

肝肾阴虚证，头晕目眩，神倦乏力，手足蠕动是其主要表现，如为温病的后期病证，则有温病病史。

气虚发热，以少气自汗，倦怠乏力，烦劳则热甚为特点。

小儿夏季热，发于小儿，时间在夏季。

《伤寒论》条文选录：

若汗多，微发热恶寒者，外未解也，其热不潮，未可与承气汤。（213）

下利，脉沉而迟，其人面少赤，身有微热，下利清谷者，必郁冒汗出而解。病人必微厥，所以然者，其面戴阳，下虚故也。（365）

病人小便不利，大便乍难乍易，时有微热，喘冒不能卧者，有燥屎也，宜大承气汤。（244）

伤寒六七日，目中不了了，睛不和，无表里证，大便难，身微热者，此为实也，急下之，宜大承气汤。（254）

发汗后，不可更行桂枝汤，汗出而喘，无大热者，可与

麻黄杏仁甘草石膏汤。(63)

伤寒，无大热，口燥渴，心烦，背微恶寒者，白虎加人参汤主之。(174)

下之后，复发汗，昼日烦躁不得眠，夜而安静，不呕，不渴，无表证，脉沉微，身无大热者，干姜附子汤主之。(61)

呕而脉弱，小便复利，身有微热，见厥者难治，四逆汤主之。(376)

下利，有微热而渴，脉弱者，今自愈。(359)

讨论： 213 条微发热而又恶寒，这是表未解。365 条从“其人面少赤，身有微热”来看，此微热当是邪气尚滞留在表。244 条和 254 条是不典型的大承气汤证，244 条没有潮热，只有定时的微热，254 条无身大热，也只是身微热，但是，热不外扬，从内逆上却很厉害，244 条有喘冒不能卧；254 条有目中不了了，睛不和。这种实大热而体表无大热的现象还有见于麻杏石甘汤证和白虎加人参汤证。63 条无大热者是因为热已入内，故汗出而喘，174 条之无大热，是因为汗液大量蒸发带走热量，故病人口燥渴而背微恶寒。61 条的身无大热和 376 条的身有微热是病者阳虚而又外邪犯表。359 条之微热当视作阳气来复，故有自愈之机。

【医案选录】

案一：许某　男　童年（《程门雪医案》）

寒热不退，胃纳不香，色萎不华，脉象虚弦，此虚热也。病势缠绵已久，一时不易速痊。书云：“和其胃气，则热自除。”用六神散法加味，扶正以退虚热。

处方： 炒潞党参三钱　　炒冬术二钱　炒淮山药二钱
炒香白扁豆二钱　酒洗白归身二钱　桂枝五分
炒白芍二钱　煅龙骨三钱（先煎）　生黄芪三钱
云茯苓三钱　陈广皮一钱半　炙甘草八分
制半夏一钱半

讨论： 寒热不退而见胃纳不香，色萎不华，脉象虚弦等诸虚脉证，当是虚热无误。此乃脾胃虚弱，气血不足使然。

第二节　全身出汗

由外感时邪或内伤杂病等不同因素，均可导致全身出汗。外感风、热、暑、湿等淫邪，而致机体阴阳失调，气血津液运化失职则全身汗出。内伤的阳虚、阴虚、亡阴、亡阳等因所造成的病理变化而形成的自汗、盗汗、绝汗等全身汗出，是阳虚不固，阴虚不敛所致。故外感者多实，内伤者多虚，但亦有虚实相兼的复杂病理反映。

全身出汗的临床辨证

全身出汗，汗量较少，兼有发热、恶风、鼻鸣干呕，脉浮缓者，是太阳中风伤卫证候。中风者阳气盛于内，精气外出抗邪，玄府开张，津液外泄，而汗出。

全身出汗，有自汗，亦有盗汗，一般无明显症状，体质较弱，或病后恢复期，有时可见微热、脉浮。此多属营卫不和之汗出。

全身大汗，汗量多，兼有高热，恶热，烦渴引饮，面红赤，脉洪大者，是热病阳明病白虎汤证。阳明病热邪内盛，蒸津外泄，故汗液大出。

全身出汗，汗量较多，频频不断，兼有烦渴，胸膈痞闷，发于夏暑之季者，是暑温病的暑汗。暑邪性热，热则皮肤缓，腠理开，开则大汗出。

全身出汗，手足心部及头部汗量较多，或自汗，或盗汗，肢体重着，麻木，头晕头胀，或关节沉重疼痛，浮肿，小便黄赤短少，是感受湿邪，或湿从中生的因湿热而汗，湿邪重浊黏腻，阻滞卫阳之气，外不能固密肌肤，内不能促进津液环流，内外转输失职，故津液旁达，外泄则汗出。

汗出以胸背为多，头面四肢较少，汗质稠黏，此为因痰浊留滞引起的汗证。多见于年老体胖之人及素有咳喘、眩晕之人。

自汗，伴有精神抑郁，胸胁胀痛等证。此属肝郁自汗。气郁不舒，疏泄失司，导致营卫开阖失司而自汗。

自汗阵作，汗出前自感心烦懊侬，面部升火烘热，随即汗出溱溱，大如豆粒。此多属气阴两虚之自汗。气虚则卫阳不守，阴虚则内热逼津外出，故汗出。

一身冷汗，动则汗多喘甚，兼心悸、乏力、气短、畏寒肢冷，是内科杂病的心气虚与心阳虚。汗为心之液，心之气（阳）虚则心液走泄于外而成自汗，若大汗淋漓兼有面色苍白、四肢厥冷、头晕目眩、心悸气短、脉微欲绝者，是心阳欲脱，或亡阳危证。

全身汗出，兼有气短咳嗽、痰清稀、面色晄白，是肺气虚的自汗证。肺主一身之气，外合皮毛，肺气虚则卫阳虚，卫阳虚则肌表不固，腠理不密，故津液外泄而自汗出。

全身出汗，频频不断，兼有肢倦乏力、气短懒言、腹满便溏，是脾气虚衰，中气不足的自汗证。脾气虚衰则肌肉失养，腠理不密，津液外泄则自汗频出。

睡时全身汗出，醒则汗止，心烦、多梦、手足心热，是心阴虚的盗汗证。心阴亏损化热，迫津外泄，则心液不藏，走泄于外而成盗汗。

睡时全身汗出，醒则汗止，兼有咳嗽、气短、痰少而黏、五心烦热，是肺阴虚所致的盗汗证。肺主诸气，外合皮毛，肺阴不足，必然化热，热则迫津外泄而汗出。

睡时全身汗出，醒则汗止，兼有腰膝酸软，腰痛，五心烦热，是肾阴虚的盗汗证。肾主五液，蓄藏阴精。精少阴虚则阳盛化热，热迫津液外泄则盗汗多。

睡时全身出汗，醒则汗止，颧红，骨蒸潮热，不见某脏特征症状。是属于全身性的阴虚火旺所致盗汗证。

小儿身体机能尚未发育成熟，较诸成人更易出汗。小儿自汗、盗汗，多责脾肺气虚，阴虚热蒸，营卫不和，饮食积滞等。

战汗：患者先恶寒战栗，表情痛苦，几经挣扎，而后汗出者，称为战汗。见于外感病邪正相争剧烈之时，是疾病发展的转折点。

战汗者多属邪盛正馁，邪伏不去。一旦正气来复，邪正剧争，则发战汗。如汗出后热退脉缓，则是邪去正安、疾病好转的表现；如汗出后仍身发高热，脉来急疾，则是邪盛正衰、疾病恶化的表现，故战汗为疾病好转或恶化的转折点。

全身出汗的辨证要点

太阳中风伤卫而自汗出者，以恶风，脉浮缓为主。阳明病白虎汤证的出汗，是以大汗，身热蒸蒸，口渴引饮，脉洪大为特点。暑汗者，必以夏暑之季发病为要点，脉虚与白虎汤证不同。湿汗者，必兼头晕胀，体沉重痛，肢麻，浮肿，便溏，舌胖齿痕多，脉濡等特点。

内伤杂病多虚，阳虚自汗，阴虚盗汗，两者多为全身出汗，汗量较少为特点。畏寒肢冷者为阳虚自汗，无畏寒肢冷者为气虚自汗。气虚与阳虚多发生在心肺脾三脏，心气虚、心阳虚或心阳欲脱的自汗者，必兼心悸、心慌、易惊、乏力的表现。肺虚自汗，则有咳嗽、痰稀的兼症。脾虚自汗则以腹满便溏，肢倦乏力，气短懒言为特征。

阴虚盗汗是以睡时汗出，醒则汗止为特点。盗汗多与心肺肾三脏阴虚有关，其鉴别要点主要是看其兼证。三脏共有必备的兼证是五心烦热，舌红，脉细数。心阴虚见心悸，心烦多梦；肺阴虚见咳嗽，痰少而黏；肾阴虚见腰痛，腰膝酸软。这是心肺肾三脏阴虚盗汗的要领。另外，自汗虽多为气虚、阳虚，盗汗虽多为阴虚，但临床上亦有见阳虚盗汗、阴虚自汗的案例，所以临证者要注意四诊合参。

血瘀亦令人自汗、盗汗。王清任《医林改错》曰："醒后出汗，名曰自汗，因出汗醒，名曰盗汗，盗散人之气血，此是千古不易之定论。竟有用补气、固表、滋阴、降火，服之不效，而反加重者，不知血瘀亦令人自汗、盗汗，用血府逐瘀汤。"

《伤寒论》条文选录：

太阳病，发热、汗出、恶风、脉缓者，名为中风。(2)

问曰：阳明病外证云何？答曰：身热，汗自出，不恶寒，反恶热也。(187)

发汗后，不可更行桂枝汤，汗出而喘，无大热者，可与麻黄杏仁甘草石膏汤。(63)

伤寒，汗出而渴者，五苓散主之。(73)

三阳合病，脉浮大，上关上，但欲眠睡，目合则汗。(268)

风湿相搏，骨节疼烦，掣痛不得屈伸，近之则痛剧，汗出，短气，小便不利，恶风不欲去衣，或身微肿者，甘草附子汤主之。(180)

病人脉阴阳俱紧，反汗出者，亡阳也。此属少阴，法当咽痛而复吐利。(283)

讨论：太阳病中风有发热汗出，如第2条所示，这是表有热而汗出。里有热能迫汗液外出，如187条之阳明病胃家热汗出，63条之肺热汗出，73条之水热互结之汗出，268条里热阴虚之盗汗等。还有风湿在表亦有汗出，如180条所示。少阴病不应有汗，有汗出就是亡阳了。

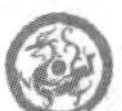

【医案选录】

案一：章右（《裘吉生临证医案》）

患肺痨日久，曾在当地医治未愈，今来杭诊治。近日咳嗽稠痰，盗汗浸被，日晡潮热，脉细数，形神衰脱，用清养敛汗法。

处方：大生地六钱　玄参三钱　绿豆衣三钱
破麦冬三钱　甜杏仁三钱　地骨皮三钱
黛蛤散四钱(包)　百合三钱　茯苓三钱
煅牡蛎四钱　煅龙骨四钱　炙龟板四钱
川贝一钱半　钗石斛一钱半

讨论：这是肺痨阴虚盗汗，有日晡潮热，脉细数，形神衰脱作为佐证。

案二：王君（《上海名医医案选粹·祝味菊先生医案》）

伤寒已达二候，自汗气促，鼻扇，脉息虚缓，舌润无苔。心肾水虚，真阳泄越，与摄胃潜阳为主。

处方： 乌附块五钱　朱茯神五钱　仙半夏四钱
生龙齿一两　炒白术四钱　鸡子黄一枚
生牡蛎一两　炮姜三钱　　黑锡丹五钱

讨论： 这是阳虚自汗，有气促鼻煽，脉息虚缓，舌润无苔作为佐证。

出汗异常

有些患者有出汗异常，如汗闭或身体的某些局部出汗。询问这些异常出汗情况，亦有助于对疾病的诊断。临床常见的汗闭或局部出汗异常情况有以下几种：

出汗异常的临床辨证

汗闭证：全身无汗，称为汗闭证。

全身无汗，皮肤干燥如鱼鳞状，盛夏因无汗而身热如焚，伴头痛、胸闷、气急，进入凉爽季节则畏寒、四肢欠温。这是卫阳虚弱，肺气不宣。卫阳弱，则不能达于外，肺气不宣，则腠理不开，故汗不出。

全身无汗，皮肤干燥，盛夏因无汗而身热如焚，入秋凉则恢复正常。烦郁善怒，胸胁不舒，偏头痛或头痛如裹。此属肝气郁结或肝胆湿热。肝主疏泄，肝病疏泄失司，腠理郁闭，故汗不出。

全身无汗，皮肤干燥，盛夏身热如焚。多自幼发病或病延 20 年以上。平时则畏寒，神疲乏力，面色无华，形体瘦弱。此属脾肾阳虚，不能蒸腾津液成汗，故无汗出。

小儿全身无汗，皮肤干燥如鳞，入夏身热如焚。面色萎黄，纳呆，形体瘦弱，腹胀膨满。此属脾虚疳积。脾虚不能化生汗液，小儿稚阴稚阳，无调节能力，故无汗出。

头汗：

头汗出，兼有身重体倦、小便不利、或身目发黄，是湿热郁蒸所致，热被温郁，蒸腾于上，迫津外泄，故头汗出。

头汗出，兼有小腹胀痛、大便色黑、小便自利、夜热、烦躁、谵妄者，是膀胱蓄血所致气化功能失职，津液不能转化为尿液，而逆行于上则头汗出。

头汗出，兼有面色皖白、四肢不温、畏寒气短、神疲乏力，是气虚所致。气虚和阳气大虚，津液随阳气浮越而走泄于上故头汗出。重危病患者额部汗出如油，兼见四肢厥冷，气喘脉微者，是久病精气衰竭，阴阳离绝，虚阳上越，津随阳泄的表现。

心胸汗：

心胸部位出汗，而其他部位无汗者，多属心气虚和心血不足所致，病人思虑越甚，则汗出越多。汗乃心之液，心位于胸中，心液外泄，故近于心处汗液出。

心胸汗出，兼有面白畏寒、心悸气短、倦怠乏力，是心气虚所致。

心胸汗出，兼心悸、心烦少寐、手足心热，是心阴虚不能敛阳，少量心液随之外泄之故。

胸背部多汗，头面、四肢较少，汗质稠黏，多属痰证。常见于老年体胖之人及素有咳喘、眩晕之人。

手足汗：只限于手心足心部位出汗，而其他部位无汗。

手足汗出，兼有胸闷、身重、尿短赤，是脾胃湿热，津液郁蒸，旁达外泄所致。

手足汗出，兼有四肢凉冷、肢倦乏力、纳少便溏，是脾气虚衰，运化失职，津液旁达外泄所造成。

手足汗出，兼有精神抑郁，胸胁胀痛，为肝郁不舒，阳气不达四末之汗出。

手足汗出，兼有手足心热，心烦失眠，或腰酸腿软，是心肾阴虚火旺，蒸津外泄所致。

半身汗：人体周身汗液施布不均，表现在半身出汗，或上或下，或左或右，一半身有，另半身无汗者，称为半身出汗。

左右半身都有十二经脉周行，所以偏半身出汗有时可以等同于全身出汗辨证。不过既是左右半身不均，就要考虑到气血不足或气血不畅的可能。

半身出汗，或左或右，兼见面色㿠白，气短心悸，四肢与唇舌等处发麻，是气血两亏，津液不能周行于全身所致。

半身出汗，或左或右，无明显症状者，属营卫不和。因左属气，右属血。气血不调，营卫不和，故半身汗出。

上半身出汗，下半身无汗，兼有面色苍白，畏寒，气短，是阳气大虚，汗液随虚阳外泄于上所致。

上半身有汗，下半身无汗，兼有头晕胀，胸闷脘痞，属湿热郁遏，蒸汗于上。

下半身有汗，上半身无汗，兼有阴部多汗，小腹胀痛，尿黄赤，属湿热郁滞下焦，蒸汗于外。

下半身有汗，兼有腰膝酸软，梦遗滑精，五心烦热者，是肾阴亏损虚火内扰，津液被迫外泄于下而形成下半身出汗。

半身汗出或左或右，或上或下，或某一局部有汗或某一局部无汗，兼有刺痛，或偏瘫半身不遂，舌隐青，或舌有瘀斑（瘀血点），脉沉涩者，是瘀血所致的汗液布局不均。

黄汗，汗出黄色，染渍衣衫，称黄汗。

汗出伤湿，湿热交争是黄汗的主要病因。

阴部多汗：其他地方无汗，只有阴部汗出的，为阴部多汗。

阴部多汗而臭，自感阴部热而不爽，常伴有阴部瘙痒。是为湿热蕴积。

阴部多汗，自感阴部湿冷，纳少便溏。属寒湿内阻。

阴部出汗，多见于阴囊及腹股沟处，伴精索睾丸坠胀疼痛。为气滞血瘀。

阴部多汗，自感阴部发热，阳事易举，伴五心烦热。属阴虚阳亢。

阴部多汗，自感阴部冰冷，伴形寒肢冷，小便清长。属阳虚阴盛。

出汗异常的辨证要点

汗闭：实证责之肺和肝，因肺主宣发，肝主疏泄。虚证责之脾肾阳虚，脾肾阳虚，不能蒸腾津液，故无汗。小儿尚有责之脾虚不能化生汗液者。

头汗：可分湿热，膀胱蓄血，气虚等。湿热者，则头目发黄，小便不利；膀胱蓄血者，则小腹胀痛，脉沉涩；气虚阳虚者，则四肢不温，舌淡脉弱。

心胸汗：主要是心虚所致。心气虚者，则心悸气短，舌淡脉弱；心阴虚者，则心悸，心烦，手足心热，是鉴别的关键。痰证亦有胸背多汗者。

手足汗出：其病在脾及心肾。脾蕴湿热者，以便溏乏力，苔黄脉濡数为主；脾气虚衰者，以纳少便溏，脉虚无力为特点；心肾阴虚火旺者，以五心烦热，心悸不眠或腰膝酸软为特点。

半身汗出：左右半身汗出者，可以等同于全身汗出辨证，不过要考虑气血不足或气血不畅。阳气大虚者，则上半身出汗，兼有畏寒神疲；肾阴亏损者，则下半身出汗，兼有腰膝酸软，五心烦热。湿热郁遏，亦有上、下半身分别出汗者。瘀血所致全身汗液布局不均者，则以刺痛，舌隐青，脉涩等为特点。

《伤寒论》条文选录：

伤寒十余日……但结胸，无大热者，此为水结在胸胁也，但头微汗出者，大陷胸汤主之。(140)

阳明病，发热汗出者，此为热越，不能发黄也；但头汗出，身无汗，剂颈而还，小便不利，渴引水浆者，此为瘀热在里，身必发黄，茵陈蒿汤主之。(238)

阳明病，下血谵语者，此为热入血室，但头汗出者，刺期门，随其实而泻之，濈然汗出则愈。(221)

阳明病下之，其外有热，手足温，不结胸，心中懊侬，饥不能食，但头汗出者，栀子豉汤主之。(231)

讨论：头汗出有各种原因，最后都归结于热蒸于上。140条为水结在胸胁，热不能下行，上蒸而为头微汗出。238条为湿热郁结，身上无汗，湿热上越而为头汗。221条为热已入血室，故身无汗，但有谵语，则热势尚盛，所以上蒸而见但头汗出。231条为胸膈虚热蒸于上而头汗出。

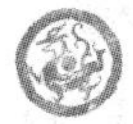【医案选录】

案一：无名（《未刻本叶氏医案》）

暑湿内伏，阳气怫郁。肢冷、头汗、脘闷、噫气。

处方：杏仁　半夏　藿梗　豆蔻　茯苓　橘白

讨论：肢冷为寒中于表，故曰阳气怫郁；脘闷、噫气为暑湿内伏之征，热蒸于内，故头汗出。

第三节　咳　嗽

咳嗽大体上可分为两类。一是外感，因肺主皮毛，最易感受外邪，使肺系受损；二是内伤，肺脏或其他脏腑有病累及于肺均可导致咳嗽。

咳嗽的临床辨证

咳嗽痰白而稀，多泡沫，不易咯出，咳声重浊，临睡时有一阵咳剧，咽痒或痛，鼻塞流涕。此是外感风寒咳嗽。风寒犯肺，肺气郁滞，宣降失职所致咳嗽。

咳嗽痰黄稠，咯痰不爽，咳声不扬，兼有口渴，咽痛咽痒，恶风汗出，多发于春季，此是外感风热咳嗽。风热犯肺，肺失清肃咳嗽。

咳嗽无痰，或痰少而黏稠，不易咳出，咳声初起清脆，久后则略带嘶哑，鼻燥咽干咽痒，咳引胸痛，多发于秋季。此是燥热伤肺咳嗽，肺津受灼，肺气失宣，故干咳无痰或少痰。

咳嗽多痰，痰白而稠滑易出，咳声低而浊，晨起有一阵咳剧，兼有胸闷脘痞，此是痰湿犯肺证。脾失健运，聚湿生痰，上渍于肺故咳嗽痰多。

咳嗽频作，痰少色白难出，咳声响亮，胁肋胀痛，此属肝气犯肺咳嗽。

咳嗽气逆，痰少而稠，难咯，咳声连续，常咳至面红气逆，咳声响亮而略带嘶哑，咽干而痒，咳引胸胁痛，目赤。此是肝火犯肺咳嗽。肝火犯肺，肺失清肃，故咳嗽气逆。

咳嗽气逆，痰少难咯，咳声连续，常咳至面红气逆腹痛，咳声响亮。或咳嗽白天轻，夜深重，当从瘀血咳嗽考虑。瘀血阻滞肺络，亦能使清肃失司。

咳而无痰，或咳出少许痰诞，咳声响亮，或略带嘶哑，因咽喉痒痛而时咳一声，咳声不连续。属风、湿、热结聚咽喉，气道不利而致咳嗽。

咳而无痰，或痰少而黏不易咯出，或痰中带血，或咯血，咳声清脆或略带嘶哑，咳嗽在午后加剧，兼有咽喉干燥，潮热，盗汗。此是肺阴虚咳嗽。肺阴不足，虚火妄动，煎津成痰，痰热内阻，肺失清肃，故咳嗽。

咳喘气短，痰多清稀，咳声低而清，遇寒冷或入睡时有一阵咳剧，兼有面色晄白，乏力自汗，易患感冒。此是肺气虚咳嗽。肺气虚弱，肃降失职，故咳嗽。

咳嗽气促，咯痰不爽，咳声低，动则气促加剧，夜间咳嗽加剧，兼有咽喉涩痛，头晕，耳鸣，腰酸。此是肺肾两虚咳嗽，肺肾两虚，呼吸失司，纳气无权，故咳嗽气促。

咳嗽，咳吐浊唾涎沫，行动气短，形体消瘦。此是肺痿咳嗽，热伤津液，肺失濡润，故咳嗽，吐涎沫。

咳嗽，咳吐脓痰腥臭，咳则胸痛烦满，身热，振寒。此是肺痈，乃热毒壅滞于肺，蕴热成脓，故咳嗽，咯吐脓痰腥臭。

咳嗽的辨证要点

外感咳嗽都有或有过发热，恶寒或恶风。外感风寒咳嗽，咳声重浊，痰白而稀；外感风热咳嗽，咳声不扬，痰黄而稠；燥热伤肺咳嗽，咳声清脆，无痰或痰少而黏稠。

内伤咳嗽无恶寒发热的表现，痰湿犯肺咳嗽，咳声低而浊，痰多而白，有纳少便溏，苔白腻等症。肝火犯肺咳嗽，咳声响亮而略带嘶哑，咳剧则气逆面赤，痰稠，咳时胸胁痛。风、湿、热结聚咽喉咳嗽，咽痒痛而咳，咳声响亮，时咳一声不连续，无痰或少痰。

肺阴虚咳嗽，咳声清脆或嘶哑，无痰，或痰少而黏，痰中带血，咽喉干燥。

肺气虚咳嗽，咳声低而清，痰多清稀，面白，自汗。肺肾两虚咳嗽，咳声低，动则气促，头晕，耳鸣，腰酸。

肺痿病咳嗽，以咯吐浊唾涎沫为主要表现。肺痈咳嗽，身振寒，咯吐脓痰腥臭。

《伤寒论》条文选录：

伤寒表不解，心下有水气，干呕，发热而咳，或渴，或利，或噎，或小便不利，少腹满，或喘者，小青龙汤主之。(40)

少阴病，四逆，其人或咳，或悸，或小便不利，或腹中痛，或泄利下重者，四逆散主之。(318)

少阴病，下利六七日，咳而呕渴，心烦不得眠者，猪苓汤主之。(319)

讨论：邪之侵袭咽喉，即会产生咳证。其中有因水气上凌的，如40条。有因寒邪外束的，如318条。有因火热上乘的，如319条。

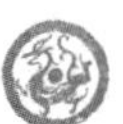

【医案选录】

案一：戚某　女　50 岁（《临床心得选集》）

第一诊： 2 月 20 日。咳不爽而喉痒，痰吐甚艰。脉弦带滑，苔薄腻。症属风温外束，宜宣解泄热以治之。

处方： 炒防风钱半　苏子梗(各)钱半　炙紫菀钱半
姜竹茹钱半　杏仁三钱　象贝三钱　姜半夏三钱
莱菔子三钱　橘皮一钱　前胡一钱　桔梗一钱
(上方服二剂即愈)

第二诊： 3 月底。咳呛气急，脉左弦右滑，苔白腻，此因天时失常，外寒偶感，肺气不宣。拟宣肺驱寒，佐以理气。

处方： 麻黄五分　玉泉散三钱（包）　代赭石四钱
象贝母四钱　白芥子三钱　莱菔子三钱
竹沥半夏三钱　光杏仁三钱　苏子梗各二钱
炒广皮钱半　姜竹茹钱半（上方服二剂而愈）

第三诊： 11 月。咳甚而痰不易达。脉左弦右细，苔薄质绛。肺阴不足，气逆火炎。治以润肺养阴，不能以表证论也。

处方： 金石斛四钱　海蛤散（包）四钱　细生地三钱
知母三钱　桑叶钱半　菊花钱半　象贝钱半
天冬钱半　炙款冬钱半　橘红钱半

讨论： 本医案是一个病人一年中的三次诊疗记录。第一诊在 2 月 20 日，年初正当风温发生的季节，咳不爽而喉痒，痰吐甚艰，为肺气不宣，脉弦带滑为邪实，苔薄腻为邪未入里，所以诊为风温外束。第二诊在 3 月底，气温渐升，但寒潮南下，天时失常。咳呛气急，苔白腻为肺系受寒，肺气不宣之象，所以诊为外寒偶感，肺气不宣。第三诊在 11 月，秋高气燥，患者又属木火体质，（三次诊脉皆见弦象）肺阴易伤。咳甚而痰不易达，脉细，舌质绛。阴虚津少，且病不在表，故诊为肺阴不足，气逆火炎。

请注意各次诊疗中对咳嗽症状的描写：风温外束，见咳不爽而喉痒，痰吐甚艰；风寒束肺，则见咳呛气急；阴虚气逆，则是咳甚而痰不易达。同一咳证，因证之不同，而有不同的表现如此。

案二：陈某 男 72岁（《程门雪医案》）

脉右弦滑，左濡滑，书云："脉偏弦者饮也。"高年素有痰饮，咳嗽气逆痰多，畏寒恶风，苔薄。"病痰饮者，当以温药和之"，仿《金匮》法加味。

炙白苏子一钱半（包） 白杏仁三钱 竹沥半夏二钱
薄橘红一钱半 云茯苓三钱 水炙远志一钱
水炙紫菀二钱 水炙款冬二钱 嫩白前一钱半
海浮石四钱 紫石英三钱（先煎） 煅鹅管石一钱
金匮肾气丸三钱（包煎）

讨论：咳嗽气逆痰多，恶风寒，苔薄，似为外感咳嗽。但诊脉右弦滑，左濡滑，根据经文"脉偏弦者饮也"，且两手脉滑亦属有痰，故断为"高年素有痰饮"。而遵经旨以温药和之。

第四节 喘 促

喘促，又称气喘，是指呼吸急促，甚至张口抬肩而言。它是临床常见的一种症状，可发生于多种疾病之中。

喘促多与肺、肾两脏关系密切，外感或内伤造成肺肾发生病变，气机升降出入失常，即可引起喘促，但有虚实之分，实证多由风寒、痰火、痰浊壅塞肺气，肺失宣降所致。虚证多因肺气虚弱，肾气不足，纳气失常而成。

喘促的临床辨证

呼吸喘促，咳嗽，痰稀白，恶寒发热，无汗，多发于冬季。此是风寒束肺证。风寒外袭，内合于肺，肺气失宣，气机升降失常，故呼吸喘促。

呼吸喘促，息粗有力。甚至鼻翼扇动，兼有咳嗽，痰黄稠黏，身热，汗出。此是热邪壅肺证。风寒袭肺，郁而化热，或风热犯肺，或肺有伏火，复感外邪，新邪引动伏火，火热之邪壅塞肺气，肺失宣降，故呼吸喘促。

呼吸喘促，痰声辘辘，甚至张口抬肩，端坐不卧，咳痰量多黏稠，不易咯出，兼有胸脘满闷，恶心纳呆。此是痰浊阻肺证。体内积湿成痰，痰贮于肺，气道被阻，肺失宣降而致呼吸喘促。

呼吸急促，胸胁胀满，咳唾引痛。此是悬饮病。饮停胸胁，脉络受阻，气机不利，故呼吸喘促，咳唾牵引胸胁痛。

呼吸喘促，甚则张口抬肩，不能平卧，兼有咳痰白沫量多，经年不愈，感寒易发，此是寒饮停肺证。寒饮停肺，肺气上逆，故呼吸喘促，常因外邪引动伏饮而发。

呼吸喘促，短气无力，咳声低弱，语言轻微。此是肺气虚衰证。肺气不足，气失所主，肃降失司，故呼吸喘促。

呼吸喘促，呼多吸少，动则喘甚，气不得续，肢冷，汗出，面青或黧黑。此是肾不纳气证，肾气虚弱，下元不固，气失摄纳，故呼吸喘促，呼多吸少，气不得续。

喘促的辨证要点

实证喘促，呼吸深长费力，但以呼出为快。风寒束肺证，有恶寒发热，咳嗽痰稀，与热邪壅肺证，身热心烦口渴咳痰黄稠不同。痰浊阻肺证，以喘息痰声辘辘，痰多，黏稠，胸脘满闷，恶心纳呆为主。悬饮病，兼有胸胁胀满，咳唾引胸胁痛。寒饮停肺证，以咳痰白沫量多，经久不愈，感寒易发为要点。另外，水肿病后期亦有见喘促者，其全身水肿易与它证鉴别。

虚证喘促，呼多吸少，但以吸入为快。肺气虚衰证，多有短气无力，自汗畏风，与肾不纳气证，呼多吸少，动则喘甚，肢冷，面青显然不同。

《伤寒论》条文选录：

太阳病，头痛发热，身疼腰痛，骨节疼痛，恶风，无汗而喘者，麻黄汤主之。(35)

伤寒，心下有水气，咳而微喘，发热不渴；服汤已渴者，此寒去欲解也。小青龙汤主之。(41)

太阳病，下之微喘者，表未解故也，桂枝加厚朴杏子汤主之。(43)

发汗后，饮水多，必喘；以水灌之，亦喘。(76)

下后，不可更行桂枝汤，若汗出而喘，无大热者，可与麻黄杏子甘草石膏汤。(167)

病人小便不利，大便乍难乍易，时有微热，喘冒不能卧者，有燥屎也，宜大承气汤。(244)

下利，手足厥冷，无脉者，灸之不温，若脉不还，反微喘者，死。(361)

讨论：《伤寒论》中之喘，虚实皆见。35 条为寒邪束于外，肺气不宣之喘。

第 41 条小青龙汤证是心下有水气之喘。43 条是因下后表不解，正气对抗下药逆上抗争，故现微喘之状。76 条是误治伤肺致喘。167 条是邪入肺热而喘。244 条是燥屎阻隔，气不下降之喘。喘若见于虚证病人，多属危证，如 361 条。

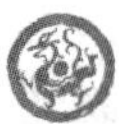【医案选录】

案一：无名（《未刻本叶氏医案》）

哮喘遇劳即发，发则大便溏泄，责在少阴阳虚。

处方： 真武丸

讨论： 本案抓住了哮喘患者的两个特征信息：①遇劳即发，这是虚证；②发则大便溏泄，这是寒证，脾肾阳虚。所以断言其“责在少阴阳虚”。

案二：范右（《裘吉生临证医案》）

脉滑数，苔厚腻，喘急气窒，咳痰不爽，胸闷纳钝。痰气痞塞，肺失宣畅。用化痰平喘法。

处方： 姜半夏三钱　浙贝三钱　金沸草三钱
光杏仁三钱　枇杷叶三钱去毛　白前一钱半
海石三钱　苏子霜二钱　炒白芥子一钱半
炒莱菔子一钱半　陈皮一钱

原按： 本案痰浊壅滞于肺，气道被阻，肺失清肃，因而喘急气窒，咳痰不爽。胸闷纳钝，苔厚腻，脉滑数，皆为湿阻之象。

第五节　口　渴

口渴是临床常见的一个自觉症状，饮水是人体内津液的主要来源。口渴与否、饮水多少，与机体内津液的盈亏、输布情况和阴阳的盛衰有着密切关系，故询问患者口渴与饮水的情况，可以了解患者津液的盛衰和输布障碍，以及病性的寒热虚实。

口渴的临床辨证

临床上应根据口渴的特点、饮水的多少和有关兼症来加以辨证分析。

口不渴：为津液未伤，见于寒证患者，亦可见于虽非寒证而体内亦无明显热邪的患者。

口渴多饮：即患者口渴明显，饮水量多。是津液大伤的表现。临床常见的有以下三种情况：

口大渴喜冷饮，兼见面赤壮热，烦躁多汗，脉洪大者：属实热证。是里热亢盛，津液大伤，饮水自救的表现。

大渴引饮，小便量多，兼见能食消瘦者，为消渴病。是肾阴亏虚所致。因肾主水液、主二便、司开合，肾阴亏虚则肾阳亦虚，故开多合少，小便量多，津液耗伤，故大渴引饮。

大汗后，或剧烈吐下后，或大量利尿后，出现口渴多饮者：是因汗、吐、下、利后，耗伤津液所致。

渴不多饮：即患者虽有口干或口渴感觉，但又不想喝水或饮水不多。是轻度伤津液或津液输布障碍的表现。可见于阴虚、湿热、痰饮、瘀血等证。

口干但不欲饮兼见潮热、盗汗、颧红等症者：属阴虚证。因阴虚津液不足，不能上承于口，则口干；体内无实热耗津，故不欲饮。

口渴饮水不多，兼见头身困重，身热不扬，脘闷苔腻者：属湿热证。因湿热内困，津液气化障碍，不能上承于口，则口渴；因内有湿邪，则不能多饮。

患者渴喜热饮，但饮量不多，或水入即吐，兼见头晕目眩，胃肠有振水音者：属痰饮内停。因痰饮为阴邪，内停伤阳，津液不能化气上承，则口渴喜热饮，为津液输布障碍而非津液不足，故渴不多饮；饮停于胃，胃失和降，故水入即吐。

口干，但欲漱水而不欲咽，兼见舌质隐青或有青紫色瘀斑，脉涩者，属内有瘀血。因瘀血内阻，气化不利，津液不能化气上承则口干。亦属津液输布障碍，并非津液真正亏乏，故不欲咽。

《伤寒论》条文选录：

太阳病，发热而渴，不恶寒者，为温病。(6)

若脉浮，小便不利，微热消渴者，五苓散主之。(71)

服桂枝汤，大汗出后，大烦渴不解，脉洪大者，白虎加人参汤主之。(26)

太阳病……病人不恶寒而渴者，此转属阳明也。(246)

阳明病……若渴欲饮水，口干舌燥者，白虎加人参汤主之。(226)

少阴病，欲吐不吐，心烦，但欲寐，五六日自利而渴者，属少阴也。(282)

厥阴病，渴欲饮水者，少少与之愈。(329)

下利，有微热而渴，脉弱者，今自愈。(359)

讨论：渴是鉴别伤寒与温病的关键症状，外感初起，发热，不渴为伤寒，发热而渴为温病。在伤寒中，渴亦可由不同原因引起。71 条为水热互结之消渴。26 条为汗出津伤而渴，246 条，226 条为阳明病热盛津伤而渴。282 条为阳虚水不上承之口渴。329 条，359 条则是阳复水气一时不能接续之渴，为好转之兆。

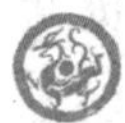【医案选录】

案一：陶君（《裘吉生临证医案》）

身热三日，汗出不解，头昏而胀，渴不喜饮，脘满肢重，脉濡数，苔白腻。属湿热蕴结不化，用芳淡法。

处方： 藿梗一钱半　川朴一钱半　淡竹茹三钱
枳壳一钱　青蒿梗一钱半　广郁金一钱半
佩兰二钱　炒谷芽一钱半　冬瓜子三钱
蔻末四分拌滑石四钱

讨论： 渴不喜饮多属湿热，痰饮，阴虚等证。本案结合脉证来看，当属湿热蕴结不化之证。

第六节　食　　欲

胃主受纳，脾主运化，饮食物的受纳运化和脾胃的关系很大。临床上，无论是脾胃为邪气所困，或是脾胃本身机能的变化，都能影响到食欲。

食欲的临床辨证

食欲减退：又称为“纳呆”或“纳少”，即患者不思进食或甚则厌食。临床常见者有以下四种：

食少纳呆，兼见消瘦乏力，腹胀便溏，舌淡脉虚者：属脾胃气虚。是因脾胃腐熟运化功能低下所致，可见于久病虚证和素体气虚的患者。

脘闷纳呆，兼见头身困重，便溏苔腻者：属湿邪困脾。因脾喜燥而恶湿，湿邪困脾，脾失运化，则脘闷纳少腹胀。如长夏感受暑湿之邪多见此证。

纳少厌油食，兼见黄疸胁痛，身热不扬者：属湿热蕴结，肝失疏泄，木郁克土，脾失运化，而致纳少。

厌食，兼见嗳气酸腐，脘腹胀痛，舌苔厚腻：属食滞内停。因暴饮暴食，损伤脾胃，致使脾胃腐熟运化功能失常，故纳呆厌食。

此外，如已婚妇女停经，厌食呕吐，脉滑数冲和者，为妊娠恶阻。是因妊娠冲脉之气上逆，胃失和降所致，不严重者属生理现象，不须治疗。

多食易饥：即患者食欲过于旺盛，食后不久即感饥饿，进食量多，身体反见消瘦，临床常见者有以下两种：

多食易饥，兼见口渴心烦、舌红苔黄、口臭便秘者：属胃火亢盛，腐熟太过，代谢亢进，故多食易饥。

多食易饥，兼见大便溏泻者：属胃强脾弱。因胃腐熟功能过亢，故多食易饥；脾运化功能减弱，故大便溏泄。

饥不欲食：即患者有饥饿感，但不想进食或进食不多。可见于胃阴不足的患者。证见饥不欲食，胃中有嘈杂、灼热感，舌红少苔，脉细数。是因胃阴不足，虚火内扰所致。

偏嗜食物：即患者嗜食某种食物或异物。临床常见的有以下两种：

小儿嗜食生米、泥土，兼见消瘦、腹胀腹痛，脐周有包块按之可移者：属虫积。因饮食不洁，腹内生虫，影响脾失运化，机体失养所致。

已婚妇女，嗜酸，停经、恶心、脉滑数冲和者：为妊娠，属生理现象，不为病态。

除中：若久病、重病本不能食，而突然暴食，是脾胃之气将绝之象，称为“除中”，属病危。如成无已《注解伤寒论》说："除，去也；中，胃气也。言邪气太甚，除去胃气，胃欲引食自救，故暴能食。""四时皆以胃气为本，胃气已绝，故云必死。"

《伤寒论》条文选录：

阳明病，若能食，名中风；不能食，名中寒。(195)

太阴之为病，腹满而吐，食不下，自利益甚，时腹自痛，若下之，必胸下结鞕。(273)

厥阴之为病，消渴，气上撞心，心中疼热，饥而不欲食，食则吐蚘，下之，利不止。(326)

伤寒五六日，中风，往来寒热，胸胁苦满，嘿嘿，不欲饮食，心烦喜呕……(98)

阳明病，谵语，有潮热，反不能食者，胃中必有燥屎五六枚也；若能食者，但鞕耳，宜大承气汤下之。(220)

阳明病下之，其外有热，手足温，不结胸，心中懊侬，饥不能食，但头汗出者，栀子豉汤主之。(231)

讨论：饮食皆关乎胃家，凡病与胃相关，皆能影响到饮食。如：195 条，阳明病，胃家病，以能食不能食分中风中寒。273 条，太阴病，为胃气虚弱外中邪气，故食不下。326 条，厥阴病，阴虚内热，故饥而不欲食。98 条小柴胡汤证，邪结胁下，脾脏受到影响，故不欲饮食。220 条，胃中有燥屎，故不能食。231 条，虚热结于心下胃口，故饥不能食。

【医案选录】

案一：唐某　男　中年（《程门雪医案》）

脾胃同为坤土，而有阴阳之不同。脾为阴土，喜温喜燥；胃为阳土，喜柔喜和。今纳弱而便结善饥，胃阴不足为主。脉细涩，苔花剥。法当清养胃阴为主，健运为佐。

处方： 米炒原金斛三钱　抱茯神三钱　春砂壳四分
白扁豆三钱　湘莲肉三钱　橘白络各一钱半
生白术二钱　剪芡实四钱　瓜蒌皮二钱
生薏苡仁四钱　炒川贝二钱　长须谷芽四钱
广藿香八分

原按： 本例从善饥一证，知其运化尚好，问题不在脾；从纳食不旺，知病在胃。参以便结和脉象、舌苔，而诊断为胃阴不足。

第七节　口　　味

口味变化的临床辨证

口淡乏味：属脾胃虚寒。因脾胃腐熟运化功能低下，患者食少纳呆，故感口淡乏味。

口甜或黏腻：属脾胃湿热。因甜味入脾，湿热蕴结脾胃，浊气上泛于口，故感口甜或黏腻。

口中泛酸：属肝胃蕴热。因酸味入肝，肝热之气上蒸于口，则口中泛酸。

口中酸馊：属伤食。因暴饮暴食，损伤脾胃，食停胃中不化，胃中浊气上泛，故感口中酸馊。

口苦：属热者，口苦且干，渴欲饮水，或舌上有麻辣感，或口中伴有臭秽。可见于火邪为病和胆热之证。因苦味入心，心属火，又胆液味苦，故火邪炎上或胆气上泛，皆可使口中味苦。

口苦属寒者，口苦而淡，口渴而不思饮，或口苦而咸涩，或口多清涎。

口咸：多属肾病及寒证。因咸味入肾，肾主水，肾病及寒水上泛皆可使口中味咸。

此外，由于不同地域，生活习惯不同，患者可有饮食嗜味之异；不同脏腑的疾病也可产生不同的饮食嗜味，如肝病嗜酸、心病嗜苦、脾病嗜甜、肺病嗜辛、肾病嗜咸等，可作临床参考。

《伤寒论》条文选录：

阳明中风，口苦咽干，腹满微喘，发热恶寒，脉浮而紧。(194)

少阳之为病，口苦，咽干，目眩也。(264)

讨论：口苦多属热。

【医案选录】

案一：无名（《未刻本叶氏医案》）

脘痞不饥。脉沉弦。味酸苦。疟后致此。宜苦辛开泄。

处方：川连　人参　枳实　干姜　茯苓　半夏

讨论：疟后脾胃阳虚不运，以脘痞不饥一证以赅之。弦为肝脉，酸为肝味，木火来犯中州之象。脘痞不饥而味苦，为中焦寒热错杂，故宜苦辛开泄。

案二：陆某　男　28岁（《程门雪医案》）

痰有咸味而黏厚，苔白腻。治以金水六君煎为主，补肾健脾而化痰。

处方：大熟地八钱　当归身三钱　云茯苓四钱
仙半夏三钱　陈广皮一钱半　炙甘草一钱半
怀牛膝三钱　川断三钱　海浮石四钱

海蛤壳四钱　生苡仁五钱

原按：痰有咸味，属于肾虚，肾水不摄，津液上泛。本例舌苔白腻，痰黏厚，又为脾胃有湿。程老以金水六君煎治之，方中二陈汤健脾燥湿，归、地滋补肾阴。

第八节　呕　　吐

呕吐乃食物入胃，反而上逆之症。《医宗金鉴·杂病心法要诀》说“有物有声谓之呕，有物无声吐之征”。胃气上逆，既有吐声，又有食物吐出于外者，谓之呕吐。

呕吐临床辨证

呕吐兼有恶心，恶寒发热，舌苔薄白，脉浮者，由外感寒湿所致，湿浊犯胃，胃气上逆则呕吐。

呕吐兼有脘腹胀满，吐物酸腐，夹杂不化食物，嗳气厌食，是食滞胃脘。因饮食停滞，胃浊不降，郁而化热生酸，纳化失常故见呕吐。

呕吐清水痰涎，兼脘闷不食，头眩心悸。是痰浊内阻，胃气不降的呕吐证。脾不健运，水湿不化，凝结为痰，痰浊郁阻，清阳不升，故伴见头眩心悸。

呕吐，吐物秽浊酸臭、嗳气频多，兼有胁肋胀满，急躁易怒，是肝气犯胃，胃腑滞郁，化热生酸，则嗳气吞酸。肝气郁则胁肋痛；胃气逆则呕吐。

呕吐不化食物而无酸腐味，多属气滞，常频发频止，由肝郁犯胃所致。

呕吐黄绿苦水，多为肝胆湿热或郁热。肝气横逆犯胃，热迫胆汁上溢，胃失和降而呕黄绿苦水。

呕吐鲜血或紫暗有块，夹杂食物残渣，多属胃有积热或肝火犯胃，或素有瘀血，血不归经。若脓血混杂，多为胃痈。

呕吐，饮食稍多即吐，时吐时止，所吐食物未经消化，气味不重。兼面色皖白，四肢不温，大便溏薄，是脾胃虚寒所致。脾胃虚寒，中阳不振，在内无力受纳，腐熟水谷，在外不能充于四肢，故有此便溏，肢凉等兼症。

呕吐物量不多，时作干呕，似饥而不欲食，五心烦热或潮热盗汗，是胃阴不足，胃失濡润，气失和降所致。

呕吐，年久不愈，吐物已尽则胃中安和。饥不欲食，五心烦热，消瘦，头晕，乏力。是胃燥津枯，胃失滋养，气逆不降所致（此与胃阴虚基本相同，只是病程长，病证重而已）。

呕吐的辨证要点

呕吐症状总不外实证与虚证两大类。外邪犯胃必有恶寒发热的表证；食滞胃脘必兼脘腹胀满，嗳气吞酸。痰浊内阻者，则痰涎多，头眩心悸。肝气犯胃则吐物酸腐，嗳气频多，胸胁痛。

虚证呕吐，脾胃虚寒者，饮食稍多即吐，时吐时止，所吐食物未经消化，气味不重。胃阴不足者，呕吐物量不多，时作干呕，饥不欲食，五心烦热。

《伤寒论》条文选录：

太阳病，或已发热，或未发热，必恶寒，体痛，呕逆，脉阴阳俱紧者，名为伤寒。(3)

太阴之为病，腹满而吐，食不下，自利益甚，时腹自痛，若下之，必胸下结鞕。(273)

伤寒，发热，汗出不解，心下痞鞕，呕吐而下利者，大

柴胡汤主之。(170)

少阴病，饮食入口则吐，心中温温欲吐，复不能吐，始得之，手足寒，脉弦迟者，此胸中实，不可下也，当吐之。若膈上有寒饮，干呕者，不可吐也，当温之，宜四逆汤。(324)

少阴病，吐利，手足逆冷，烦躁欲死者，吴茱萸汤主之。(309)

中风，发热六七日，不解而烦，有表里证，渴欲饮水，水入则吐者，名曰水逆，五苓散主之。(74)

太阳中风，下利呕逆，表解者，乃可攻之。其人漐漐汗出，发作有时，头痛，心下痞鞕满，引胁下痛，干呕短气，汗出不恶寒者，此表解里未和也，十枣汤主之。(157)

发汗吐下后，虚烦不得眠，若剧者，必反复颠倒，心中懊侬……若呕者，栀子生姜豉汤主之。(78)

伤寒，本自寒下，医复吐下之，寒格，更逆吐下。若食入口即吐，干姜黄芩黄连人参汤主之。(358)

发汗后，水药不得入口，为逆。若更发汗，必吐下不止。(77)

干呕，吐涎沫，头痛者，吴茱萸汤主之。(377)

讨论：呕吐在《伤寒论》中经常可见，情况各有不同而已。第 3 条之呕逆为太阳病伤寒正气外出抗邪之象。273 条吐而自利，为脾胃虚弱，又受外邪侵袭。170 条，为柴胡证之呕吐，必兼发热、胁下满。少阴病，阳虚内寒，呕吐症较多，如 324 条之胸中寒实及膈上有寒饮，皆能致吐，又如 309 条胃寒之吐。水饮亦能致吐，74 条为水饮阻于胃口之呕吐，157 条为胁下悬饮之呕逆。误治伤及脾胃之气，亦能致吐，如78条之栀子生姜豉汤证和358条之干姜黄芩黄连人参汤证及77条之吐等。

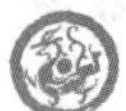【医案选录】

案一：无名（《未刻本叶氏医案》）

阅病原，望色萎黄，参脉微细，此中阳困顿之候也。是以烦劳病呕尤甚，法宜温之。

处方：人参　吴萸　熟附子　半夏　茯苓　淡干姜

讨论：本案以面色萎黄，脉微细，且烦劳尤甚而认定此呕为胃阳虚弱。

案二：夏某　女　成年（《程门雪医案》）

呕吐昨起，已八次，甚至呕清。心悸，夜不安寐。脉弦滑，苔腻而润。拟苦辛酸泄化之。

处方：川雅连六分　淡干姜一钱　炙乌梅五分
花椒炭一钱　仙半夏三钱　陈广皮一钱半
云茯苓三钱　炒枳实一钱　炒竹茹三钱
淮小麦五钱

原按：本例呕吐清水，脉滑苔腻，虽胃中有痰浊，尚未化燥伤阴，故以温中止呕为主。频频作呕，脉弦，可见胆火上逆，急迫不安。至于心悸不能安寐，程老则辨为胆气逆，胃不和之故。

第九节　泄　　泻

泄泻，指大便次数增多，粪便稀薄，甚至泻出如水。古人所谓“泄者如水之泄也，势犹舒缓；泻者，势似直下，泻下较猛”。两者微有不同，但其病则一，故总名之为泄泻。

泄泻的临床辨证

泻下稀水，色白无臭，或完谷不化，鸭溏清澈。肠鸣切痛，喜温，喜按，畏寒肢冷，是寒泻。中焦寒盛，脾胃阳虚，不能腐熟水谷，蒸化津液，故清浊不分，轻则便溏，重则完谷不化。

泻下如水（水样便），便次频多，兼有胸腹满闷，肢体酸重，肠鸣，腹痛轻微，或无疼痛感，是湿泻。湿盛伤脾，脾不能运化水湿，清浊不分，水液下注于肠，则肠鸣泄泻。

泻下稀如浆汁（黄糜样粪便），气秽极臭、肛门灼热。兼有发热，口渴多饮，时有恶心，尿短赤涩痛，是热泻或暑泻。火热或暑邪伤损肠胃，胃肠腐熟传导作用失常；热蕴于中，内腐水谷败烂如黄糜而气秽极臭。热伤胃肠，胃气上逆有恶心等症。

泻下稀便，夹杂不消化的食物，矢气频多，臭秽难闻，兼有嗳腐吞酸，胸腹饱闷，是伤食泻。多食过饱，损伤胃肠，受纳、腐热、化物传导功能紊乱，故有上述脉证。

泻下时溏时水，兼有不思饮食，食后脘闷不舒，面色萎黄，神疲，是脾虚泻。脾胃虚弱，不能消化水谷，分利水湿，故大便时溏时水。脾胃虚弱受纳无权，故有不思饮食等症。

泻下溏便，肛门有后重感觉，泻前腹痛连及腰背，泻后腹痛消除，一天三、五次。多在劳累后发生。为肾气虚腹泻，肾者作强之官，劳力伤肾，关门不利，故腹泻。

泻下溏便或有完谷不化，时间黎明之前，脐下作痛，肠鸣即泻，泻后则安，形寒肢冷，是肾泻。肾阳不足，命门火衰，黎明前阳气未复，阴气极盛，则应时而泻。

久泻不愈，大便不能控制，滑出不能自禁，称为滑泻，属脾肾阳虚，肛门失约。

泻时腹痛肠鸣，泻后痛止，腹部较舒，稍后又肠鸣腹痛又欲泄泻，每因愤怒，腹痛泄泻立即发生，是肝泻。肝失调达，横逆乘脾，肝脾不和故有胸胁痛，纳少嗳气。肝脉抵少腹，肝郁，脉急则腹痛，脾气不升，清气陷下则腹泻。

久泻不愈，里急后重，或泻后有不尽之感，大便黏滞不畅，脘腹胀满痛，或腹痛如刺，痛有定处而拒按。或大便时干时稀，反复不愈，此属血瘀腹泻。

腹痛欲泻，黏液样便，便溏量少，里急后重，或有寒热，这是痢疾。因外邪侵袭肠胃而成。

泄泻的辨证要点

寒泻：便稀水或完谷不化，兼形寒肢冷，舌淡脉沉迟。湿泻：水样便，肠鸣腹痛轻微，脉沉缓。热与暑泻：便下黄糜臭秽难闻，舌红脉数。伤食泻：泻下夹杂不消化食物，有过食史。

脾泻者以便溏、纳少、食后脘闷不舒为主，肾气虚泄泻多在劳累后发生，腹痛里急不甚，连及腰背酸痛，肛门后重感亦不甚。肾泻者以黎明前腹痛即泻为特点。滑泻为大便滑出不能自禁。肝泻，又称痛泻，以腹痛即泻，痛一阵，泻一阵，或因生怒气，立即腹痛泄泻，与所有泄泻均不同。痢疾有腹痛里急后重，与其他泄泻容易区别。

《伤寒论》条文选录：

太阴之为病，腹满而吐，食不下，自利益甚，时腹自痛，若下之，必胸下结鞕。(273)

太阳与阳明合病者，必自下利，葛根汤主之。(32)

伤寒，发热，汗出不解，心下痞鞕，呕吐而下利者，大柴胡汤主之。(170)

太阳中风，下利呕逆，表解者，乃可攻之。其人漐漐汗出，发作有时，头痛，心下痞鞕满，引胁下痛，干呕短气，汗出不恶寒者，此表解里未和也，十枣汤主之。(157)

少阴病，欲吐不吐，心烦，但欲寐，五六日自利而渴者，属少阴也。虚故引水自救。若小便色白者，少阴病形悉具，小便白者，以下焦虚有寒，不能制水，故令色白也。(282)

少阴病，下利，脉微者，与白通汤。利不止，厥逆无脉，干呕烦者，白通加猪胆汁汤主之。服汤，脉暴出者死；微续者生。(315)

少阴病，二三日至四五日，腹痛，小便不利，下利不止，便脓血者，桃花汤主之。(307)

下利，欲饮水者，以有热故也，白头翁汤主之。(372)

少阴病，自利清水，色纯清，心下必痛，口干燥者，急下之，宜大承气汤。(321)

脉浮而迟，表热里寒，下利清谷者，四逆汤主之。(228)

太阳病，桂枝证，医反下之，利遂不止，脉促者，表未解也；喘而汗出者，葛根黄芩黄连汤主之。(34)

太阳病，外证未除，而数下之，遂协热而利，利下不止，心下痞鞕，表里不解者，桂枝人参汤主之。(168)

伤寒，汗出解之后，胃中不和，心下痞鞕，干噫食臭，胁下有水气，腹中雷鸣下利者，生姜泻心汤主之。(162)

伤寒，服汤药，下利不止，心下痞鞕。服泻心汤已，复以他药下之，利不止，医以理中与之，利益甚。理中者，理中焦，此利在下焦，赤石脂禹余粮汤主之。复不止者，当利其小便。（164）

伤寒十三日，不解，胸胁满而呕，日晡所发潮热，已而微利，此本柴胡证，下之以不得利，今反利者，知医以丸药下之，此非其治也。潮热者，实也。先宜服小柴胡汤以解外，后以柴胡加芒硝汤主之。（107）

少阴病，脉微细沉，但欲卧，汗出不烦，自欲吐。至五六日，自利，复烦躁不得卧寐者，死。（300）

少阴病，脉紧，至七八日，自下利，脉暴微，手足反温，脉紧反去者，为欲解也。虽烦，下利必自愈。（287）

伤寒，脉浮而缓，手足自温者，系在太阴，太阴当发身黄，若小便自利者，不能发黄。至七八日，虽暴烦下利日十余行，必自止。以脾家实，腐秽当去故也。（278）

讨论：泄泻在《伤寒论》中亦是很多见的，六病几乎都不除外，择要介绍如下。太阴病为脾胃虚弱者外中邪气，所以太阴病中下利是很多见的，如273条所示。太阳病，邪气在表，若无误治，则无下利。但太阳与阳明合病及太阳与少阳合病都有下利，如32条。另外，大柴胡汤证邪结胁下有下利，如170条，十枣汤证胁下悬饮有下利，如157条。少阴人正气虚弱，里虚不足，受邪后易成下利之证。如282条下焦虚寒之下利。又因正气虚弱，不能抗争，症状多很危重，如315条。属于热性下利的如：307条血热下利之桃花汤证，372条热利下重之白头翁汤证等。下利有属于实证者，如321条之大承气汤证，下利是热结旁流，实际是有燥屎结于内。

228条是体实者胃中突中寒邪而下利清谷，以其脉浮而迟也。太阳病误下之后，会出现许多兼有下利的症状，如34条为表证不解且病偏于表者，168条是表里不解之胁热利。太阳病误下邪入成痞的如162条的生姜泻心汤证，164条为重复泻下而至下焦不固。107条是以丸药误下后邪热结于胃中的内实下利。虚寒下利，阳气的存留是生死的关键，阳气复则生，阳气亡则死，如300条所示。虚证下利自愈者，有两种情况，一为少阴病阳复，如287条，一为太阴病脾气复苏，如278条。

【医案选录】

案一：无名（《未刻本叶氏医案》）

阳微形寒，腹痛下利。

处方： 人参　炮姜　焦术　茯苓　炙草　桂心

讨论： 形寒是外之阳气不足，腹痛为内之阳气不足，“有寒故痛也”。所以本案之下利必是脾胃阳虚。

案二：姚某　男 成年（程门雪医案）

大便次数频多，腹中作痛，小便不畅，舌苔厚腻，脉濡。法当健运和中，佐以分利为治。

处方： 米炒茅术一钱半　制川朴一钱　陈广皮一钱半
赤猪苓各三钱　大腹皮三钱　春砂壳一钱
焦六曲三钱　焦楂炭三钱　福泽泻二钱
炒车前三钱(包煎)　纯阳正气丸四钱(包煎)
戊己丸一钱半(包煎)

原按： “湿胜则濡泄”本案小便不畅，苔腻脉濡，为湿泻之确据，故可纯用香燥之药。

第十节　便　秘

便秘，是排便时间延长，经常三五日或五六日，甚至更久时间才能大便一次。其主要的病理变化是在脾胃和大肠。因饮食入胃，经胃的腐熟，脾的运化，使水谷精微输布之后，糟粕由大肠传送排出体外，故《素问·灵兰秘典论》说：“大肠者，传道之官，变化出焉。”若胃肠燥热内结，或因气虚传送无力、血虚肠道干涩以及阴寒凝结等均能导致大便秘结。

便秘的临床辨证

大便秘结，兼有口臭唇疮，面赤身热，尿短赤，是热结。胃肠热盛，耗伤津液，肠道干结所致。口唇属脾，脾热上蒸，故口臭唇疮。

大便秘结，兼胸胁满闷，纳少嗳气，腹中胀满，是气滞便结。气机郁滞，传导失职，故便秘。

大便难解，便出不硬，临厕努挣不下，挣则乏力，汗出，甚则虚脱晕倒。气短神疲，是气虚便秘。中气虚衰，大肠传送无力则大便难解。

大便秘结，努挣难下，面色苍白无华，头晕心悸，是血虚便秘。津血同源，血虚则津液亏损不能濡润肠道所致。

大便秘结，艰涩难下，腹中冷痛，四肢凉冷，是寒结便秘。寒邪内结，大肠传导失职所致。

大便秘结，干结如羊粪兼有口唇干燥，或胸痛，噎食难下，是燥结便秘。温热之邪久留不去．或久病不愈耗津伤液所致肠道干结不通。

长年大便秘结不爽，但大便并不干结枯燥，经常有便意，却久登厕而无粪便，服泻下药可收效一、二天，不久又便秘重作，此属痰秘。

大便开头干结难解，后半却溏软易下，多属脾虚；亦属湿盛。

大便时干时稀，溏结不调，属肝郁乘脾。

便秘的辨证要点

热结者，面赤身热，舌红苔黄，脉滑实。与面白，肢冷，舌淡苔白，脉沉迟的寒结显然不同。

气滞便秘兼有胸胁胀闷，脉弦；气虚便秘，兼有气短乏力，神疲脉虚；血虚便秘者，以面色苍白，头晕心悸，脉细为主；燥结便秘以久病津枯为要点。痰秘以常有便意，登厕却解不出大便为特征。

附：肛门感觉异常

肛门灼热：即排便时肛门有灼热感，属大肠湿热，见于暑泻、热泻、痢疾等。

肛门瘙痒：即排便时和排便后肛门瘙痒，亦属大肠湿热，气血不畅。

排便不爽：即腹痛而排便不畅，多属肝郁乘脾，肠道气滞；若便溏如黄糜，泻下不爽，是湿热蕴结大肠，肠道气机传导不畅所致。

里急后重：即腹痛窘迫、时时欲泻、肛门重坠、便出不爽，见于痢疾。是湿热内阻，肠道气滞所致。

里急后重：腰酸痛，腹痛下迫，即有便意，便溏不爽，肛门重坠，是为肾虚作泻，多见于平素体弱而又强力伤肾之人。

肛门气坠：即肛门有下坠感，甚则脱肛，属脾虚中气下陷。

《伤寒论》条文选录：

问曰：何缘得阳明病？答曰：太阳病，若发汗，若下，若利小便，此亡津液，胃中干燥，因转属阳明。不更衣，内实，大便难者，此名阳明也。(186)

太阳病，重发汗而复下之，不大便五六日，舌上燥而渴，日晡所小有潮热，从心下至少腹鞕满而痛不可近者，大陷胸汤主之。(141)

阳明病，胁下鞕满，不大便而呕，舌上白苔者，可与小柴胡汤。上焦得通，津液得下，胃气因和，身濈然汗出而解。(233)

阳明病，本自汗出，医更重发汗，病已差，尚微烦不了了者，此必大便鞕故也。以亡津液，胃中干燥，故令大便鞕。当问其小便日几行，若本小便日三四行，今日再行，故知大便不久出，今为小便数少，以津液当还入胃中，故知不久必大便也。(208)

趺阳脉浮而涩，浮则胃气强，涩则小便数，浮涩相搏，大便则鞕，其脾为约，麻子仁丸主之。(249)

阳明病，谵语，有潮热，反不能食者，胃中必有燥屎五六枚也；若能食者，但鞕耳，宜大承气汤下之。(220)

大下后，六七日不大便，烦不解，腹满痛者，此有燥屎也。所以然者，本有宿食故也。宜大承气汤。(243)

病人小便不利，大便乍难乍易，时有微热，喘冒不能卧者，有燥屎也，宜大承气汤。(244)

讨论：便秘在《伤寒论》中称为大便难或不大便，属热性，阳明病中比较多见。如186条所示。其他原因的如：结胸病水热结于心下，上下不通而不大便者，如141条；小柴胡汤证，邪结胸胁，中焦痞隔而大便不下，如233条。阳明病解后，因汗出过多，肠胃津液干燥而大便难，如208条；平素胃强脾弱，大便因硬的脾约病，如249条等。阳明病，不大便，胃中有燥屎，内有实热，热胜则神昏，所以多有潮热、谵语症状，如220条；或脐腹部燥屎所在部位疼痛剧烈，如243条；或喘冒不能卧，如244条等。

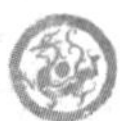【医案选录】

案一：王某　女　40岁（《程门雪医案》）

二诊：血不润肠，肠燥便秘；血不养肝，肝气撑胀；血虚不能营养筋脉，筋惕肉瞤。养血柔肝润燥之法续进。

甜苁蓉三钱　酒洗全当归三钱　火麻仁三钱（研）
炒白芍三钱　春砂壳八分　醋炒柴胡一钱
绿萼梅一钱　炒橘核四钱　酒炒陈木瓜一钱
蜜炙紫菀三钱　橘叶一钱半　柏子仁三钱

原按：程老在二诊中，从血虚失润一个主因来辨证，因胀在少腹，是血不养肝，肝气下撑之故。筋惕肉瞤亦属于血不养筋。主因既得，遂一以贯之。

第十一节　小便不利

小便不利，是指排尿困难、尿量减少、甚则小便闭塞不通的症状，多见于水肿、癃闭、淋浊等病，还有，外感热病，热盛伤津等均可导致小便不利。

小便不利，病位主要在于膀胱，与肺脾肾三脏关系至为密切。膀胱气化不利；肺气不能通调水道下输膀胱；脾气不运，水湿不行；肾气亏虚，命门火衰，三焦决渎失职等，均是小便不利的病理机制。

小便不利的临床辨证

小便不利，或点滴而出，尿频，尿急，有余沥，尿道根部涩痛，尿色黄赤或浊，味臭，少腹硬，或伴恶寒发热。此是癃闭病的湿热蕴结膀胱证。湿热结于太阳之腑，气化不通，故小便不利。

小便不利，或点滴而出，甚则点滴全无。尿黄赤而浊，甚者血尿或脓尿。尿急，尿道根部涩痛，小腹胀硬，会阴部坠胀疼痛。伴有高热寒战，全身酸痛无力。检查可见前列腺明显肿大，触痛明显。这是癃闭病的热毒流注证。

小便不利，尿有余沥，尿黄不显著，腰膝酸软乏力，四肢不温，此是癃闭病，命门火衰证。肾阳虚，命门火衰，不能温煦膀胱，膀胱气化功能失常，故小便不利。

小便不利，尿有余沥，尿黄。腰膝酸软，或五心烦热，或阳事易亢。此为癃闭病，肾阴亏虚证。阴虚阳亢，热流膀胱，故小便不利。

小便不利，或点滴不通，咽干，烦渴欲饮，呼吸急促。此是癃闭病的热邪壅肺证。热邪壅肺，肺失肃降，故小便不利。

小便不利，或尿如细线，或点滴不通，或尿道根部刺痛，小腹胀满隐痛，舌紫黯，有瘀斑或瘀点。此是癃闭病的（痰）血瘀证，瘀血（或痰瘀）留滞膀胱，导致膀胱气化失职，故小便不利。

小便不利，淋漓刺痛，频数短涩，欲出未尽，小腹拘急，尿道痛引腰腹，或小便黄赤，或尿砂石，或尿血，此是淋病。热结于膀胱，气化不行，尿路不畅，故小便不利。

小便不利，频数短涩，尿道刺痛上引小腹，尿道流脓，或有发热。此为毒淋，因不洁性交，热毒结于膀胱，尿路不畅所致。

毒淋日久，小便不利，尿道隐痛或灼痛，尿余沥不尽，腰骶隐痛，五心烦热。为肝肾阴虚，余毒未清。

毒淋日久，排尿不畅，体倦乏力，阴器、小腹、腰骶隐隐刺痛。此为气虚血瘀，余毒未尽。

毒淋日久，排尿无力，夜尿频多，腰骶、会阴部坠胀或小腹坠胀，劳累则加重或复发。此为脾肾两虚，余毒未尽。

小便不利的辨证要点

癃闭病，小便不利，尿有余沥，或点滴不下，尿道无痛感，或仅见尿道根部涩痛、灼痛或刺痛，一般无浮肿。热结膀胱证，尿色赤，小腹硬满；命门火衰证，腰酸膝软，面白，肢冷；热邪壅肺证，咽干，呼吸急促，烦渴欲饮；血瘀证，小腹胀满，隐痛，舌紫黯，有瘀斑。

淋病，小便不利，淋漓刺痛，频数短涩，尿道疼痛明显，且向小腹发散。热淋者小便黄赤；石淋者尿出砂石；血淋者尿中带血；毒淋者尿道流脓液或脓血，且有不洁性交史。

附：小便多和尿道感觉异常

尿量增多：患者小便清长量多、畏寒喜暖，属虚寒证。寒则汗液不泄，津液无伤，水液下渗，故小便清长量多。

口渴，多饮，多尿，消瘦，属消渴病。是肾阴亏虚，开多合少所致。

夜尿增多，小便清长，多见于老年人及肾病后期。是肾阳亏虚，开合失度，膀胱不约所致。

余沥不尽（即排尿后尚有小便点滴而下）。属实者，排尿后即感尿意未尽，余沥点滴而下：有属于湿热下注，有属于瘀血阻塞，气机不利者。有属于肝气不调，疏泄不及者，因肝脉绕阴器，又肝主疏泄。属虚者，排尿后感尿意已尽，过后又有余沥点滴；有属于气虚不摄者，有属肾气不固者，多见于老年人。

小便失禁：患者神志清醒时，小便不能随意控制而自遗，称为尿失禁，多属肾气不固，膀胱失约。若患者神志昏迷而小便自遗，则病属危重。

遗尿：即睡时不自主排尿，属肾气不足、膀胱气虚。小儿肾气未充，知识未开，一般不作病态处置。

《伤寒论》条文选录：

服桂枝汤，或下之，仍头项强痛，翕翕发热，无汗，心下满微痛，小便不利者，桂枝去桂加茯苓白术汤主之。(28)

大下之后，复发汗，小便不利者，亡津液故也，勿治之，得小便利，必自愈。(59)

伤寒五六日，已发汗而复下之，胸胁满微结，小便不利，渴而不呕，但头汗出，往来寒热，心烦者，此为未解也，柴胡桂枝干姜汤主之。(152)

少阴病，二三日至四五日，腹痛，小便不利，下利不止，便脓血者，桃花汤主之。(307)

病人小便不利，大便乍难乍易，时有微热，喘冒不能卧

者，有燥屎也，宜大承气汤。(244)

风湿相搏，骨节疼烦，掣痛不得屈伸，近之则痛剧，汗出，短气，小便不利，恶风不欲去衣，或身微肿者，甘草附子汤主之。(180)

伤寒七八日，身黄如橘子色，小便不利，腹微满者，茵陈蒿汤主之。(261)

讨论：水饮病多见小便不利，如 28 条之桂枝去桂加茯苓白术汤证。汗下后，津液亡失，有小便不利，如 59 条。柴胡证，邪结胸胁，三焦气机郁滞，亦见小便不利，如 152 条。有下焦虚寒，影响膀胱气化而小便不利的，如 307 条。亦有下焦实热，影响膀胱气化而小便不利的，如 244 条。有风湿在表而小便不利的，如 180 条。亦有湿热郁于里而小便不利发黄的，如 261 条。

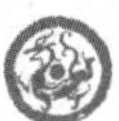

【医案选录】

案一：汪君（《裘吉生临证医案》）

脉数，舌苔黄厚，溺急作痛，脘满身热。属湿热不清，蕴结膀胱。用清利法。

处方： 川萆薢三钱　甘草梢一钱　瞿麦三钱　萹蓄三钱
木通一钱　赤苓三钱　海金沙三钱　乌药一钱半
滑石四钱　冬葵子三钱　车前子二钱

讨论： 脉数舌黄为热，苔厚为湿。溺急作痛且见脘满身热，当是湿热蕴结膀胱之证。

案二：杜某　男　31 岁（《程门雪医案》）

先则小溲频数，继则腹胀里急，溲色清，苔薄舌淡，脉濡。拟予补中益气、金匮肾气丸两方主之。

处方： 炙黄芪三钱 炒潞党参一钱半 炒白术一钱半 炙甘草八分 当归身一钱半 炒软柴胡八分 炙升麻三分 陈广皮一钱半 金匮肾气丸四钱（包煎）

原按： 此例溲清而不黄，舌淡脉濡，而无舌红脉数，小溲淋痛等湿热下注之象，则此腹胀里急，当属中气下坠，膀胱气化不及的虚证。

第十二节 黄 疸

黄疸，是以面目及全身皮肤发黄为表现特点。根据其色泽不同，分为阴黄与阳黄两类。

黄疸的临床辨证

面目全身发黄，色鲜明如橘皮，发热口渴，恶心欲吐，胁痛腹胀，尿黄浊。是热重于湿的阳黄证候。湿热交蒸，胆汁外溢故面目全身发黄。湿热内蕴，困阻脾胃，肝胆之气机不畅，胃气不降则厌食恶心；肝脾不和则胁痛腹胀。

面目全身发黄，黄色不甚鲜明，头重身困，胸脘痞闷，纳呆腹胀便溏，是湿重于热的阳黄证候。湿热熏蒸而发黄。湿邪内阻，清阳不宣故头重身困。湿热困脾而有纳呆、腹胀便溏等证。

面目全身发黄，病起急剧，兼神昏谵语，壮热烦渴，肌肤发斑，衄血尿血，是热毒炽盛的阳黄重证，称急黄。热毒炽盛，迫使胆汁外溢故面目全身迅速发黄。热邪内陷心包，故有神昏谵语等证。

面目全身发黄，症状反复，右胁剧痛，牵引肩背，发热恶寒，便色灰白，是肝郁胆滞。多因肝气郁结，胆汁流动不畅，结为胆石或因蛔厥上窜，阻塞胆道，胆气阻滞，胆汁外溢而发黄。胆汁阻滞，不能下行于肠道故便色灰白而不黄。

面目全身发黄，色黄淡，或如烟熏，兼畏寒肢冷，脘闷纳呆，便溏腹胀，是寒湿所致的阴黄证候。寒湿之邪留滞于中焦，肝胆气机不畅，胆汁外溢而发黄疸。寒湿困脾，脾不健运，故脘闷纳呆，腹胀便溏。

面目全身发黄，晦暗浊滞，兼有胁下癥积作痛，皮肤有蛛丝纹缕，舌有瘀斑，是肝血瘀阻所致黄疸。瘀血停积，胆汁运行受阻，故面黄晦暗，胁痛。

黄疸的辨证要点

热重于湿的黄疸，以黄色鲜明如橘皮，身热，恶心，厌食，胁痛腹胀为主。湿重于热者，以黄色不甚鲜明，兼有头重身困，纳呆便溏，苔黄厚腻，脉濡缓为要点。热毒炽盛具有发病急，壮热口渴，发斑、衄血特点与以上二型各不相同。胆气阻滞以胁痛牵引肩背，便色灰白为鉴别依据。寒湿者，面色黄淡，必兼畏寒肢冷，便溏脉迟缓。肝血瘀阻型黄疸，必有胁下癥积作痛，皮肤多有细小血络如蛛丝，舌有瘀斑等表现。

辨黄疸，要注意患者原来皮肤颜色对黄疸色泽的影响。如原来皮肤白皙，即使是阴黄也比较明亮；如原来皮肤苍老，即使是阳黄也比较暗晦。临床时要注意四诊合参。

《伤寒论》条文选录：

太阳病，身黄，脉沉结，少腹鞕，小便不利者，为无血也；小便自利，其人如狂者，血证谛也，抵当汤主之。(129)

阳明病，发热汗出者，此为热越，不能发黄也；但头汗出，身无汗，剂颈而还，小便不利，渴引水浆者，此为瘀热在里，身必发黄，茵陈蒿汤主之。(238)

伤寒发汗已，身目为黄，所以然者，以寒湿在里不解故也。以为不可下也，于寒湿中求之。(260)

伤寒七八日，身黄如橘子色，小便不利，腹微满者，茵陈蒿汤主之。(261)

伤寒，身黄，发热，栀子柏皮汤主之。(262)

伤寒，瘀热在里，身必黄，麻黄连翘赤小豆汤主之。(263)

讨论：《伤寒论》中，一般不讨论湿病，风湿和黄疸是例外。而黄疸也是讨论热重于湿的阳黄，而不讨论湿重于热的阴黄，如 260 条所言。另外，瘀血亦能发黄，如 129 条所言。

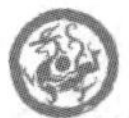

【医案选录】

案一：冯右（《裘吉生临证医案》）

黄疸，面色目白皆黄，头重身困，胸脘痞满，舌苔厚腻，脉濡稍数。属湿热结郁脾胃，用清热化湿法。

处方： 西茵陈四钱　生米仁四钱　冬瓜子三钱
猪苓一钱半　带皮苓三钱　泽泻一钱半
丹皮三钱　全青蒿一钱半　川桂枝一钱
焦冬术二钱　佩兰一钱半

原按： 本案黄疸虽面色目白皆黄，但头重身困，胸脘痞满，舌苔厚腻，为湿遏热伏，湿重于热，湿困脾胃，浊邪不化。

案二：陆君（《裘吉生临证医案》）

黄疸，皮肤目白皆黄，黄色晦暗，食少脘胀，面浮腹满。属湿滞脾虚，用芳淡法佐温中之品。

处方： 茵陈四钱　丝瓜络一钱半　猪苓一钱半
赤苓三钱　佩兰一钱半　制茅术一钱半
炮姜一钱　官桂四分　泽泻一钱半
附子八分

原按： 本案黄疸黄色晦暗，且食少脘胀，面浮腹满，乃属阴黄。

第十三节　水　　肿

水肿是指体内水液潴留，泛溢肌肤，引起眼睑、头面、四肢、腹背甚至全身浮肿。严重者还可伴有胸水、腹水等。

浮肿的临床辨证

恶寒发热，兼有眼睑浮肿，继则四肢及全身皆肿，小便不利，咽喉肿痛，咳喘，多发冬春两季，是风水病。风邪外袭，则恶寒发热。肺气不宣，则咳喘。通调失职，则水液泛溢而浮肿。

全身水肿，腹部及下肢更甚，按之没指，小便短少，身重倦怠。此是水肿病湿困脾阳证，脾受湿困，不能转输水液，水液停聚而为水肿。

心烦身热，口渴而不欲饮，兼有遍体浮肿，胸腹痞闷，小便短赤。此是水肿病湿热壅盛证。湿邪内蕴，与热交蒸，三焦不利，通调失职而致。

小便不利，面浮足肿，或仅见下肢浮肿，按之凹陷，肢冷神疲，便溏，身重腰酸。此是水肿病的阴水证。脾阳不振，肾阳虚衰，不能运化水湿，故小便不利。

腹膨脐突，青筋暴露，四肢浮肿，小便短涩。此属单腹胀之水肿。

全身浮肿，但小便正常，浮肿按之凹陷，放手即起。肤色萎黄或苍黄。多发生在长期的营养不良之后。称为虚肿，因血虚不能摄气所致。

全身浮肿，小便正常，手足温，发生在损耗性大病之后恢复期。因气无形，恢复快；血有形，生成慢。致气无所附而成浮肿，称为气肿。

浮肿的辨证要点

水肿病，以浮肿，小便不利为主证，分阳水和阴水两类。阳水证起病急，浮肿常从颜面开始，继而遍及全身四肢。有外感症状的，是风水泛溢证；因湿热交蒸，三焦水道通调失职而成浮肿，为湿热壅盛证。

阴水证起病缓，或因阳水证失治或误治而成，全身浮肿常从下肢开始，或以下肢为重，或仅见下肢浮肿，兼有胸闷纳少，肢冷便溏。

气肿、虚肿者全身浮肿，但小便正常，多发生在大病之后或长期的营养不良之后。气肿者，气有余；虚肿者，血不足，虚实自是不同。

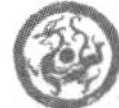

【医案选录】

案一：阵某　女　21岁（《临床心得选集》）

周身肢面浮肿，咳嗽形寒，小溲短少。舌白脉浮。拟开鬼门，洁净府法。

处方： 水炙麻黄七分　杏苡仁各三钱　羌活钱半
苦桔梗一钱　地肤子三钱　带皮苓三钱
木猪苓一钱　泽泻三钱　大腹皮三钱
汉防己三钱　川木通一钱　炒冬瓜皮五钱
浮萍三钱

讨论： 咳嗽形寒，舌白脉浮，为外受风寒。肺主通调水道，今风寒束肺，肃降无权，不能通调水道，致小溲短少，全身浮肿。脉浮不虚，其证属实。21 岁正当盛年，体质亦不虚。可以发汗、利小便双管齐下。

案二：张某　女　40 岁（《临床心得选集》）

肢体全部浮肿，面色萎黄，神疲乏力。脉濡细，舌白腻。此为脾肾阳气不足，治宜扶阳利湿。

处方： 制附块钱半　怀山药三钱(土炒)　熟地炭三钱
菟丝子三钱(盐水炒)　赤苓三钱　淡干姜一钱
焦白术三钱　覆盆子三钱　炙甘草五分
火麻仁三钱　补骨脂三钱(盐水炒)
巴戟肉三钱(盐水炒)　炒泽泻三钱

讨论： 面色萎黄，神疲乏力，脉濡细，舌白腻，这是脾阳虚不能运化水湿，以致肢体全部浮肿。

第十四节　眩　晕

头晕眼花总称为眩晕。具体地说，眼阵阵发黑者为之眩；头时时运转者为之晕。眩晕轻者闭目即止，重者如坐舟车之中，旋转不定，以致不能站立。眩晕甚者，多伴有恶心呕吐，汗出等症状。

眩晕的临床辨证

眩晕经常发作，晕则天旋地转，睁目晕剧，卧床闭目稍安，或有呕吐痰涎量多，胸闷，形体多肥胖。此为痰饮所致眩晕。

眩晕经常发作，晕则天旋地转，睁目晕剧，卧床闭目稍安，心中泛恶，呕吐痰涎清水，面白肢冷。此为阳虚水气逆上所致眩晕。

眩晕逐渐加重，不耐劳累，甚则排尿、排便后皆有一阵眩晕汗出，便溏纳呆。此为脾肾虚寒，中气下陷，清阳不升之眩晕。

眩晕耳鸣，头胀痛，面潮红，失眠多梦，急躁易怒，是肝阳上亢所致。多因情感抑郁，或因暴怒伤肝，肝阳上亢，化热生风，风盛则动，故有眩晕肢颤等症。

眩晕耳鸣耳聋，头脑胀痛，面通红，目赤，口苦，胁痛，心烦不宁，尿黄赤，是肝火上炎所致眩晕。肝经郁热，化火上炎，故头晕，脑胀痛，耳鸣耳聋。

眩晕耳鸣，头沉胀，胸闷脘胀，胁肋灼痛，是肝胆湿热所致眩晕。“因于湿首如裹”，湿热蕴结，阻抑清阳之气不能升宣，故头晕耳鸣脑热胀闷。湿热互结，肝胆经气不畅，故胸闷腹胀胁肋灼痛。

眩晕伴偏头痛如劈，或巅顶痛剧，恶心呕吐。多属肝经寒气上逆。

眩晕耳鸣，兼有腰膝酸软，五心烦热，是肾阴虚所致。腰为肾之府，肾阴不足，肾府空虚故腰膝酸软。阴虚生内热，热则心神不安，故五心烦热。

头晕耳鸣，腰酸膝软，或遗尿遗精，是肾精亏虚所致。

肾主骨生髓充于脑。阳虚则清窍失养故头晕耳鸣。肾失封藏之职，故遗尿或遗精。

眩晕，动则尤甚，气短乏力。是气虚眩晕，中气不足，清阳之气不能上升于头故头目眩晕。动则耗气，故动则晕重。

眩晕面白，心悸气短，突然站立则眼黑欲倒，是血虚眩晕。血液虚少不能上行滋濡空窍所致。

头晕昏沉，胸闷恶心，呕吐痰涎，嗜睡。痰湿中阻，痰湿蒙蔽清阳之气不得升发，故头晕眩，脑胀重。痰湿中阻，脾胃升降功能失职，故有胸闷恶心，食少等症。

眩晕，伴头痛如针刺，多为外伤后遗症，此属瘀血所致眩晕。

眩晕的辨证要点

痰饮与阳虚水泛所致眩晕，都见天旋地转，睁目晕剧，闭目稍安，呕吐痰涎清水等。但痰饮困脾，湿阻清阳，尚属实证；阳虚水饮上泛，则属虚中夹实。脉、舌自有很大的区别。脾肾虚寒之眩晕，则纯属虚证了。肝阳、肝火、肝胆湿热所致的眩晕，其共同的症状，是耳鸣，易怒、胁痛。肝阳上亢者兼面潮红，失眠多梦，肢颤。肝火上炎者，面通红，兼目赤口苦，心烦不宁，尿黄赤。肝胆湿热者，面红赤或红黄，兼头沉胸闷，肢麻，腹胀。肝寒眩晕，则见面色青白，四肢不温等阳气不足的症状。肾阴虚与肾阳虚所致的眩晕症，均有眩晕耳鸣，腰膝酸软，腰痛。阴虚者，兼五心烦热；阳虚者，兼畏寒肢冷。气虚与血虚所致眩晕者，气虚者兼有气短乏力，自汗，动则晕甚。血虚者，面白，心悸，站立突然眼前发黑、眩晕欲倒。

痰湿中阻眩晕者，首重如裹，胸闷，恶心，痰多。

瘀血眩晕，多伴头痛如针刺。

《伤寒论》条文选录：

伤寒，若吐若下后，心下逆满，气上冲胸，起则头眩，脉沉紧，发汗则动经，身为振振摇者，茯苓桂枝白术甘草汤主之。（67）

阳明病，脉迟，食难用饱，饱则微烦头眩，必小便难，此欲作谷瘅。虽下之，腹满如故，所以然者，脉迟故也。（200）

阳明病，但头眩，不恶寒，故能食而咳，其人咽必痛。若不咳者，咽不痛。（203）

少阳之为病，口苦，咽干，目眩也。（264）

太阳少阳并病，心下鞕，颈项强而眩者，当刺大椎、肺俞、肝俞，慎勿下之。（176）

少阴病，下利止而头眩，时时自冒者，死。（297）

讨论：水饮之病，因水气上凌而头眩的，如67条。200条是因胃中冷，清阳不升而头眩，203条是因胃热上扰而头眩。少阳病头眩和太阳少阳并病头眩，都属于阴虚风热上扰，如264条，176条。少阴病，下利止而头眩，且时时自冒者，为阳气上脱之象，属死证，如297条。

【医案选录】

案一：无名（《未刻本叶氏医案》）

诊脉细涩，便血已二十余年，不时举发。近来头眩耳鸣，身若浮云，似难撑持。肉瞤肢麻。此络血下渗，营阴暗耗，厥阳无制，化风内煽。此属脏阴，关系甚钜。议用填固脏阴，收摄浮阳以息内风，是其治也。

处方： 熟地　五味　人参　茯神　龙骨　牡蛎　天冬　湘莲

讨论： 本案是因长年失血，真阴暗耗，虚风内动而致头眩。其耳鸣，身若浮云，肉瞤肢麻等都是佐证。

案二：余某　男　成年（《程门雪医案》）

脉濡软，苔薄白，精神疲乏，头眩甚剧，短气，寐欠安，大便溏。书云：“头眩苦风虚者，近效白术附子汤主之。”今仿其意，增损以进。

处方： 黄厚附片一钱(先煎)　炒白术一钱半
煅牡蛎四钱(先煎)　抱茯神三钱　煅龙齿三钱(先煎)
炙远志一钱　淮小麦四钱　焦白芍一钱半
陈广皮一钱半　春砂壳八分　炙甘草八分
炒香谷芽四钱　荷叶边一圈

原按： 风虚之眩，由于肾阳不温中土，中焦虚馁，无以御风，风性鼓动，故其眩甚剧。纳食减少，下为便溏，神疲乏力，亦均阳虚之征。《近效方》说：“风虚头重眩，苦极，不知食味。”“苦极”两字，形容甚似。

第十五节　心悸（怔忡）

心悸，包括怔忡，主要是心跳异常，心慌，或心烦不安，自觉心下筑筑跳动不宁，不能自主的症状。严格地说，心悸与怔忡是有所区分的。心悸是休作有时，怔忡是心胸跳动无有宁时。

心悸与怔忡的病因基本是一致的，其症状又大致相同，仅是病情轻重而已，即心悸者较轻，而怔忡者较重。它常与失眠健忘，眩晕耳鸣等症状同时并见。

心悸的临床辨证

受惊后，心悸善惊易恐，坐卧不安，兼多梦易魇，是惊恐伤神。惊则气乱，故心神浮动不能自主而悸动不宁。

心悸，自觉心中空虚，惕惕不安，面色皖白，气短乏力，自汗出，是心气虚，心神不宁所致。若面色苍白，口唇无华，眩晕，是心血虚。心血虚少，不能滋养于心，故心悸不宁。

心悸，心胸躁动不安，心烦少寐，兼手足心热，是心阴虚。阴虚阳盛，心火独亢，不能安卧，故心烦心悸。

心悸，眩晕，胸脘痞闷，气短喘息，尿少。是饮邪上犯所致心悸不宁。水邪上犯，水气凌心，故心悸怔忡，水饮不利故尿少。

心悸，兼有头痛腰痛，关节痛，面白，颧红如妆，气短胸闷，是风湿困心所致心悸。风湿阻滞，脉络不通，故周身疼，关节痛，久病身虚，故气短心悸。

心悸兼胸闷，心中刺痛引肩背内臂，时发时止。面唇青紫，晦暗，舌有瘀斑，是瘀血性心悸。心脉瘀阻，血流不畅故心悸胸闷；瘀血不散故有刺痛。

心悸的辨证要点

惊恐伤神者，遇惊恐则心悸加重：心气虚而悸者，面皖白，气短乏力，自汗。心血虚而悸者，面苍白，眩晕。心阴虚而悸者，五心烦热，颧红。

饮邪上犯于心而心悸者，气短喘促，尿少，与风湿困心的心悸，周身痛关节疼则显然不同。瘀血性心悸，必兼心胸肩背等处刺痛，并有面唇色青，或紫暗，舌有瘀斑等特点。

《伤寒论》条文选录：

伤寒二三日，心中悸而烦者，小建中汤主之。(105)

伤寒，脉结代，心动悸，炙甘草汤主之。(182)

脉浮数者，法当汗出而愈，若下之，身重，心悸者，不可发汗，当自汗出乃解。所以然者，尺中脉微，此里虚，须表里实，津液自和，便自汗出愈。(49)

发汗过多，其人叉手自冒心，心下悸，欲得按者，桂枝甘草汤主之。(64)

太阳病，发汗，汗出不解，其人仍发热，心下悸，头眩，身瞤动，振振欲擗地者，真武汤主之。(84)

太阳病，小便利者，以饮水多，必心下悸；小便少者，必苦里急也。(131)

少阳中风，两耳无所闻，目赤，胸中满而烦者，不可吐下，吐下则悸而惊。(265)

讨论：心悸大都因心虚，如182条为心中阴阳俱虚，105条为心中气血两虚，49条为误下后里虚（心阴不足），64条为心阳虚等。水饮病水气凌心亦能致心悸，如84条，131条等。265条为少阳病误治后伤及阴血，心不得血养，亦属血虚心悸。

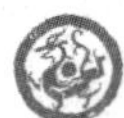

【医案选录】

案一：陆某　男　35岁（《临床心得选集》）

脉息浮大而空，舌无苔而淡白。怔忡时作，咳则气短无力，不思饮食。脉证相参，症属虚象，宜归脾汤加味治之。

处方： 潞党参二钱　焦白术二钱　绵黄芪一钱半

川贝母二钱　粉甘草六分　广陈皮钱半

远志肉二钱 杏仁泥二钱 柏子仁二钱

酸枣仁钱半 陈佛手钱半 龙眼肉三钱

讨论：本案以脉浮大而空，舌无苔而淡白，当属血虚怔忡。见证为：怔忡时作，咳则气短无力，不思饮食。脉舌证合参，为心脾两虚无疑。

第十六节 不 寐

不寐，俗称失眠，亦称不得眠，是指不易入睡，或睡而不实，时睡时醒，甚至整夜不能入睡的临床表现。不寐是临床常见的一种症状，可见于多种疾病中。

不寐的临床辨证

少寐多梦，噩梦纷纭，兼有心烦易怒，胸胁胀满，尿黄赤。此是肝火上炎证。肝气郁结，气郁化火，火热内扰，神魂不安，故不寐。

不寐心悸，胸膈胀满，呕涎，痰多色黄，头重，此是痰热内阻证。胸膈有痰饮，积痰生热，痰火上扰，故失眠心悸。

不寐而夜卧不安，脘闷嗳气，腹胀不舒，舌苔厚腻，此是食滞胃脘证。饮食停滞，脾胃受伤，胃失和降，浊气上犯，扰动心神而致失眠。此即“胃不和则卧不安”。

夜不得眠或眠而时醒，辗转反侧，或卧不闭目，多梦纷纭，易惊醒。多有情绪不舒史，病程长，属营卫失和，阴阳不济。

不寐多梦，睡而易醒，兼有心悸，健忘，纳少乏力。此是心脾两虚证。心脾两虚，气血不足，不能滋养心神，神不守舍，故不寐。

患者不易入睡，睡则多梦，心烦，潮热盗汗，腰膝酸软，此是心肾不交证。肾水不足，心火独亢，虚热上扰神明，故不寐。

失眠而白昼萎靡，心烦意乱，入寐则精神振作，难以入眠，或端坐难卧。属气阴两虚。气虚则白昼精神提不起；阴虚则火旺，晚间虚火支撑精神，则难眠。

不寐多梦，兼有易惊，胆怯，不能独自安卧，此是心胆气虚证。心胆气虚，神摇不安，故不寐。

失眠而时时惊醒，兼见眩晕胸闷，胆怯心烦，口苦恶心者，属胆郁痰扰。胆为“中正之官”、“清净之府”，具有调节情志的作用。情志郁结，化火生痰，痰热内扰，则胆腑不清，胆气不宁，心神不安，而致失眠。

瘀阻脑络，夜不能闭目，闭目若惊，将卧即起，入暮兴奋不已，头胀痛固定不移。

不寐，甚至通宵不眠，兼有神志颠倒，欲哭欲笑，语言错乱，舌色隐青，或有瘀斑瘀点。此是癫狂病的血瘀证，气滞血瘀，瘀血扰乱心神，故不寐。

不寐的辨证要点

肝火上炎证，多兼有心烦易怒，胸胁胀满，目赤口苦。痰热内阻证，常伴有呕涎，痰多色黄。食滞胃脘证，多与脘闷嗳气，腹胀不舒共见。

心脾两虚证，多以心悸健忘、神疲体倦、纳少便溏为主，与心肾不交，兼有心烦头晕耳鸣、五心烦热、腰酸等症迥然不同。心胆气虚者，可见易惊，胆怯，不能独自安卧等症状。胆郁痰扰证则有胸闷、心烦、恶心等痰热症状。

瘀阻脑络证，彻夜难眠，头痛固定不移。癫狂病的血瘀证，瘀血扰心而致不寐者，伴有神志颠倒，语言错乱，舌隐青或有瘀斑为鉴别要点。

《伤寒论》条文选录：

太阳病，发汗后，大汗出，胃中干，烦躁不得眠，欲得饮水者，少少与饮之，令胃气和则愈。(71)

发汗吐下后，虚烦不得眠，若剧者，必反复颠倒，心中懊憹，栀子豉汤主之。(78)

阳明病……若加温针，必怵惕，烦躁不得眠。(226)

少阴病，得之二三日以上，心中烦，不得卧，黄连阿胶汤主之。(303)

少阴病，下利六七日，咳而呕渴，心烦不得眠者，猪苓汤主之。(319)

病人小便不利，大便乍难乍易，时有微热，喘冒不能卧者，有燥屎也，宜大承气汤。(244)

下之后，复发汗，昼日烦躁不得眠，夜而安静，不呕，不渴，无表证，脉沉微，身无大热者，干姜附子汤主之。(61)

少阴病，脉微细沉，但欲卧，汗出不烦，自欲吐。至五六日，自利，复烦躁不得卧寐者，死。(300)

讨论：不寐《伤寒论》中称不得眠或不得卧，多与热扰心神有关。如 71 条为胃中干胃火上扰，78 条为虚火扰心，226 条为温针火气内逼，303 条为阴虚火盛，319 条为水热互结等。实邪内结亦能不寐，244 条之胃中燥屎，使病人坐卧不安而不寐。又正气极虚阳气欲脱时，病人有烦躁不得眠或烦躁不得卧寐，如 61 条和 300 条所述。

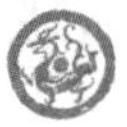【医案选录】

案一：蔡某　男　52岁（《临床心得选集》）

在十年前有过遗精病，素体肾水较亏。此次患失眠症，已有三月。有时彻夜不寐，频觉头眩心悸，面容清瘦，身体日趋衰弱。脉象弦细，舌苔薄腻。拟予柔肝育阴安神之剂。

处方： 大熟地四钱　生白芍三钱　石决明三钱
青龙齿二钱　九节菖蒲钱半　制女贞三钱
夜交藤四钱　麦门冬三钱　朱茯神三钱
熟枣仁三钱　远志肉钱半　朱灯心五分

讨论： 肾水素亏，见面容清瘦，身体日趋衰弱，脉细。肾水不能上承，心阳独亢，心悸失眠三月；肝阳上亢，频觉头眩脉弦。故治以育阴安神柔肝。

案二：姚某　女　45岁（《程门雪医案》）

不寐胸闷，心悸不安，时噫，纳食不香，苔薄脉濡。和胃安中法治之。

处方： 制半夏二钱　北秫米二钱(包煎)　炙远志一钱
云茯苓三钱　陈广皮一钱半　春砂壳八分
紫苏梗一钱半　白蔻壳八分　佛手柑一钱半
炒谷麦芽各三钱

原按： 本例不寐心悸，胸闷噫嗳，纳谷不香，程老断为"胃不和则卧不安"，用半夏秫米汤、温胆汤、三仁汤等和胃腑、化痰湿而获效。

第十七节　嗜　　睡

嗜睡又称"多眠"。临床上以神疲困倦，睡意很浓，经常不自主的入睡为其证候特点。多由机体阳虚阴盛或湿困脾阳所致，亦可见于温病邪入心包的患者。

嗜睡的临床辨证

困倦嗜睡，头蒙如裹、身重胸闷、属痰湿困脾。为外感暑湿之邪，或体内素有痰湿，湿邪困脾，清阳不升，头失充养，而致嗜睡。

饭后神疲困倦易睡，形体衰弱、食少纳呆、少气乏力者，属脾气虚弱。是因脾胃气虚，运化力弱，清阳不升，头失所养而致多眠。

患者极度衰惫，神识朦胧，困倦易睡，肢冷脉微者，属心肾阳衰。是因心阳肾阳衰微，阴寒内盛，机体功能衰减而致多眠。

患者昏睡谵语，身热夜甚，或发斑疹，属温病热入营血，邪陷心包，蒙蔽心神，热盛神昏而致昏睡。

《伤寒论》条文选录：

三阳合病，脉浮大，上关上，但欲眠睡，目合则汗。(268)

少阴之为病，脉微细，但欲寐也。(281)

少阴病，欲吐不吐，心烦，但欲寐，五六日自利而渴者，属少阴也。虚故引水自救。若小便色白者，少阴病形悉具，小便白者，以下焦虚有寒，不能制水，故令色白也。(282)

讨论：268条之但欲眠睡为热盛神昏；281条和282条之但欲寐则是正气虚为邪所抑。

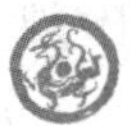【医案选录】

案一：王某 女 71岁（《临床心得选集》）

沉沉好睡，精神疲乏，已有两月。延致胃不能纳，起立行走，恍惚欲倒。苔布白腻，脉濡数。症为湿困清阳。拟清暑化湿通阳法。

处方： 鲜藿香三钱 鲜佩兰三钱 鲜菖蒲一钱
仙半夏二钱 新会皮二钱 赤苓三钱
焦谷芽三钱 益元散（包）三钱 制苍术二钱
鲜荷叶一张 淡竹叶一钱

原按： 七十以上高龄的老人，患好眠症，而且不欲食，精神疲乏，四肢无力，从症似应补虚。但从脉象濡数着眼，濡为湿，数为热，苔布白腻，则是清阳被湿邪所困之病象。舍症从脉，用清暑化湿通阳，故得一剂知，二剂已。

讨论： 本案说明了临床上四诊合参的重要性。

第十八节 耳 病

耳部临床常见的自觉症状有耳鸣、耳聋、重听等病。耳为肾窍，耳病属虚者多与肾有关；又足少阳经绕耳旁，耳病实者多与肝胆有关。

耳鸣：即耳中有响声如潮水或蝉鸣，妨碍听觉。或单侧或双侧，或持续，或时发时止。

若暴鸣声大，以手按之更甚者，属实证。多由肝胆三焦之火循经上扰所致。若脾湿过盛，清阳不升，清窍失养，亦可致耳鸣。若鸣声渐小，以手按之可减轻者，属虚证。多由肾虚精亏，髓海不充，耳失所养而成。

耳聋：即患者有不同程度的听力减退，甚至听觉丧失。

伤寒耳聋，多系邪在少阳，经气闭塞所致；温病耳聋，多为邪火蒙蔽清窍，阴精不能上达所致。从伤寒、温病耳聋的轻重，可了解病势的进退，经治耳聋渐轻者为病退，反之为病进。亦有外感风温、鼻塞头重而致耳聋者。以上属实证，较易治。若久病、病重出现耳聋，则为心气虚衰、肾惫精脱所致，病属危重。老年耳聋，为气虚精衰。以上属虚证，难治。

重听：即听声音不够清楚。多为风邪所致，或属肾经有热；或是下元已亏，上盛下虚。

《伤寒论》条文选录：

未持脉时，病人手叉自冒心，师因教试令咳，而不咳者，此必两耳聋无闻也，所以然者，以重发汗虚故如此。(75)

少阳中风，两耳无所闻，目赤，胸中满而烦者，不可吐下，吐下则悸而惊。(265)

讨论：75 条为虚证，以重发汗致虚；265 条为实证，以邪气外袭故也。

【医案选录】

案一：无名（《未刻本叶氏医案》）

左脉独弦，耳鸣偏左，木火无疑。

处方：苦丁茶　鲜荷叶　连翘壳　绿豆皮　黄菊花

讨论：肝从左升，所以本案以左脉独弦，耳鸣偏左两个症状，就决定了此耳鸣乃木火上炎无疑。

第十九节　目　　病

两目临床常见的症状有目黄、目痛、目赤、流泪、目眩、目昏、雀目等病。肝开窍于目，目病多与肝有关。

目黄：两目眼白黄染，多伴有全身皮肤黄染，见于黄疸病人。

目痛：目剧痛，连及头痛，恶心呕吐，瞳孔散大，如云雾状，色青或绿或黄者，为青（或绿、或黄）风内障。

目赤：两目眼白布满血丝，以两眦为多，伴头痛或偏头痛，为肝火上炎或肝胆湿热上蒸。

两目流泪：两目干涩不适，受刺激如见光或风吹即流泪不止，实者多属风热上攻或肝胆湿热；虚者为肝肾阴虚。

目眩：即视物眩转动荡，如在舟车之上。兼见头晕头胀、面赤耳鸣，为肝阳上亢或肝火上炎所致；兼见头晕胸闷、体倦肢麻、恶心苔腻者，为痰湿内蕴、清阳不升所致。

目昏：两目昏花、干涩、视物不清者，可见于久病、虚证及老年人，多由气虚，肝血不足、肾精亏耗、目失所养而致。

雀目：即一到黄昏视力明显减退，如雀之盲，属肝虚为病。

《伤寒论》条文选录：

少阳之为病，口苦，咽干，目眩也。(264)

少阳中风，两耳无所闻，目赤，胸中满而烦者，不可吐下，吐下则悸而惊。(265)

伤寒发汗已，身目为黄，所以然者，以寒湿在里不解故

也。以为不可下也，于寒湿中求之。(260)

讨论：264 条之目眩和 265 条之目赤为阴虚者中邪后风热上扰。又当时已知目黄为黄疸病的症状。

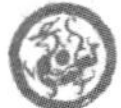【医案选录】

案一：无名（《未刻本叶氏医案》）

目涩、耳鸣、精浊，皆属肝肾虚。

处方： 熟地 枸杞子 女贞 葳蕤仁

磁石 北五味 川斛 巨胜子

讨论： 目涩有各种原因，耳鸣有各种原因，精浊亦有各种原因。但三者凑在一起，就属肝肾之虚了。

第二十节 咽 喉 病

咽喉疾病有咽喉壁的痒痛红肿和乳蛾（扁桃体）的红肿疼痛。

长期咽喉不适，或咽痒时有一声干咳，或咽喉如有物阻塞，吞咽不下，检查或可见咽部黏膜有一处干燥不润。多属肝气郁结，气结痰阻。

阵发性咽痒不适，一阵咽痒引发一阵剧咳，饮温热开水可缓解。咳而无痰或有少量白沫痰。检查可见咽壁色泽不变，或可见咽后壁淋巴滤泡突起，表面无分泌物附着。这是外证初起，邪气阻于咽喉。如见单侧或双侧乳蛾红肿，则多属风温束表之证。

咽喉疼痛，吞咽或咳嗽时加重，多伴恶寒发热，或伴咳嗽有痰。检查可见单侧或双侧乳蛾深红高肿，表面有黄白色小点，或有一层黄白色脓样膜状物，容易拭去而不出血，咽部黏膜红肿充血，或伴咽侧素红肿，或可见咽后壁淋巴滤泡红肿，或附有分泌物。属热毒壅结咽喉。

咽喉干痛不适，晨轻暮重，咽痒时欲咳嗽，饮温热开水可缓解。痰干而少，极难咳出，检查可见咽壁色暗红而干燥少津，或稍有肿起，咽后壁或见有散在小粒淋巴滤泡突起，有少许分泌物附着。多属肺肾阴虚，痰气郁结。

咽喉干燥微痛，如有痰阻，咯之不出，讲话多和疲劳后尤为明显，甚者讲话中途突然不能发声者。检查可见咽后壁附有少量痰样分泌物或干燥少津，色暗红，或有淋巴滤泡增生。口渴不喜饮，食少困倦，大便稀溏。多属脾虚水不上承。

咽干不适，病程较长，自感咽部有痰、有异物，但不影响进食，反而有进食则舒的感觉，可有轻度疼痛。检查或可见咽后壁淋巴滤泡红肿呈暗色，或伴咽侧素红肿，或伴咽部黏膜肥厚致咽腔狭窄。属病邪逗留，痰瘀互结。

【医案选录】

案一：无名（《未刻本叶氏医案》）

咽痛、舌辣、晡热，无一非阴枯阳炽也。

处方：生地　阿胶　左牡蛎　天冬　茯神　鸡子黄

讨论：咽痛、晡热有阴虚，有湿热，但舌辣属火炽而无湿。三证合参，当属阴虚火炽。

第二十一节　疼　痛

一、头　痛

头痛是临床上颇为常见的症状，可见于多种疾病之中。无论外感或内伤，凡邪气上逆，均可产生头痛。由于感受的外邪及人体阴阳气血的损伤各有不同，因而头痛可以有不同的表现。

头痛的临床辨证

头痛，痛连项背，遇寒则痛重，兼有恶风寒，骨节酸痛，此是外感风寒头痛。风寒侵袭，寒性凝滞，阻遏经络，气血郁滞，故头痛。

头痛怕热，兼有恶风发热，口渴欲饮，此是外感风热头痛。风热入侵，热性上炎，扰动清窍，故头痛。

头痛如裹，昏胀沉重，阴雨天加重，兼有恶寒，肢倦体重，此是外感风湿头痛。外感风湿，湿邪阻塞清窍，清阳之气不升，浊阴之气不降，故头痛如裹。

头额紧束而痛，遇冷则加剧，腰腹冷痛，时恶心欲吐，口渴喜热饮而不多饮。此属里寒上逆之头痛。

头晕胀痛，耳鸣，目涩，口燥咽干，肢麻震颤，此是肝阳上亢头痛。肝阳上亢，迫使气血充盈于上，故头晕胀痛。

头晕胀痛，面红耳赤，口苦胁痛，易怒，尿黄赤，此是肝火上炎头痛。肝经实火上逆于头，故头晕胀痛。

头脑空痛，眩晕耳鸣，腰膝无力，此是肾虚头痛。肾主骨生髓，髓充于脑，肾虚不足，故头脑空虚而痛。

头痛绵绵不休，过劳则甚，畏寒少气，体倦乏力，此是气虚头痛。中气亏损不能上荣清窍，故头痛绵绵。

头痛隐隐，眩晕，面色苍白，此是血虚头痛。阴血不足，清窍失养，故头痛隐隐。

头痛时作，昏晕沉重，身重肢倦，恶心呕吐痰涎，心中烦闷，此是痰浊头痛。痰浊阻滞清窍，清阳不升，故头痛晕沉。

头痛如刺，痛有定处，时作时止，经久不愈，此是血瘀头痛。经络瘀血，留滞不通，故头痛如刺，固定不移。

头胀痛难忍，头目肿大，面发疱疮，兼有身热咳嗽，咽干口渴，胸烦闷，此是大头瘟。热毒上壅，脉络不通，故头胀痛难忍。

另外，根据头痛部位不同，可辨识病在何经。如前额部连眉棱骨痛，属阳明经头痛。因足阳明经循发际至额颅，行于前头部及额部，故邪犯阳明经可引起前额痛；侧头部，痛在两侧太阳穴附近为甚者，属少阳经头痛。因足少阳胆经起于目外眦，上抵头角，行于侧头部，故邪犯少阳经可引起侧头痛；后头部连项痛，属太阳经头痛。因足太阳膀胱经从巅入络脑，还出别下项，行于后头及项部，故邪犯太阳经可引起后头痛；巅顶痛，属厥阴经头痛。因足厥阴肝经系目系，与督脉络于巅，行于巅顶部，故邪犯厥阴经可引起巅顶痛；头痛连齿者属少阴经头痛。因少阴肾脉主骨生髓充于脑，脑为髓海；若头痛晕沉，腹泻自汗者，属太阴脾经。因脾属中州而主升，脾虚则清阳不升故头痛晕沉。

头痛的辨证要点

外感病头痛与内伤杂病头痛不同，前者皆有表证。同为外感病，因感受病邪不同，其临床表现也不一样。外感风寒头痛连项背，遇寒则痛重，多发于冬季；外感风热头痛，兼面红目赤，口渴，多发于春季；外感风湿者，头痛如裹，肢倦体重，胸闷纳呆，苔白腻。

肝阳上亢、肝火上炎都有头痛眩晕症状，前者兼有耳鸣目涩、咽干、肢颤；后者兼有面红目赤，口苦胁痛。肾虚头痛是头空虚而痛，兼有腰膝酸软，或遗精带下，与肝阳上亢和肝火上炎证不同。

气虚头痛和血虚头痛，两者病程较长，前者过劳则甚，兼有畏寒、气短、乏力；后者兼有心悸失眠、面白唇淡、手足麻木等证。

痰浊头痛，兼有昏晕沉重、肢倦、恶心呕吐痰涎、苔白腻；血瘀头痛如针刺，固定不移舌质紫黯或有瘀点。

大头瘟病，头胀痛，头目肿大，身热，面发疱疮，苔黄腻等证为其主要表现。

《伤寒论》条文选录：

太阳之为病，脉浮、头项强痛而恶寒。(1)

太阳病，头痛，发热，汗出，恶风，桂枝汤主之。(13)

太阳病，头痛发热，身疼腰痛，骨节疼痛，恶风，无汗而喘者，麻黄汤主之。(35)

伤寒，脉弦细，头痛发热者，属少阳。(266)

伤寒，不大便六七日，头痛有热者，与承气汤。(56)

太阳中风，下利呕逆，表解者，乃可攻之。其人漐漐汗出，发作有时，头痛，心下痞鞕满，引胁下痛，干呕短气，汗出不恶寒者，此表解里未和也，十枣汤主之。(157)

干呕，吐涎沫，头痛者，吴茱萸汤主之。(377)

讨论：头痛多属外感三阳病，如第 1 条、13 条、35 条、

266 条、56 条等。157 条十枣汤证头痛为水饮上攻；377 条吴茱萸汤证头痛为阴寒上逆。

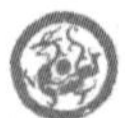

【医案选录】

案一：张君（《裘吉生临证医案》）

发热恶风，头痛咽疼，咳嗽痰黏，胸闷纳钝，脉象浮数，舌苔薄白，外感风热，治宜辛凉疏解。

处方：桑叶三钱　薄荷一钱半　炒大力子一钱半
银花三钱　连翘三钱　菊花二钱　淡豆豉三钱
山豆根三钱　杏仁三钱　生甘草八分

讨论：外感病初起，一般都有头痛，该案脉浮舌苔薄白，当属外感初起头痛。

案二：龚某　女　41 岁（《临床心得选集》）

禀体素弱，忧郁伤肝。患头痛症，上自巅顶，下及齿颊，业经二月。前医作太阳风邪治，用羌、防之类，痛益甚。且呕吐惊惕，间有痉厥。予诊：脉弦细数。经曰："诸风掉眩，皆属于肝。"此肝阳上逆之头痛也。因水亏于下，阳浮于上；水不涵木，阳无由潜。拟滋阴潜阳治之。

处方：羚羊角五分　大生地五钱　白芍药三钱
左金丸八分　阿胶四钱　牡蛎八钱　龟板四钱
白菊钱半　钩藤四钱　山栀三钱　甘草八分
丹皮二钱　磁石八钱

讨论：肝厥阴之脉上入巅顶，巅顶痛，肝阳上亢也，且惊惕、痉厥、脉弦，皆肝病也。齿者骨之余，为肾所主，其人禀体素弱，脉细数，齿颊痛为肾水亏于下，虚火炎于上。故本案病机总结为：此肝阳上逆之头痛也。因水亏于下，阳浮于上，水不涵木，阳无由潜。

二、偏头痛

偏头痛指头痛偏于一侧，多属肝病。足少阳胆经行于头侧，肝胆相连，肝病而循足少阳经逆上，而见偏头痛。

头胀痛，头痛时作时止，痛甚则恶心呕吐。头痛常因生气、劳累而诱发，情绪焦躁，喜生闷气。此为肝气郁结所致偏头痛。

头痛是闷痛状，或胀痛，伴有眩晕、恶心或呕吐。此为痰气郁结所致。

搏动性头痛或头痛如裂，甚则两目红赤，易怒，怒则头痛发作或加重。此为肝火上冲所致。

头胀痛或呈搏动性疼痛，伴眩晕，如立舟车之上。此为肝风上扰所致。

头跳痛，或剧痛，连及巅顶，痛甚则四肢不温，呕吐痰涎或清水。此为肝寒上逆。

偏头痛每发于子夜，或子夜痛甚者，为肾厥头痛。乃肾气虚寒，寒气上逆犯头而痛。

部位相对固定，呈刺痛或痛如裂，头痛时作时止。妇女在经期往往头痛加重，或在经期前后发作。此为肝血瘀滞所致。

患者多为素禀体弱或年事较高之人，头痛绵绵，时作时止，稍有劳累即可发作或加重，常伴头晕眼花。此为肝血不足所致。

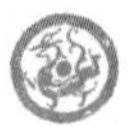

【医案选录】

案一：田某　男　54岁（《程门雪医案》）

水不济火，引动肝阳上亢，失眠多梦，头痛偏左。舌红中剥，脉细弦数。法当滋水济火，平肝潜阳。

处方： 大生地四钱　天麦冬各三钱　细石斛三钱
珍珠母六钱（先煎）　煅龙齿四钱（先煎）
辰茯神三钱　炒枣仁三钱　夜交藤四钱
夜合花二钱　炒杭菊二钱　嫩钩藤三钱（后下）
炒丹皮一钱半

讨论： 舌红中剥，阴有不足。脉细为阴虚，数为有热，弦为肝脉。肝从左升，故头痛偏左。

案二：泮某　女　成年（《程门雪医案》）

头痛偏右，甚于子夜，痛甚则呕吐，心悸不安，胃纳不香，苔腻，脉弦。先拟玉真丸合茱萸汤加味。

处方： 淡吴萸八分　潞党参一钱半　云茯苓三钱
陈广皮一钱半　制半夏一钱半　姜川连三分
炒白蒺藜三钱　煅石决四钱(先煎)　薄荷炭八分
荷叶边一圈　肾厥玉真丸三钱(包煎)

讨论： 子夜为阴中之阴，偏头痛子夜为甚，乃肾阳虚，肾中寒气逆上犯头而痛，称之为肾厥偏头痛。脉弦属肝，乃厥阴肝气为少阴寒气引动而逆上。木来克土，胃气因而不和，而有呕吐，胃纳不香。母病子不安，而有心悸不安。

三、胸胁（胀）痛

胸胁（胀）痛，是指前胸部与两侧腋下胁部（胀满）疼痛而言。胸与胁相近，有时并称为胸胁。胸属上焦，内藏心肺两脏，两胁有肝胆经脉经过，因而论述胸胁痛，多为心肺、肝胆疾病。

胸胁痛的临床辨证

胸部疼痛，痛彻肩背，遇寒加重，兼有心悸气短，面白肢冷，此是寒凝胸痹。阳气不足，寒邪侵袭，气机闭阻，胸中阳气不运，故胸痛彻背。

胸中闷胀疼痛，痛彻背部，喘促，咳吐痰涎，此是痰湿内蕴胸痛。痰湿内蕴，上遏胸阳，胸阳不畅，故胸闷胀疼痛。

左侧胸痛绵绵，病程较长，伴有心悸，气短失眠，此是心气虚胸痛。心气不足，气血运行涩滞，经脉不利，故胸痛。

胸背彻痛剧烈，面色青灰，手足青至节者，为真心痛，是因心脉急骤闭塞不通所致。

胸部疼痛，干咳无痰，或少痰，咯血或痰中带血，潮热，盗汗，此是肺阴虚胸痛。肺阴虚，虚热内生，肺络被灼，故胸痛。

胸痛，壮热面赤，喘促鼻扇者，属肺实热证。是外感风热犯肺，肺失宣肃所致。

胸痛咳嗽，身热、咳吐脓血痰，味腥臭，此是肺痈胸痛，毒热壅肺，脉络受阻，故胸痛。

胸闷咳喘，痰白量多者，属痰湿犯肺，此因脾虚聚湿生痰，痰浊上犯所致。

痞满：胸满而不痛，兼有胸冷、咳吐涎沫、脉迟等症，为寒痞；烦渴，脉数，为热痞；少气，呼吸不畅，脉弱，喜太息，为虚痞；咯痰多，脉滑，为痰痞。

胸胁胀痛，咳唾牵引疼痛加重，转侧不利，肋间饱满，此是悬饮病胸胁痛。饮停胸胁，脉络受阻，气机不利，故胸胁胀痛。

胸胁胀痛走窜，时作时止，嗳气或矢气后较舒，急躁易怒，此是气滞胸胁痛。情志郁结不舒，气滞不行，经络不畅，故胸胁胀痛。

胁部隐痛，绵绵不休，五心烦热，目干涩，此是肝阴虚胁痛。肝阴虚不能滋养经脉，虚火内灼，故胁隐痛。

胁部隐痛绵绵，动则尤甚，倦怠乏力，是肝气虚胁痛。肝气虚疏泄无权，故隐痛绵绵。

胸胁刺痛，固定不移者，此是血瘀胸胁痛。瘀血阻滞经络，气血运行不畅，故胸胁刺痛。

胁肋灼痛、面红目赤者：多为肝火郁滞，火灼胁部脉络所致。

胁肋胀痛、身目发黄：为湿热蕴结所致的黄疸病。

外感病胸胁苦满，往来寒热，为小柴胡汤证。

胸胁痛的辨证要点

胸痹病，胸痛部位较固定，胸痛明显，痛彻肩背，心悸、气短。其遇寒加重者，为寒凝胸痹。胸中闷胀疼痛，咳吐痰涎，是痰湿内蕴胸痛。胸痛绵绵，病程较长，心悸、失眠、乏力，为心气虚胸痛。胸痛彻背剧烈，面青灰，手足青至节，为真心痛危证。

咳嗽引起胸痛的：干咳无痰或少痰，咳声嘶哑，潮热，盗汗，这是肺阴虚咳嗽胸痛。咳声响亮，身热烦渴，这是肺热咳嗽胸痛。咳吐脓血腥臭，这是肺痈胸痛。

胸闷咳喘，痰白量多，是痰湿犯肺证。胸满而不痛，为痞满证，有寒痞、有热痞、有虚痞、有痰痞。

胸胁胀痛，咳唾牵引疼痛加剧，是为悬饮病胸胁痛。胸胁胀痛走窜，时作时止，嗳气或矢气后较舒，为气滞胸胁痛。胸胁刺痛，痛处固定不移，为血瘀胸胁痛。胸胁隐隐作痛，绵绵不休，五心烦热，为肝阴虚胸胁痛。胸胁隐痛绵绵，倦怠乏力，为肝气虚胁痛。

《伤寒论》条文选录：

伤寒五六日，中风，往来寒热，胸胁苦满，嘿嘿，不欲饮食，心烦喜呕，或胸中烦而不呕，或渴，或腹中痛，或胁下痞鞕，或心下悸、小便不利，或不渴、身有微热，或咳者，小柴胡汤主之。(98)

伤寒八九日，下之，胸满烦惊，小便不利，谵语，一身尽重，不可转侧者，柴胡加龙骨牡蛎汤主之。(110)

太阳病，下之后，脉促胸满者，桂枝去芍药汤主之。(22)

发汗，若下之，而烦热，胸中窒者，栀子豉汤主之。(79)

妇人中风，发热恶寒，经水适来，得之七八日，热除而脉迟身凉，胸胁下满如结胸状，谵语者，此为热入血室也，当刺期门，随其实而取之。(148)

太阳中风，下利呕逆，表解者，乃可攻之。其人漐漐汗出，发作有时，头痛，心下痞鞕满，引胁下痛，干呕短气，汗出不恶寒者，此表解里未和也，十枣汤主之。(157)

讨论：柴胡证邪入结于胁下有胸胁苦满（胀），如98条110条。邪郁不解，肺气不宣，有胸胀症状，如22条。邪热结于胸中，胸中亦有痛胀，如79条。又148条为热入与血瘀结而胁胀痛；157条为水饮胁下痛。

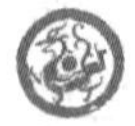【医案选录】

案一：泮某　男　34岁（《程门雪医案》）

患慢性肝炎六年，近来病况益甚，脘胀，两胁掣痛，溲黄，苔腻，脉细弦。治拟疏肝和络，活血祛瘀而清湿热。

处方：制川朴一钱　炒枳壳一钱半　龙胆草三钱
制香附三钱　黑山栀三钱　炒川芎一钱半
大腹皮三钱　五灵脂三钱　木贼草三钱
陈香橼皮三钱

原按：此例虽病历六年之久，但苔腻溲黄，脘胀，胁痛颇剧，说明湿热仍盛，瘀积在里。如果按其病程长，以“久病属虚”的惯例，或从《金匮》“见肝之病，知肝传脾，当先实脾”的理论，而用健脾补气的治法，显然是不合适的。故不能拘泥于一般的常法，忽视了辨证施治的重要性。

讨论：但是患病六年仍是一个必须要考虑的因素。本案处方中理气活血药多于化湿热药，即已经考虑到病久瘀积严重的问题了。

四、胃脘（胀）痛

胃脘（胀）痛，又称胃痛，古人称此为“心痛”“心下痛”。即心窝处胃脘部（痞胀）疼痛的症状。胃脘（胀）痛多由饮食不节，嗜食生冷，或忧思恼怒等引起气机不畅所致。

胃脘痛的临床辨证：

胃脘冷痛剧烈，饥饿时疼痛加重，进冷食则疼痛加重，得热痛减，伴有呕吐清水，四肢厥冷，此是寒邪犯胃。寒凝中焦，胃脘拘急，胃气阻滞，故胃脘剧痛。

胃脘灼热疼痛，饥饿时疼痛明显加重，进冷食对疼痛无明显影响，口干喜冷饮，此是胃火炽盛。胃中邪热蕴结，气机失和，故胃脘灼热疼痛。

胃脘痞塞，隐隐疼痛，空腹时较明显，喜温喜按，进食则疼痛暂缓，倦怠乏力，此是气虚胃脘痛。中气虚弱，胃气不足，气机不利。

胃脘灼痛嘈杂，绵绵不休，饥不欲食，咽干，便干，此是阴虚胃脘痛。胃津亏乏，不能濡润胃脘，虚火内扰所致。

胃脘胀痛，牵引胁肋，按之不适，排气后暂舒，饮食少思。此是气滞胃脘痛。气郁不舒，肝气犯胃，故胃脘胀痛。

胃脘刺痛固定不移，拒按，食后痛甚，此是血瘀胃脘痛。瘀血停滞，络脉被阻，故胃脘刺痛不移。

胃脘痞塞胀痛，按之痛剧，嗳腐吞酸、不思饮食、大便臭秽不爽，此是食积胃脘痛。饮食停滞胃脘，胃气不得下降，气行不畅，故胃脘胀痛。

胃脘痛的辨证要点

胃脘冷痛、热痛和虚痛都有进食后痛减这一特点，但冷痛和热痛饥饿时疼痛明显加重，虚痛多兼胃脘痞塞，且饥饿时疼痛无前两者明显。冷痛得热痛减，喜进热食，热痛则喜进冷食。

气虚、阴虚胃脘痛，病程多较长，痛较轻，前者喜温喜按，进食痛缓；后者唇干舌燥，五心烦热，食后胀满。

气滞、血瘀、食积胃脘痛，三者属实，拒按或按之不适，与虚证胃脘痛不同：无明显喜热、喜冷感觉及肢冷、便秘症状，与寒凝、热盛胃脘痛不同；气滞胃脘痛，胀痛往往及于胁下，排气后暂舒；血瘀胃脘痛，刺痛不移，舌隐青或有瘀斑；食积胃脘痛，呕吐，嗳腐，大便臭秽不爽。各有不同表现。

附：胃脘饱胀

胃脘饱胀的临床辨证

胃脘饱胀，连及两胁，嗳气矢气则减，精神抑郁或烦躁易怒。为肝气犯胃。

胃脘饱胀，口苦纳差，身重体困。是为脾胃湿热。

胃脘饱胀，纳差口黏，大便不实。是为寒湿困脾。

胃脘饱胀，多食尤甚，嗳气频作，嗳气后饱胀暂舒。是为脾虚气滞。

胃脘饱胀，绵绵不休，多食胀甚，喜温喜按。是为脾胃虚寒。

胃脘饱胀，痞塞不舒，连及胸胁，饮食不思。是为肝胆气滞。

《伤寒论》条文选录：

伤寒六七日，结胸热实，脉沉而紧，心下痛，按之石鞕者，大陷胸汤主之。(139)

小结胸病，正在心下，按之则痛，脉浮滑者，小陷胸汤主之。(142)

心下痞，按之濡，其脉关上浮者，大黄黄连泻心汤主之。(159)

伤寒，发汗，若吐，若下，解后，心下痞鞕，噫气不除者，旋复代赭汤主之。(166)

太阳病，外证未除，而数下之，遂协热而利，利下不

止，心下痞鞕，表里不解者，桂枝人参汤主之。(168)

本以下之，故心下痞，与泻心汤，痞不解，其人渴而口燥烦，小便不利者，五苓散主之。(161)

伤寒六七日，发热，微恶寒，支节烦疼，微呕，心下支结，外证未去者，柴胡桂枝汤主之。(151)

阳明病，心下鞕满者，不可攻之。攻之利遂不止者死；利止者愈。(210)

伤寒，发热，汗出不解，心下痞鞕，呕吐而下利者，大柴胡汤主之。(170)

少阴病，自利清水，色纯清，心下必痛，口干燥者，急下之，宜大承气汤。(321)

病人手足厥冷，脉乍紧者，邪结在胸中。心下满而烦，饥不能食者，病在胸中，当须吐之，宜瓜蒂散。(354)

讨论：胃脘部《伤寒论》中称为心下，心下痞、硬、满，常见于结胸病，如139条、142条，亦常见于痞证，如159条，尚有痞而噫气者，如166条，痞而兼表证者，如168条。心下痞、满、痛有因为水饮所结的，如161条之五苓散证。柴胡证邪结胁下，较轻者有心下支结的，如151条。阳明病，心下硬满，邪结高位，不可以攻下，如210条。然太阳病柴胡证，心下痞硬，有呕吐而下利者，肠中有邪气，可用大柴胡汤和而攻之，如170条；少阴病，心下痛，热结旁流者，肠中有燥屎，可用大承气汤攻之，如321条。又痰结胸中，亦见心下满而烦，如354条。

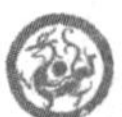【医案选录】

案一：潭小姐（《上海名医医案选粹·祝味菊先生医案》）

中寒脾弱，三焦失化，胃痞，面浮，溲短，脉细迟，当温中。

处方： 黄厚附四钱　仙灵脾五钱　西砂壳二钱
上安桂八分　带皮砂仁三钱　炒白术五钱
黄郁金二钱　带皮苓五钱　淡干姜二钱
藿梗三钱

讨论： 中焦虚寒，脾失健运，故脘痞，脉细迟。脾弱不能运化水湿，故面浮，溲短。

案二：无名（《未刻本叶氏医案》）

脉弦且出鱼际，木火郁而不泄，阳明无有不受其伐，是以食下稍有不适，则为膜胀。饥则嘈杂难耐，自宜肝胃同治，肝木宜疏，胃腑宜降，乃其治也。

处方： 归身　焦术　陈皮　柴胡　神曲　白芍
茯苓　炙草　香附　麦芽

讨论： 本案仅出三个脉证，就清楚地表达了病机：以脉弦且出鱼际，为肝木之气强，木强必克土，脾胃受其伐害而病，所以食下稍有不适，则为膜胀。脾胃虚弱，木火扰之，是以饥则嘈杂难耐。这三个脉证就表达出了木强克土，肝脾不和的病机。

案三：何右（《裘吉生临证医案》）

气滞湿阻，脘腹胀痛，苔腻脉弦，用调气化湿法。

处方： 制香附三钱　川楝子三钱　延胡索三钱

甘松一钱半 沉香曲三钱 乌药二钱
生打广郁金一钱半 佩兰一钱半
制茅术一钱 左金丸一钱半（包）

原按：脘腹胀痛，何以责之于气和湿？盖脉弦主气滞，苔腻主湿阻。

案四：黄某 男 26岁（《程门雪医案》）

神疲肢倦，脘痛不舒，大便间行而溏，胃纳不香，泛泛欲呕，舌苔根腻前薄。脾虚则健运无权，胃虚则降浊失职，先拟调和脾胃。

处方：炒潞党参一钱半 炒白术一钱半 云茯苓三钱
煨益智仁一钱 陈广皮一钱半 春砂壳一钱
制半夏一钱半 煨木香五分 土炒白芍二钱
左金丸五分(吞) 红枣三枚

讨论：神疲肢倦，大便间行而溏，为脾虚；胃纳不香，泛泛欲呕，为胃弱。舌苔根腻为湿滞，脾胃不运所致。

案五：无名（《未刻本叶氏医案》）

脘痛得热饮则止，胃阳困耳。

处方：高良姜、延胡索、红枣皮，煎汤丸

讨论：本案以一证判断病情，临床功夫老到至极。

五、腹（胀）痛

腹痛，是指腹部发生疼痛的症状。其范围包括胃脘以下，耻骨联合以上，大腹、小腹、少腹的整个位置。

肝、胆、脾、肾、大肠、小肠、膀胱、胞宫均居于腹内。若外邪侵袭，或内有所伤，以致气血运行受阻，或气血不足以温养，皆能产生腹痛。

一般说来，痛在下脘属太阴脾；痛在少腹属厥阴肝；痛在小腹多与膀胱、冲、任、胞宫有关；时作时止绕脐痛者，多属虫积；脐右下方痛者多属肠痈；有形之痛，痛有定处；无形之痛，痛无定处；腹痛胀满拒按者为实，腹痛绵绵喜按者为虚。

腹痛的临床辨证

腹部拘急剧痛，痛无休止，得热痛减，兼有腹中肠鸣、大便泄泻，此是寒邪内积腹痛。寒邪凝结，气滞不行，故腹部拘急剧痛。

凡腹痛得热痛减者，多属寒证。

腹部热灼胀痛，喜冷恶热，拒按，兼有口渴，便秘，此是火热内炽腹痛。热邪内结，气机运行不畅，故腹部热灼胀痛。

凡腹痛，痛而喜冷者，多属热证

腹部胀痛，游走窜痛，痛无定处，排气后暂舒，兼有饮食少思、食后不舒，此是气滞腹痛。气滞不行，络脉被阻，气血运行不畅，故腹胀痛，窜痛。

腹部疼痛，固定不移，拒按，日轻夜重，或按之有积块，此是血瘀腹痛。瘀血不行，阻塞气机，故腹部疼痛，固定不移。

脐周疼痛，时作时止，腹部时有索条状包块隆起，按之时聚时散，兼有形瘦，面黄。此是虫积腹痛。蛔虫积聚不散，阻滞气机刺激肠腑，故时重时轻，疼痛无常。

右上腹部突然呈现阵发性、钻顶样疼痛，难以忍受，兼有面白汗出、四肢厥冷、恶心呕吐、或吐蛔，此是蛔厥腹痛。蛔虫扰动窜入胆道，故呈钻顶样痛。

凡腹痛暴急剧烈、胀痛、拒按、得食痛甚者，多属实证。

腹痛绵绵，喜温喜按，反复不愈，兼有神疲体倦、四肢不温、大便不实，此是虚寒腹痛。素体阳虚，脾胃虚寒，运化失职，故腹痛绵绵。

凡腹痛徐缓、隐痛、喜按、得食痛减者，多属虚证。

小腹胀痛，小便不利者，为癃闭，是膀胱气化不利所致；小腹刺痛、小便自利者，为蓄血，是瘀血停于下焦所致。

少腹冷痛，牵引阴部，是寒凝肝脉，肝脉拘急收缩所致。

腹痛，里急后重，下痢脓血赤白，肛门灼热，小便短赤，此是湿热痢。湿热壅滞肠中，气机不畅，传导失司，故腹痛，里急后重。

右下腹疼痛，拘急拒按，兼有发热、恶心、呕吐、右下肢屈伸不利，此是肠痈腹痛。肠内郁热积滞，不得通畅，气机不利，故右下腹部疼痛。

妇女在行经前后，或行经期间，小腹及腰部疼痛，甚至剧痛难忍，常伴有面色苍白，出冷汗，手足厥冷，泛恶呕吐等症。此是痛经，亦称“经行腹痛”。

腹痛的辨证要点

寒邪内积，腹部拘急剧痛，得热痛减；火热内炽，腹部热灼胀痛，口渴喜冷饮，便秘。两者表现不同。

气滞、血瘀、虫积三证，腹痛无明显喜温喜冷之感，与寒邪内积、火热内炽腹痛不同。而且气滞腹部胀痛，游走不定，排气后暂舒；血瘀腹痛固定不移，舌隐青或有瘀斑；虫积脐周痛，时作时止，或按之有条块，时聚时散。三者又各自不同。

蛔厥，发病急骤，上腹部阵发性钻顶样痛，发作时疼痛难忍，兼有呕吐或吐蛔，与其他腹痛病证不同。

虚寒腹痛，喜温喜按，肢冷，大便不实，病程较长，腹痛较轻，与寒邪内积腹痛不同。

小腹痛，小便不利为癃闭；小便利为蓄血。少腹牵引阴中疼痛，为寒凝肝脉。

湿热痢腹痛，有里急后重，下痢脓血为其辨证要点。

肠痈，腹痛多在右下腹部，拒按，同时兼有发热，右下肢屈伸不利，可以与其他腹痛病证相辨别。

《伤寒论》条文选录：

发汗后，腹胀满者，厚朴生姜半夏甘草人参汤主之。(66)

伤寒，胸中有热，胃中有邪气，腹中痛，欲呕吐者，黄连汤主之。(178)

太阴之为病，腹满而吐，食不下，自利益甚，时腹自痛，若下之，必胸下结鞕。(273)

少阴病，二三日至四五日，腹痛，小便不利，下利不止，便脓血者，桃花汤主之。(307)

少阴病，二三日不已，至四五日，腹痛，小便不利，四肢沉重疼痛，自下利者，此为有水气，其人或咳，或小便利，或下利，或呕者，真武汤主之。(316)

病者手足厥冷，言我不结胸，小腹满，按之痛者，此冷结在膀胱关元也。(340)

病人不大便五六日，绕脐痛，烦躁，发作有时者，此有燥屎，故使不大便也。(241)

发汗不解，腹满痛者，急下之，宜大承气汤。(256)

少阴病，六七日，腹胀不大便者，急下之，宜大承气

汤。(322)

太阳病，六七日，表证仍在，脉微而沉，反不结胸，其人发狂者，以热在下焦，少腹当鞕满，小便自利者，下血乃愈。所以然者，以太阳随经，瘀热在里故也，抵当汤主之。(128)

讨论：腹满痛属虚寒的不少，如发汗后，脾胃虚不能健运，腹胀满，如66条，有上热下寒腹痛者，如178条，有太阴病腹中寒时痛者，如273条，有少阴病下利腹痛者，如307条，有少阴病内有水饮腹痛者，如316条，有冷结在膀胱关元少腹满痛者，如340条等。腹满痛属实属热的亦不少，如阳明病，胃中燥屎结实，腹胀满而痛，如241条、256条，少阴病燥屎实结，亦见腹胀，如322条。另外，少腹瘀血内结，则见少腹硬满，如128条。

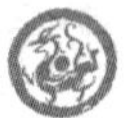

【医案选录】

案一：朱某　女　成年（《程门雪医案》）

左腹时痛，胃纳呆，兼有腰酸带下，脉弦，苔腻。姑以四逆散为主，调和肝脾，育肾束带治之。

处方： 醋炒软柴胡一钱　焦白芍一钱半　枳实炭一钱
炙甘草八分　制半夏二钱　陈广皮一钱半
春砂壳八分　炒白术一钱半　炒川断二钱
炒杜仲二钱　左金丸五分(吞)　炒香谷芽四钱
炒橘叶一钱半　炒橘核四钱

原按： 本例是由于肝气失于疏泄（脉弦），乘脾犯胃，使运化失常，上为纳呆，下为腹痛。但脾胃尚未致虚，不需补中。

案二：蔡某　男　成年（《程门雪医案》）

始由肠澼，继则腹膨胀不舒。宿滞留阻，肝脾气机失畅，单腹胀之根苗也。治以温运化积，和肝脾而利气机为法。

处方： 炒白术三钱　连皮苓四钱　淡吴萸四分
炒白芍一钱半　陈广皮一钱　大腹皮一钱半
春砂壳八分　炒金铃子一钱半　煨木香八分
鸡金炭一钱半　煨肉果一钱　陈香橼皮八分

原按： 肠澼乃下痢之通称。痢久耗伤气血，影响于肝脾最大。肝脾不和，肝旺侮脾；气滞不消，宿积留阻。脾气日以亏弱，运化失职，则浊气膜塞，故腹部由胀满而致膨大。

六、腰　痛

腰痛，是指腰部一侧或双侧疼痛而言。腰为肾之府，腰痛与肾的关系至为密切。外邪侵袭或内伤均能伤肾，影响于腰部，经脉不利而痛。

腰痛的临床辨证

腰部疼痛，或有冷重感，逢阴雨天或遇寒时加重，转侧不利，得热痛减，晨起或久坐后腰部僵硬，活动后减轻。或小便不利，此是外感寒湿腰痛。寒湿之邪侵犯腰部，经络被阻，气血运行不畅，故腰痛。

腰部疼痛，痛处有发热感，小便短赤，两足酸软，此是湿热内蕴腰痛。湿热内阻于腰部，脉络不畅，故腰痛伴有热感。

腰痛于早晨发作，令人于床上辗转反侧，起床或活动后疼痛即止，多见于妇女。此属肝郁腰痛，肝郁能使腰部经脉气血郁滞，而为腰痛。

环腰疼痛如束带状，多见于妇女，此属带脉腰痛。带脉环腰一周，带脉失养，挛急收引，则环腰如束带状疼痛。

腰部冷痛酸重，绵绵不休，喜温喜按，两腿酸软，面色晄白，形寒肢冷，此是肾阳虚腰痛。肾阳虚衰，不能温煦腰部，脉络不畅，故腰冷痛。

腰痛酸重，绵绵不休，两腿酸软，伴有心烦失眠，五心烦热，此是肾阴虚腰痛。肾阴不足，腰部经脉失养，故腰痛。

腰部疼痛如刺，痛有定处，拒按，轻则俯仰不便，重则不能转侧，夜间尤甚，晨起或久坐后腰部僵硬，活动后减轻，此是血瘀腰痛。瘀血阻滞腰部经络，气血运行不畅，故腰痛如刺。

腰痛的辨证要点

腰部僵硬，俯仰转侧不便，是因为气血阻滞，经脉不通畅所致，活动后气血比较通畅，僵硬就会减轻。所以腰痛不管是何证候，只要有上述症状，就说明有气血阻滞，经脉不畅。

外感寒湿腰痛冷痛，雨天、寒冷加重，得热痛减。与湿热内蕴腰痛，腰部有发热感，伴有小便短赤不同。与血瘀腰部刺痛，痛处不移，拒按，亦不同。

肾虚腰痛，病程较长，疼痛较轻，而且伴有一派虚象，与以上三者不同。肾阳虚腰痛，喜温喜按，兼有气短，面晄白，肢冷；肾阴虚腰痛，兼有面潮红，五心烦热，两者又各自不同。

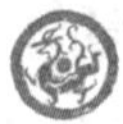【医案选录】

案一：无名（《未刻本叶氏医案》）

肾虚腰痛腿酸，下焦怯冷。

处方：还少丹

讨论：腰痛腿酸，则此腰痛属肾虚为多。若再加下焦怯冷，则是肾阳虚症状，所以此腰痛属肾虚无疑也。

七、肌肉关节痛

肌肉关节痛，多因风寒湿热等淫邪外袭，闭塞经络，气血不通而致。常见于各种痹证，根据不同的病因，而有不同的症状表现。

肌肉关节痛的临床辨证

肢体关节疼痛，游走不定，行窜周身，关节屈伸不利，多见于上肢，此是风痹。风者善行数变，行窜周身关节，故肢体关节疼痛无定处。

肢体关节剧痛，固定不移，喜热畏寒，关节不得屈伸，此是寒痹。寒性收引凝滞，感寒可使经脉气血凝滞不通，故关节剧痛不移。

肌肉关节沉重酸痛，部位不移，多见于腰脊、下肢，或肌肤麻木，或痛处漫肿，此是湿痹。湿性重浊黏腻，阻留于关节，气机滞塞不通，故肌肉关节沉重酸痛。

肢体关节热痛，红肿，扪之灼热，得冷则舒，或小腿部兼见结节红斑。兼有身热，心烦，口渴，此是热痹。热邪夹湿，熏灼肌肉关节，致使局部气血壅滞不散，郁久化热，故关节肌肉热痛红肿。

肌肉关节酸痛，筋脉拘急，兼有心悸，气短，自汗，乏力，面色不华，此是气血虚弱痹证。气血不足，风寒湿邪久留不去，闭塞经络，故肌肉关节酸痛。

肢体关节疼痛，刺痛不移，夜间痛剧，或有关节肿大变形，屈伸不利，五心烦热，肤色紫暗，络脉充盈浮现，此是血瘀痹证，气血运行不畅，络脉痹阻，瘀血凝滞，故关节刺痛不移。

肌肉关节痛的辨证要点

风痹肢体关节痛，行窜不定，多发上肢；寒痹肢体关节痛剧烈，部位不移，喜热畏寒；湿痹肌肉关节痛，部位不移，但有重着酸痛感，多发腰脊、下肢。三者各有不同。

热痹肢体关节痛，局部热灼红肿，得冷则舒，与其他痹证不同。

气血虚弱痹证，肌肉关节酸痛，病程较久，兼有心悸，气短，自汗，面色不华。与血瘀痹证肢体关节疼痛，痛处不移，夜间加剧，舌隐青或有瘀点不同。也可与其他痹证相鉴别。

附：身痛，身重

身痛：患者周身疼痛，多见于外感风寒、风湿之邪的表证，是因寒湿之邪凝滞经络，经气不舒、气血不和所致。若因外感暑湿疫毒，面赤发斑，身痛如被杖打，称为“阳毒”，系湿热疫毒阻滞气血运行之故。若久病卧床不起而周身疼痛，多由营气不足、气血不和所致。

身重：患者头身困重，兼见脘闷苔腻、纳呆便溏者，为感受湿邪所致，因湿邪黏腻沉重、困阻阳气，经络不畅，故见身重。若患者身重嗜卧、少气懒言、倦怠乏力者，为脾气亏虚所致，因脾虚不能运化精微，清阳不升，肌肉、四肢失养，故亦致身重。

《伤寒论》条文选录：

太阳病，头痛发热，身疼腰痛，骨节疼痛，恶风，无汗而喘者，麻黄汤主之。(35)

太阳中风，脉浮紧，发热恶寒，身疼痛，不汗出而烦躁者，大青龙汤主之。(38)

少阴病，身体痛，手足寒，骨节痛，脉沉者，附子汤主之。(305)

伤寒八九日，风湿相搏，身体疼烦，不能自转侧，不呕，不渴，脉浮虚而涩者，桂枝附子汤主之；若其人大便鞕，小便自利者，去桂加白术汤主之。(179)

脉浮，宜以汗解，用火灸之，邪无从出，因火而盛，病从腰以下，必重而痹，名火逆也。(120)

三阳合病，腹满身重，难于转侧，口不仁，面垢，谵语，遗尿。发汗则谵语；下之则额上生汗，手足逆冷。若自汗出者，白虎汤主之。(224)

少阴病，二三日不已，至四五日，腹痛，小便不利，四肢沉重疼痛，自下利者，此为有水气，真武汤主之。(316)

脉浮数者，法当汗出而愈，若下之，身重，心悸者，不可发汗，当自汗出乃解。所以然者，尺中脉微，此里虚，须表里实，津液自和，便自汗出愈。(49)

讨论：身体疼痛一般属于有外邪，或寒束于外，或风湿侵犯关节，如35条、38条、305条、352条、179条。身重则有几种情况：120条、213条、224条为火热极盛，壮火食气之身重，316 条为水气在体之身重，49 条为里虚血少之身重。

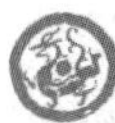

【医案选录】

案一：曹某　女　54 岁（《临床心得选集》）

肢体窜痛，手足麻木，已有年余。形容瘦弱，卧床不起，胃纳日少。此风寒入于经脉，气血已衰，症属危途。法宜去风、散寒、通络、养正为治。

处方： 西秦艽二钱　川桂枝钱半　羌独活各钱半
臭梧桐二钱　油松节二钱　寻骨风二钱
伸筋草二钱　海风藤二钱　天仙藤二钱
鸡血藤二钱　川芎一钱　宣木瓜二钱半
当归身钱半　小红枣三钱　桑枝三钱

原按： 风胜为行痹，寒胜为痛痹，故流窜肢体而痛。祛风散寒通络和血之治，诚属对症立方。

第二十二节　出　血

一、咳　血

咳血，又称嗽血，是指血从气道中随咳痰而出，痰血相兼，痰中带有血丝，血点，或咳血盈口。此血来自肺脏及气道，色多鲜红，常常间夹泡沫。

咳血病位在肺，但与肝肾有关。其病变性质属热证，有外感和内伤之分，外感者多实，内伤者多虚。虚热实热皆可使肺络损伤，血液外溢而咳血。

咳血的临床辨证

痰中带血，或痰血夹杂，兼有咳嗽，痰黄，身热，或微恶风寒，此证发于春季，是外感风热，侵犯于肺；发于冬季是外感风寒，入里化热，伤于肺。肺伤，阳络受损，血液外溢而见咳血。

痰中带有血丝。兼有干咳少痰或无痰，时有胸痛，鼻燥咽干，身热微恶风寒。发于秋季干燥之时，此为秋燥，燥热伤肺证。燥邪耗伤津液，损伤肺络，故痰少或无痰、咳血量小，痰中带有血丝。

咳血，咳剧则面红气急，胸胁引痛，烦躁易怒。此是肝火犯肺证。肝火亢盛，逆行于上，灼伤肺络，肺失肃降，则见痰中带血或咳血。

咳血，咳声低，痰中带血，兼喘咳日久，咳吐稀痰，头晕，气短乏力。此是肺气虚衰咳血证。长期喘咳，肺气不足，肺络弛张，阳气不固守，阴血外溢，故咳血。

咳血，血色鲜红，兼有潮热盗汗，两颧红赤，形体消瘦。此是肺痨咳血。虚损成痨，肺津耗损，阴虚火旺，灼伤肺络而咳血。

咳血，血中带有泡沫，量较多，兼有心悸不止，气喘不卧，颧红，胸中烦闷，咽喉灼热。此是心肺气阴两虚。气虚不能摄血，阴虚火旺则脉络受损所致。

咳血的辨证要点

风热伤肺证，多发于冬春两季，有恶寒发热病史，以痰黄，身热为要点；秋燥，燥热伤肺证，只发于秋季干燥之时，以干咳少痰，鼻燥咽干为主。

肝火犯肺证，当有口苦胁痛，烦躁易怒。肺气虚衰证，病程长，兼有头晕、气短、痰稀，舌淡白。肺痨咳血，乃虚劳久病，兼有颧红，潮热盗汗，形瘦，舌红。心肺气阴两虚，病程亦较长，咳吐血中伴有泡沫，兼有心悸、气喘症状。

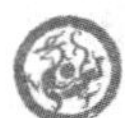【医案选录】

案一：叶某　男　成年（《程门雪医案》）

咳嗽痰红，再次举发。气上则咳，咳后红至，膺肋引痛，脉弦数。此肺金清肃不行，络损血溢也。肝火未平，痰瘀未清，难期速效。再以肃肺宁络之法进治，须安静怡养为佳。

处方： 水炙桑叶皮各三钱　甜杏仁三钱　川象贝各二钱
炙苏子二钱　抱茯神三钱　黛蛤散四钱（包煎）
粉丹皮一钱半　茜草炭一钱半　侧柏炭一钱半
鲜竹茹一钱半　冬瓜子三钱　广郁金一钱半
清炙枇杷叶三钱（去毛包煎）

原按： 症由肝火犯肺，肺气失于肃降，上逆而咳，咳震损络，肝火亦伤阳络，而致咳血。肝火是其主因，脉弦不平，可见主因未去；咳嗽或气逆不止，则络道不宁，络不宁则血亦不止。膺肋为肺肝之分野，若肝火窜络，络道有瘀，痰热阻肺，肺气失肃，均可引膺作痛。

二、呕　血

呕血，是指血液从口吐出，间夹有食物残渣。本病的病位主要在食道和胃，与肝脾等脏腑关系密切。

呕血的临床辨证

呕血紫黯或紫红，夹有食物残渣，兼有脘腹闷胀疼痛，口臭，大便秘结。此是胃热壅盛呕血证。胃中积热，灼伤脉络，气机不畅，血随气升，故呕血紫黯或紫红。

呕血紫黯或鲜红，夹有食物残渣，兼有胁部胀痛，口苦，心烦善怒。此是肝火犯胃呕血证。肝火犯胃，损伤胃络，气机逆乱，故呕血鲜红或紫黯。

呕血黯淡，反复不止，兼有面白唇淡消瘦乏力，心悸气短，腹胀便溏。此是心脾两虚证。气虚不能摄血，血不循经而妄行，故呕血黯淡。

呕血黯淡。反复不止，兼有脘腹隐痛，面色苍白，四肢不温，倦怠无力。此是脾虚寒凝证。脾虚不能统血，中虚寒凝，血液不行，故呕血黯淡。

呕血的辨证要点

胃热壅盛证，可见口臭，便秘，苔黄；肝火犯胃证，则兼有胁部胀痛，口苦，善怒；心脾两虚证，呕血黯淡，必兼心悸、气短、便溏；脾虚寒凝证，以脘腹隐痛，面色苍白，四肢不温等证为主。

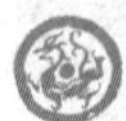

【医案选录】

案一：朱某　男　62 岁（《临床心得选集》）

吐血病经多年。初因急奔损络而吐血，时发时愈。近五年复以持重劳力而伤肝，痰中带有血点，精神疲怠。每次血症病发，先觉脘腹之气上冲胸满，或横窜右胁，痛剧难支。经云：“血生于气”，治血先理气，法当降气泄热为主。

处方： 龙胆泻肝丸三钱（分 2 次吞）　丹皮三钱

连翘三钱　钩藤三钱（后下）　杭菊二钱

枳壳钱半　竹茹三钱　煅瓦楞粉一两　白芍四钱

瓜蒌仁泥六钱　火麻仁泥六钱　黛灯心五分

黑山栀三钱

讨论：本案“每次血症病发，先觉脘腹之气上冲胸满，或横窜右胁，痛剧难支。”这是肝火犯胃，木旺克土以致胃中出血。所以施治以清肝火，平肝气为主，治胃理血倒在其次。

案二：沈某　男　28岁（《临床心得选集》）

咯血五月，今忽冲溢，面青唇白，胸胁支满，形寒自汗，便下溏薄，精神困顿。脉浮软。症属中阳不振，脾失统摄。拟益气扶中，以冀气能帅血，脾能统血。

处方：绵芪三钱　党参三钱　茯神四钱　炮姜一钱

炙甘草一钱　藕节三个　炒扁豆四钱

熟地黄四钱(砂仁末拌炒）　炒白芍二钱

五味子五分

讨论：本案以“面青唇白，胸胁支满，形寒自汗，便下溏薄，精神困顿，脉浮软。”断为“中阳不振，脾失统摄”而胃中出血。治疗以健脾为主，稍加止血。冀其脾旺而能统血，其血能自止。

三、衄　血

衄血是指鼻、齿龈、耳、舌及皮肤等非外伤性的出血症状。其中以鼻衄与齿衄多见。

衄血，主要由于肺、胃、肝、肾病变而引起。肺胃热盛，肝火上逆，迫血妄行；或肝肾阴虚，虚火上炎，损伤脉络；或气虚不能摄血，血液上逆而衄血。

衄血的临床辨证

鼻孔出血，点滴而出，出血量不多，兼有鼻咽干燥，身热咳嗽、少痰。此是肺热鼻衄，多由风热或燥热犯肺而致。风热或燥热犯肺，邪热壅于肺，肺热上蒸，循行肺窍，迫血妄行，故鼻衄血。

鼻孔出血，血色鲜红而稠，血量一般较多，或如泉涌，口臭，口渴引饮。此是胃火鼻衄。胃火循经上犯胃脉，胃脉起于鼻，鼻络破则血溢故见鼻衄。

鼻孔出血，多随情志变化而发作，头痛眩晕，目赤，烦躁易怒。此是肝火鼻衄。情志不舒，肝气郁结化火，迫血而行，循经溢出，故鼻衄。

后鼻道出血，反复发作，量多如潮，血多从后鼻道入咽。鼻中干燥而热，腰膝酸软。此是肾虚火旺所致鼻衄。肾阴不足，虚火内扰，灼伤络脉，血随火升，从鼻窍而出，故鼻衄。

齿龈出血，血色鲜红，兼有齿龈红肿疼痛，口臭，大便秘结。此是胃肠实火齿衄证。胃肠实火，循经上行，损伤血络，故齿龈出血。

齿龈出血反复不愈，血色或较红或较淡，兼有齿龈糜烂，肿而痛轻，口干。此是胃中虚火齿衄证。胃阴不足，虚火内扰，血随火升，故齿龈出血，反复不愈。

齿龈出血，滴点而出，血色淡红，兼有龈浮齿摇而微有酸疼，头晕耳鸣。此是肾虚火旺证。肾虚火动，火浮于上，故齿龈出血，点滴而出。

鼻孔出血，或齿龈出血，血液质稀色淡，不断渗漏而出，难以凝固，或肌肤瘀斑瘀点，紫癜成片，压之不褪色，头晕，心悸，面色苍白。此是气血亏虚证。由于气血亏虚，气虚不能摄血，或脾虚不能统血，血无所主而外溢，故鼻衄、齿衄或肌肤瘀斑。

妇女经期或经期前后出现鼻衄，称为“倒经”或“逆经”，这种出血，是经期血热，迫血上行伤络所致。

衄血的辨证要点

肺热上蒸所致鼻衄证，血量少，点滴而下，必见鼻咽干燥，身热咳嗽少痰。胃火鼻衄，多见血色鲜红而稠，量多或如潮涌，口臭，便秘。肝火鼻衄，可见眩晕、目赤、烦躁易怒。肾虚火旺证，血从后鼻道出，量多或如潮涌，必兼眩晕耳鸣，腰膝酸软。

胃肠实火齿衄证，当见齿龈红肿疼痛，口臭便秘；胃中虚火证，可见齿龈糜烂，口干；肾虚火旺证，龈浮齿摇，头晕耳鸣。气血亏虚出现鼻衄齿衄或阴斑，必兼气短、心悸，面㿠白，神疲乏力等证。

妇女经行鼻衄，与月经周期有关，表现为规律性的鼻衄，同时必有月经不调的表现。

《伤寒论》条文选录：

太阳病，脉浮紧，发热，身无汗，自衄者愈。(47)

伤寒，脉浮紧，不发汗，因致衄者，麻黄汤主之。(55)

阳明病，口燥，但欲漱水，不欲咽者，此必衄。(207)

脉浮发热，口干鼻燥，能食者则衄。(230)

讨论：外感病中，古人认为自衄血的作用相当于出汗，所以称衄血为红汗。自衄血有病愈者，如47条所述，但亦有不愈者，如55条，须辅之以药物解表，如麻黄汤。207条、230条是因热盛上聚头部而致。

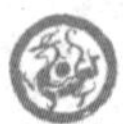【医案选录】

案一：无名（《未刻本叶氏医案》）

两尺空大。鼻衄时发。脏阴亏矣。阳失其守。议仿虎潜意。

处方： 熟地　北五味　虎胫骨　黄柏　茯神
龟板　肉苁蓉　川石斛　牛膝　青盐

讨论： 鼻衄时时发作，当有一些时日，则此衄血属虚证为多。两尺属阴，空大为虚，所以言其“脏阴亏矣”。脏阴不足，虚火上炎，故见衄血。

案二：唐先生（《上海名医医案选粹·郭柏良先生医案》）

痰火熏蒸，肝阳上升，上腭肿胀疼痛，流血颇多。脉数舌红。防生变迁。

处方： 大生地一两　大麦冬五钱　黑山栀一钱五分
银花五钱　藕节炭一两　丹皮一钱五分
赤芍一钱五分　白茅根一两　生决明一两
京玄参八钱　连翘一钱五分　活芦根一两
金汁二两（冲）

讨论： 肝足厥阴之脉，上入颃颡，正是上腭之地。脉数舌红，热也。所以本案断为肝阳上升。

四、便　血

便血，是指血从肛门而出，或随大便而下，或下纯血。便血与痢疾的脓血便不同，前者便中混有血液，颜色清新；后者便中是脓血相混，颜色混浊，且有里急后重表现。

便血多因饮食不节，伤及脾胃，致中气不足，气不摄血，或湿热蕴结大肠等，均可损伤阴络而致便血。

便血的临床辨证

先便后血，血色紫黯，兼有神疲乏力，脘腹隐痛，纳呆便溏。此是脾胃虚寒证。脾胃虚寒，中气不足，脾不统血，血溢于肠内，随大便而下，故便血。

先血后便，便血鲜红，兼有口苦黏腻，小便短赤，大便不爽。此是湿热蕴蒸。湿热蕴结脾胃，下移大肠，灼伤阴络，故先血后便。

便血如溅，血色清鲜，兼有口苦，小便色黄，大便秘结。此是肠风下血。风热之邪灼伤肠络，血液溢出脉外，故大便下血如溅。

便血，血色鲜红，肛门疼痛或肿胀，有痔核或肛裂。此是痔疮便血。湿热郁久成痔，痔疮下血，故便血。

便血的辨证要点

脾胃虚寒证，是先便后血，可见血色紫暗，纳呆便溏。湿热蕴蒸而便血者，是先血后便，可见血色鲜红，口苦黏腻，小便短赤，大便不爽。肠风，血下如溅，血色清鲜，兼有小便黄，大便秘结症状。痔疮，便血鲜红，肛门肿痛，可见痔核或肛裂。

《伤寒论》条文选录：

太阳病不解，热结膀胱，其人如狂，血自下，下者愈。其外不解者，尚未可攻，当先解其外。外解已，但少腹急结者，乃可攻之，宜桃核承气汤。(109)

阳明病，下血谵语者，此为热入血室，但头汗出者，刺期门，随其实而泻之，濈然汗出则愈。(221)

病人无表里证，发热七八日……若脉数不解，而下不止，必协热便脓血也。(259)

少阴病八九日，一身手足尽热者，以热在膀胱，必便血也。(293)

下利，脉数而渴者，今自愈。设不差，必清脓血，以有热故也。(366)

伤寒热少厥微，指头寒，嘿嘿不欲食，烦躁，数日……若厥而呕，胸胁烦满者，其后必便血。(339)

下利，寸脉反浮数，尺中自涩者，必清脓血。(362)

讨论：《伤寒论》中，便血多与热有关，如109条之热结膀胱，221条之热入血室，259条之协热便脓血，293条之热在膀胱，366条之清脓血等。339条为热郁于里，下伤阴络而便血，362条为阴虚热盛，热蒸血腐而便脓血。

【医案选录】

案一：曹某　女　17岁（《临床心得选集》）

高热便下紫血，脉数腹满，小便尚畅。舌质绛，中黄腻。某医云：是肠出血，症情急。但参之脉证，乃属阳明蓄血，应攻下而不宜止血。盖血瘀内滞，则变生不测，拟桃核承气法治之。

处方： 生大黄三钱　制川朴一钱　炒枳壳二钱
芒硝三钱(冲)　丹皮钱半　桃仁三钱(打)
赤芍三钱　杜红花一钱

原按： 热病至便血，病家每多恐慌。医家遇此，亦当详细诊察，有瘀当攻，有热当清。此证腹满小便自利，蓄瘀已明，故用攻下。然下后热不解，乃表证犹存，不可再攻，当从和解。

案二：许某 男 成年（《程门雪医案》）

先便后血，血色黯黑，腹胀不舒，动则头眩。此谓远血，乃阴络损伤，脾失统血之能所致。拟黄土汤出入。

处方： 蛤粉炒阿胶珠二钱 炮姜炭五分 条芩炭一钱
炒冬术一钱半 辰茯神三钱 炙远志一钱
炒枣仁三钱 净槐米三钱(包煎) 炙黑甘草八分
侧柏炭一钱半 焦白芍一钱半 藕节炭四枚
灶心黄土三钱（包煎）

讨论：《金匮要略·下血篇》说："下血，先便后血，此远血也，黄土汤主之。"此为脾虚不能统血之下血，其诊断在于先便后血，血色黯黑。本案又有腹胀不舒，动则头眩作为佐证。

五、尿 血

尿血，又称溺血或溲血，是指小便中混有血液或夹杂血块从尿道排出而言。

尿血其病位在肾和膀胱，与心、小肠、肝、脾密切相关，多因邪热扰动血分，或气虚统血无权而致。

尿血的临床辨证

尿血鲜红，尿道热灼，心烦，失眠，口舌生疮。此是心火亢盛，移热于小肠，热伤脉络，故尿血鲜红，尿道灼热。

尿血鲜红或紫红，尿道灼热，目眩，胁痛，烦躁易怒。此是肝火内炽。肝火内炽，损伤脉络，故尿血鲜红，若瘀热内结，则血色紫。

尿血反复不止，颜色多为鲜红，眩晕，耳鸣，腰膝酸软。此是肾阴不足所致。肾阴不足，虚火妄动，灼伤阴络，故尿血反复不止。

尿血反复不止，颜色多为淡红或黯红，疲倦乏力，面色萎黄。此是脾气虚弱证。脾虚气弱，统摄血液无权，故尿血反复不止。

尿血，甚则夹有血块，兼有小便热涩刺痛，痛向小腹发散。此是淋病的血淋。湿热下注膀胱，血热妄行，故尿血。

尿中带血，偶有砂石样物，小便赤痛，痛向小腹发散，时或实物阻塞，排尿中断，窘迫难忍，尿血不发作时多无症状。此是淋病的石淋。湿热下注，煎尿成石，砂石损伤脉络，故尿血。

尿血的辨证要点

心火亢盛而尿血者，可兼有心烦失眠，口渴面赤，口舌生疮等症状；肝火内炽者，必兼口苦，头晕目眩，胁痛，易怒；肾阴不足者，兼有耳鸣，腰膝酸软；脾气虚弱者，尿血色淡红，可见疲倦乏力，腹胀便溏等症。血淋，尿血，热涩刺痛。石淋，尿血偶有砂石，时或突然排尿中断，小便刺痛，窘迫难忍，可反复发作。

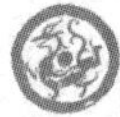

【医案选录】

案一：汪君（《裘吉生临证医案》）

脉数，舌苔黄厚，溺急作痛，脘满身热。属湿热不清，蕴结膀胱。用清利法。

二诊：身热已退，溺急作痛未除，时有溺血，再当清热止血。

处方：鲜生地四钱　甘草梢一钱　木通一钱

萹蓄三钱　瞿麦三钱　三七片一钱
血余炭三钱　血见愁三钱　仙鹤草三钱
白茅根四钱　　藕汁一杯（分冲）

原按：本案湿热蕴结致溺急作痛，脘满身热。治用萆薢分清饮加减。二剂后身热已退，但溺急作痛未除，且时有溺血。乃湿热灼伤血络，血热妄行。

第二十三节　阳　痿（早泄　遗精）

阳痿是指阴茎萎软不举的一种临床症状，又称筋痿、阴痿、阴器不用，是男科常见病之一。

阴茎不举或举而不坚，阴囊阴茎冰凉冷缩或阴部冷汗多，精液清冷。畏寒，腰膝冷痛，小便清长等。多属肾阳衰微，命门火衰。

早泄多为中、重度，或有遗精，性欲偏低，精液较清稀。或腰膝酸软，或夜尿频多，此属肾气（阳）虚之早泄、遗精。

阴茎不举，或有自发勃起但临房即软，精液量少而黏稠，性易兴奋但亦易疲软，有性欲但感力不从心。尿黄，阴部湿汗，腰膝酸软等，此属肾阴虚之阳痿。

早泄多在轻、中度，或有遗精，阴茎易举，性欲亢进，精液量少、稠厚。或腰膝酸软，五心烦热。此属肾阴虚之早泄、遗精。

阴茎不举或举而不坚，坚而不久即痿软，且与忧思劳倦密切相关，性欲淡漠。神疲色萎，纳少便溏，寐少健忘。此属心脾两虚，气血不足，宗筋失养之阳痿。

早泄多为中、重度，或有遗精。性欲一般，或觉力不从心。或有心悸、纳少。此属心脾两虚之早泄、遗精。

阴茎不举或举而不坚，少腹、睾丸、会阴部位有胀痛。胸胁胀闷，急躁易怒。此属肝气郁结，疏泄失常，宗筋弛纵而筋痿。

早泄多为轻、中度，或有遗精，性欲低下或如常，少腹胀满或会阴、睾丸胀痛，且早泄与心情状态关系至为密切。此属肝气郁结之早泄、遗精。

阴茎不举或举而不坚，阴囊潮湿或瘙痒。口苦、尿短赤、大便溏臭。此属湿热下注，气机阻滞，宗筋弛纵而阳痿。

轻重不同程度的早泄均可发生，或有遗精，性欲如常或亢进，精液稠厚。口苦尿黄。此属湿热下注之早泄、遗精。

阴茎不举或举而不坚，或在无适当刺激时阴茎可以勃起，但性交时却痿而不用，精液稠厚，呈团块状，量偏少，在无适当刺激情况下会缓慢地渗出精液（化验小便时常可检到精子）。两侧肾区、或足跟、或足掌部、或睾丸、或阴茎、或两侧少腹等部位有针刺样疼痛，或睾丸、会阴部坠胀疼痛。每于睡眠或休息后加重，适当的活动后缓解。此属精道瘀结，宗筋失其常度之阳痿。

早泄，或有遗精，精液稠厚呈团块状，不易液化，或清稀精液与硬颗粒状夹杂，或少腹、会阴，或睾丸坠胀刺痛，或射精时精道刺痛。此属瘀血阻塞精道之早泄、遗精。

阳痿无明显原因，无纵欲过度，形体、形色亦无衰退征象，只因久病阳痿而心情烦恼。可从顽痰阻于宗筋，肝气郁结考虑。

附：阴茎疼痛

阴茎排尿时疼痛，不排尿则不痛，或射精疼痛。为湿热下注。

阴茎包皮龟头肿痛，甚至溃烂，或排尿时茎中灼热刺痛，尿道口有脓性分泌物。为热毒蕴积。

阴茎勃起时疼痛，或同房射精时疼痛，或呈持续性隐痛兼阵发性刺痛，或呈间歇性疼痛，疼痛与排尿无关，或阴茎体可触及硬结包块并有触痛。龟头紫黯，阴茎青筋暴露。为痰瘀互结。

阴茎勃起时疼痛，阳事易举，且常持续勃起，甚至经久不衰。为阴虚火旺。

阴茎酸痛，得热则减，遇寒则甚，用手轻捏则舒，疼痛与排尿、勃起、射精无关。为阳虚寒凝。

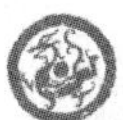

【医案选录】

案一：无名（《未刻本叶氏医案》）

心肾不交，心悸内怯，阳痿不举。

处方： 淮小麦　枣仁　远志　柏仁　龙齿　建莲

讨论： 心悸内怯为心气虚，所以断言其阳痿为心肾不交使然。

案二：无名（《未刻本叶氏医案》）

遗精，腰痛，下体怯冷。

处方： 沙苑　肉苁蓉　茯苓　线鱼胶　鹿霜　羊内肾
杜仲　补骨脂　菟饼　覆盆子　巴戟　胡桃霜

讨论： 腰痛，下体怯冷为肾虚阳气不足，所以这是肾气

(阳)虚之遗精。

第二十四节 昏 迷

昏迷一证，是指神志模糊，不省人事，甚则昏睡不醒，呼之不应的一种临床症状。亦有称之谓“神昏”、“昏冒”、“昏蒙”、“昏愦”、昏不识人，不知与人言”等，病属危候。常见于外感热病重证，内伤杂病的中风、厥证、痫证等，久病、重病、精气耗竭（如水肿、鼓胀等病的后期），亦可出现昏迷。

昏迷的临床辨证

昏迷，兼有壮热或身热夜甚。烦躁谵语或昏愦不语，肢厥、舌蹇。此是温病热陷心包证，多由肺卫之邪逆传心包所致。邪热内陷，灼液为痰，痰热闭阻包络，神志被蒙故昏迷。此证发病较急较重。

昏迷，兼有日晡潮热，便秘不通，腹部满硬而痛，拒按，筋脉挛急，发痉撮空。此为胃肠热结，胃热乘心证，可见于各种热性病的中期阶段，因外邪入里化热，热结胃肠，津伤燥结，故腹部硬痛拒按。胃热乘心，神明被扰而昏迷。

昏迷，时清时昧，呼之有时能应，身热不甚，时有谵语，夏季多发。此是湿温病的湿热蒙蔽清窍证。湿热酿痰，蒙蔽清窍，心神失用而致昏迷。

昏迷，湿热证七八日，热盛，口不渴，声不出，与饮食亦不却，默默不语。此是湿温病邪入厥阴之证。湿温病久化热，热邪夹湿不能外泄，深入厥阴与营血胶结，所以神不清而昏迷默默。

昏迷，兼有身热夜甚，时有谵语，口渴不甚，斑疹隐隐。此是温病热扰心营证。可见于多种温病的中后期。营血通于心，邪热入营，营阴被耗，扰乱心神而昏迷。

昏迷，谵语，兼有烦热口渴，漱水而不欲咽，斑疹透露，或有各种出血。此是温病热盛动血，血络瘀阻证，可见于多种温病的中后期。血分热盛上扰心神，神明失用而昏迷。

昏迷，兼有浮肿，面色淡白无华，头晕，时时恶心，口中时出尿味，少尿。此是水肿病，脾肾两虚，浊阴上逆。脾失健运，肾失开阖，水湿泛溢，酝酿成痰，痰浊上逆，蒙蔽心包，故昏迷。

昏迷，兼有恶心呕吐，腹大坚满，脉络怒张，面色晦滞，鼻鼾息微，肢厥，大汗如雨，二便不禁，唇舌淡润，或口唇青紫。此是鼓胀病，阳气暴脱证。久病不愈，阳气衰微，神明失用，故昏迷。

突然昏迷，不省人事，兼有身热，面赤，息粗，四肢清冷舌红，多发于夏季炎热之时，或高温作业之时，初起有头晕，心烦口渴，呼吸急迫，随即晕倒。此是暑热内结证，亦称“中暑”。暑为阳邪，其性炎热，暑热之邪突然侵入人体，邪热闭塞清窍，故昏迷。

突然昏迷，不省人事，祸僻不遂。或者有面赤，身热息粗，两手握固，牙关紧闭，或痰声如拽锯，这是中风闭证中的阳闭；或者有静而不烦，面白唇紫，痰涎壅盛，四肢不温。此是中风闭证中的阴闭。多由肝阳亢盛，或肾阴不足，肝风内动，夹痰火，痰湿上扰清窍，神志失用而昏迷。

如出现目合口开，遗尿，鼻鼾，呼吸微弱，汗出如珠，四肢厥冷，舌短缩，脉微欲绝。此是中风脱证中的阳脱证；

如果四肢温，脉虚大，则是中风脱证中的阴脱证。元气衰败，阴阳离决而致昏迷。

一时昏迷，不省人事，兼有口紧握拳，呼吸气粗，四肢厥冷，唇紫，此是厥证昏迷。由于阴阳失调，气机逆乱，血随气逆，上壅心胸，阻塞清窍，故见突然昏倒，不省人事，致使清窍不和而致神志失用而昏迷。本证昏迷多为一时性的，故时间较短。

突然昏迷，神志不清，口吐涎沫，或发出异常鸣叫声，兼有面色苍白，牙关紧闭，两目上视，手足抽搐，这是痫证。多由痰浊阻滞，气机逆乱，肝风内动，触痰上逆，闭阻清窍，心神蒙蔽，故突然昏倒，神志不清。此证反复发作，醒后如常人。

昏迷的辨证要点

以上各种昏迷症状表现不一。温病热陷心包证，初起时有卫分症状，病情重，变化快与热结胃肠腹满，拒按，舌苔黄燥不同，湿热蒙蔽心包，神识呆滞，时清时昧，与上两证皆有不同。

温病热扰心神，昏迷伴有身热夜甚，口渴不甚，斑疹隐隐。热盛动血，血络瘀阻的昏迷，必兼有发斑或出血，口渴，但欲漱水而不欲咽等症。

水肿病，脾肾两虚，浊阴上逆，病程长，兼有浮肿，面淡白，无华，口中时出尿味等症。鼓胀病，阳气暴脱，病程长兼有腹大坚满，脉络怒张，面色晦暗，大汗如雨，是亡阳的危候。

暑热内结的昏迷，突然发作，时间较短，有明显的季节性，多发于夏季炎热之时，昏迷时无痉抽；中风闭证的昏迷，亦是突然发作，但昏迷时间较长，多伴有㖞僻不遂，症见牙关紧闭，两手紧握，多有后遗症。中风脱症，也有㖞僻不遂，症见口开，遗尿，汗出如珠。中风闭证，须分清阳闭阴闭；脱证亦须分清阳脱阴脱。

厥证昏迷，多是一时性的，四肢厥冷明显，一般无后遗症；痫证昏迷，可反复发作，省后如常人，昏迷时口吐涎沫，手足抽搐，口中发出猪羊叫声。

【医案选录】

案一：高左（《裘吉生临证医案》）

伏暑秋发，身热夜甚，口燥唇干，神昏谵语，大便已下溏酱宿垢，舌绛苔厚，脉象濡数。宜清营泄热，清心开窍。

处方： 鲜生地四钱 玄参三钱 桑叶一钱半

天竺黄一钱半 天花粉三钱 丹皮二钱

连翘二钱 辰灯心四分 生打广郁金二钱

万氏牛黄丸一粒（先吞服）

讨论： 发热夜甚，口燥唇干，舌绛脉数系热炽营中之象，故神昏谵语乃是邪闭心包之证。

第二十五节 抽 搐

抽搐一症，又称为瘛疭。即筋脉拘急而缩者为瘈；筋脉弛缓而伸者为疭。伸缩交替，抽动不已是为瘛疭，凡临床所见筋脉拘急，肘臂伸缩不定的症状，统称为抽搐。多见于痉证，痫证，破伤风，惊风病等。

抽搐是由多种病因作用于筋脉而产生的。如气血亏损，火热炽盛，风湿、寒凝、顽痰所致筋脉拘急，皆可出现抽搐症状。

抽搐的临床辨证

四肢抽搐，角弓反张，口噤项强。兼发热、恶寒、无汗，是风寒外袭，阳气被阻，不能柔筋而发，此为刚痉。太阳主一身之表，风寒损伤卫表之阳气，不能温煦筋脉故发为刚痉。

四肢抽搐，角弓反张，口噤项强。兼有发热有汗、不恶寒者，是风邪外袭，卫阳不固，汗出亡阳，筋失所养而发，此为柔痉。

四肢抽搐，两目上视，口吐涎沫；突然昏倒，不省人事，抽搐，醒后如常人，可反复发作，此是肝风夹痰上逆，闭阻清窍的痫证。多因肝脾肾三脏失调，脾虚运化失职，聚湿生痰，肾虚精衰不能养肝，肝阳亢盛，夹痰上逆，蒙闭清窍，阳气不通故抽搐发作。

四肢抽搐，项背强急，角弓反张，牙关紧闭，舌强，口紧流涎，笑容烦躁者（苦笑面容），是外伤，或产后，或分娩断脐时处理不当所致的破伤风病，因外伤而风邪内入，流入经络。风盛伤津，津血不能滋濡经脉而发抽搐。

四肢抽搐，颈项强硬，牙关紧闭，时发时止，病于小儿者，是惊风证，小儿惊风有急惊风和慢惊风两类。①兼高热惊厥，烦躁不安，面红，唇赤，突然发抽，神识昏迷，角弓反张，涕泪皆无，抽搐或有间断而继续不止者，为急惊风。是因内热炽盛，痰凝气滞，风热火邪郁闭筋脉所致。②抽搐缓慢无力，时发时止，身有微热，面色淡黄，倦怠懒言，合目昏睡，或睡时露睛，大便色青或下利清谷，脉沉缓无力者是慢惊风证。多由气血不足，肝脾两虚，不能滋养温煦筋脉所造成。

四肢抽搐，脚挛急，项背强急，反张离席，牙关紧闭，错齿有声，兼有发热，胸满便秘者，是里实热结，热盛灼津，不能濡养筋脉而发为痉抽。

四肢抽搐，颈项强直，兼有高热呕吐，神昏，头剧痛难忍者，是热极生风而发抽搐，高热火毒，耗伤阴液，筋脉痉挛所致。

四肢抽搐，手足颤动，兼头昏目眩，汗出，神疲，乏力，气短者，是气血两虚，虚风内动，不能濡润筋脉所致。

四肢抽搐，手足蠕动，兼有腰膝酸软，胁肋灼痛，午后低热。是肝肾阴虚，精血不足，不能滋濡筋脉而发抽搐。

四肢抽搐，项背强直，形瘦神疲，兼有头身刺痛，舌隐青，或有瘀斑，是瘀血内阻，瘀滞不通，不能濡养筋脉所致。

抽搐的辨证要点

痉病，有刚柔之分。《医宗金鉴·杂病心法要诀》说："痉病项强背反张，有汗为柔，无汗为刚。"其鉴别关键在于有汗与无汗。痫证的抽搐，其特点是突然发作，抽搐醒后如同平人，可反复发作，破伤风的抽搐，必兼牙关紧闭，烦躁笑容。惊风抽搐是以小儿发病为特点。里实热结所致痉抽以身热，胸满便秘，舌红绛，苔黄腻，脉弦数为主。热极生风的抽搐，是以身发高热的同时而出现抽搐，虚证抽搐的特点则无角弓反张，牙关紧闭的表现。气血两虚，虚风内动的抽搐，则以头晕眩，自汗出，气短乏力为辨别点。肝肾阴虚，化热生风而抽者，多见于热性病的后期，必兼有腹胁痛，身有微热，舌红，脉细数的见症。瘀血而成抽者，必兼刺痛，舌有瘀斑，脉涩的临床表现。

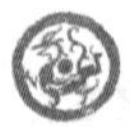

【医案选录】

案一：李君（《裘吉生临证医案》）

壮热神昧，入暮尤剧。唇干齿燥，渴欲引饮。喉间痰鸣辘辘，两手不时抽搐。脉来弦滑而数，苔黄而根腻。春温里热炽盛，灼津熬痰动风，邪热鸱张，病情险恶。姑拟清热透邪，息风化痰为要。

处方： 羚羊角三分（镑、先煎）　生石膏一两（先入）
黄芩三钱　连翘三钱　鲜石菖蒲一钱半
天竺黄一钱半　双钩藤六钱（后下）
鲜淡竹沥一匙（分冲）　广郁金二钱
万氏牛黄丸一粒（另外服）

讨论： 这是春温伏邪逗留气分（未见舌绛），热极动风而致两手不时抽搐。

附篇：治　　略

中医治病，大概分三个步骤：由病辨证，据证立法，依法处方。辨证是上一篇基础上讨论的内容，立法、处方则在本篇中讨论。

《内经》时期对治法非常重视，这在《内经》中经常看到有关治法的论述可以得到印证。但《内经》以后，中医人对治法似乎不那么在乎了，有关治法的论述散见于医书中，没有系统的总结。直至清初才由程钟龄提出八法理论。究其原因，大约和汉民族对社会意识的认识有关。

中医的理论依赖于汉民族文化，汉民族对天地、对人间社会各方面的认识，无不反映到中医的理论中来。从战国时期至汉初，中国受秦王朝的思想意识控制，秦王朝尊崇法家，推行法治。而据考证，《内经》正是这一时期的产物，所以《内经》中也就到处流露出对治法的重视。汉以后，中国基本上受儒、佛、道三教的思想统治，儒家讲究仁义；道法自然，讲究无为而治；佛则与世无争，这三家都不怎么在乎法治。这一种社会意识反映到中医理论中，便是对治法的忽视。

在中医学发展历史中，只有程钟龄的医门八法是真正意义上的中医治法的系统理论总结。然而，中医治法又何止这八法。在两千多年的发展历史中，中医人创立了无数的治法，只是无人发掘，无人整理罢了。本篇便是对中医治法进行发掘、整理的一个尝试。

本篇中一共设立了四个系列的治疗方法。这些治法是在前人原有的框架基础上予以扩充整理而成。一为治病十二法，是在原有八法基础上扩充为十二法，这是针对临床上所有疾病的普遍治法，该法普遍性强，针对性弱。二为五脏病治法，该法针对五脏寒热虚实以及生克承制而设治法。三为风寒暑湿燥火病治法，该法是针对六淫外感以及内风、内寒、内湿、内燥、内火而设治法。四为气血痰郁病治法，该法是针对临床上常见的气血痰郁四种致病原因而设治法。这四个系列的治法，由于针对的都是人体的疾病，所以有很多地方都是重复的，但是，因为针对的是疾病的各个侧面，所以在很多地方又是互补的，宜前后互相参照。又本篇主要是讨论治法，方剂只是举例，所选都是常见的方剂，有的不很贴切，仅供参考。

第一节　治病十二法

治病古有八法，汗、吐、下、和、温、清、消、补是也。该八法只能说大致上包括了内科临床上治疗疾病的各种方法，还遗留了一些治法如疏通法、固涩法、开窍法、重镇法等。究其原因，不外两点。一是因为普遍而被忽略，如疏通法，人体气血贵于疏通，八法中都暗含疏通之义，却疏忽了为疏通立法；一是因少用而被忽略，如开窍法，在当时不处于主导地位，所以被遗留在八法之外。现代，由于人类寿命的延长和意外事件的增多，固涩法、开窍法和重镇法不再处于从属地位了。所以把它们增入八法，成为治病十二法。这十二法是：解表法、涌吐法、攻下法、和解法、温寒法、清热法、消磨法、补益法、疏通法、固涩法、开窍法、重镇法。可以说，临床上治疗疾病的各种方法必是十二法中的一种或者是十二法中的几种组合，如温下并行，消补并行等，总之，无出该十二法之外。

一、解表法

解表法是一种开泄肌腠以逐邪从肌表外出为目的的治疗方法。因为使用本法后一般都有汗出，所以又称为汗法。汗法是一种很古老的中医治疗方法，在《内经》中就有关于汗法的记载，如《素问·阴阳应象大论》就指出：“其有邪者，渍形以为汗；其在皮者，汗而发之。”《素问·生气通天论》亦云：“体若燔炭，汗出而散。”

使用本法能开启玄府郁闭，宣通经络气血，使在表之邪，一汗而解，控制了病情的发展。故《素问·阴阳应象大论》曰：“善治者，治皮毛”。

临床上解表法适用于一切外感病的初期以及水肿和疮疡病的初期。还有斑、疹、白㾦、丹、痧的透发等。

应用本法时，还要根据具体的情况，因时、因地、因病、因人制宜，采用不同性质的方药。

外感风寒初起，用辛温解表，重则如麻黄汤、桂枝汤之属，其中麻黄、桂枝都是峻猛的辛温发表药；轻则如香苏散、杏苏散之类，药如苏叶、荆芥、防风等，是比较温和的辛温解表药。外感温热，则用辛凉发表，如桑菊饮、银翘散，药如桑叶、菊花、银花、连翘、薄荷、竹叶、大力子、豆豉等。外感风湿，偏寒者，以辛温驱之，如羌活胜湿汤，药如羌活、独活、防风、白芷、藁本等。外感湿温初起，则用芳香淡渗以解表，如藿香正气散、三仁汤，药如藿香、苏叶、白芷、杏仁、蔻仁等，是为芳化；茯苓、白术、苡仁、滑石、通草等，是为淡渗。外感暑邪，有表寒者，则用祛暑解表，如新加香薷饮，以香薷辛温解表，以银花、扁豆花、连翘等辛凉解暑；无表寒，夹湿者，则用祛暑利湿，如桂苓甘露饮，以三石清暑热，以五苓利湿。秋燥外感，温燥用桑杏汤，以桑叶、杏仁、豆豉轻宣外邪，以炒栀清肺热，梨皮润燥；凉燥用杏苏散，药如杏仁、苏叶、前胡、桔梗等轻宣肺燥等。

倘若患者正气虚弱，则必须扶正发汗以祛邪。如气虚者，补气以解表，如补中益气汤、人参败毒散，其中人参、黄芪、当归等为扶正补气药。血虚者，养血以解表，如葱白七味饮，以地黄、麦冬养血滋阴扶正。阳虚者，助阳以解表，如麻附细辛汤、再造散，附子、细辛为助阳药。阴虚者，滋阴以解表，如加减葳蕤汤，有玉竹滋阴解表。又有外感风寒，里有郁热者，则须解表、清里并行，如九味羌活汤，以羌活、防风、苍术、白芷等辛温解表，以生地、黄芩清其里热。又有湿浊郁遏太甚，热郁不能外达者，则有芳香化浊，开达膜原一法，如达原饮。

表邪入营，叶天士提出透热转气一法，应属汗之变法。邪从外陷，亦当从外解，即用透热转气之法，微微有汗，使邪有外透之路，转出卫分而解。如清营汤中银花、连翘、竹叶即为透邪外出而设。

水肿病初起，发热无汗，小便不利，宜用汗法宣通肺气，则小便自利，如越婢汤，麻黄连翘赤小豆汤，枇杷叶煎（叶天士《临证指南医案》肿胀篇）等，其中麻黄、连翘、豆豉、杏仁、杷叶等药皆为宣通肺气之用。

疮疡初起，高热、恶风寒、无汗。此时选用解表发汗的方剂，如荆防败毒散之类，宣肃肺气，疏通气血，可使疮疡消散，或使以后的治疗进入顺境。

斑、疹、丹、痧等大都是属于温热病中热毒壅盛于血分的证候。治疗上除了大剂清热解毒外，还配合了一批宣肺解表发汗的药物，使热毒随汗出而发泄于外。如以化斑汤治斑，以银翘散去豆豉加细生地、丹皮、大青叶、倍元参汤治疹，以清咽栀豉汤（《疫喉浅论》）治痧等。方中皆参有解表发汗之物。

白瘖每见于湿温、伏暑诸证。初由湿郁肌腠，汗出不彻之故，宜轻宣肺气，开泄卫分，如五叶芦根汤。

某些内、外科病，虽无表证，但亦可使用汗法。如《金匮要略》中就用汗法治溢饮（大青龙汤）、湿病（麻杏苡甘汤）、自汗（桂枝汤）等。临床上如某些痹证、无汗证、皮肤病如湿疹（麻黄连翘赤小豆汤）、荨麻疹（消风散），痈疽初起（牛蒡解肌汤）等，亦可用汗法治疗。这些病虽无寒热、脉浮等表证，但多有无汗及肺气不宣，邪郁肌表的特征。另外，对许多疾病的治疗，因证而佐入发汗药，可增强活血、通阳、开郁的作用，如阳和汤，其中解表药麻黄的作用即是开泄腠理、宣通经脉。所以，汗法发展至现代，经过无数医家的努力实践，已不仅是解除表证一个含义，它还具有开泄腠理、调和营卫、疏通表里、宣通上下、行气活血等作用。

二、涌吐法

涌吐法是利用药物或物理刺激，引导病邪或有毒物质，使之从口涌吐而出的一种治疗方法。古称吐法。

《内经》曰："其高者，因而越之。"所以，临床上，吐法适用于病位较高疾病，或病势向上的病证。如咽喉、胸胁痰涎壅盛；食积胃脘不化，恶心欲呕；或误食毒物尚在胃中等。

临床上使用吐法，一般以瓜蒂散开水送服，或服淡盐汤，体虚者用人参芦，误食毒物尚在胃中者，灌以肥皂水，然后以食指或棒状物按压舌根处催吐。往往一吐即可见效。对于胃中毒物尚未吐净者，可以再灌再吐。

吐法作为一种中医的治疗方法，历史上曾经辉煌过，而且在危重病证的抢救上发挥过作用。有一些名医还善于在临床上使用吐法，如金、元四大家之一的张子和。但是，自从西医药入侵以后，中医逐渐从临床抢救第一线淡出，而且，随着医药学的进步，治疗方法不断丰富，吐法可以用中医的其他治疗方法取代，吐法的使用也就逐渐减少了。再者，吐法使用时场面刺激，患者不愿配合，还需要医师全程跟踪。所以现在临床上，吐法是很少用了。

其实，吐法作为中医治病的八法之一，它的功效是不容否认的。对于邪在上者，高者越之，就近驱邪，不失于一条治病的捷径。西医药入侵之前，中医处于临床抢救第一线，对于那些发生在上焦的危重急病，往往都采用吐法，且往往立竿见影，一击成功。

《医学心悟》作者程钟龄，对吐法有一段论述，现摘录于下："予尝治寒痰闭塞，厥逆昏沉者，用半夏、橘红各八钱，浓煎半杯，和姜汁成一杯，频频灌之，痰随药出，则拭之。随灌随吐，随吐随灌，少顷痰开药下，其人即苏。如此者甚众。又尝治风邪中脏将脱之证，其人张口痰鸣，声如曳锯，溲便自遗者，更难任吐，而稀涎、皂角等药，既不可用，亦不暇用，因以大剂参、附、姜、夏，浓煎灌之，药随痰出，则拭之，随灌随吐，随吐随灌，久之药力下咽，胸膈流通，参、附大进，立至数两，其人渐苏。一月之间参药数斤，遂至平复。如此者又众。又尝治风痰热闭之症，以牛黄丸，灌如前法。颈疽内攻，药不得入者，以苏合香丸，灌如前法。风热不语者，以解语丹，灌如前法。中暑不醒者，以消暑丸，灌如前法。中恶不醒者，以前项橘、半、姜汁，灌如前法。魇梦不醒者，以莲须、葱白煎酒，灌如前法。自缢不醒者，以肉桂三钱煎水，灌如前法。喉闭喉风，以杜牛膝捣治，雄黄丸等，灌如前法，俱获全安。如此者又众。更有牙关紧急，闭塞不通者，以搐鼻散，吹鼻取嚏，嚏出牙开，或痰或食，随吐而出，其人遂苏。如此者尤众。盖因证用药，随药取吐，不吐之吐，其意更深。此皆古人之成法，而予稍为变通者也。"从这段论述可以看出，当时使用吐法还是相当普遍的，而且疗效也相当不错。所以，现代的临床中医师，应该重视吐法的运用，使之重新走向辉煌。

三、攻下法

攻下法是一种以通泄大便为手段用以攻逐体内积滞结邪的治病方法。《素问·至真要大论》曰："留者攻之"，《素问·阴阳应象大论》曰："中满者，泻之于内"皆是此意。

在临床上，根据病人的寒、热、虚、实以及水结、蓄血、痰滞、虫积等的不同病证，可分别为寒下、温下、逐下、润下、逐瘀、攻痰、驱虫等不同的攻下方法。

临床上，热毒之证最易引起大便秘结，所以攻下法最多用于热证。《伤寒论》中三承气汤是代表方剂，经常用于外感病阳明热盛、大便秘结之证，以及杂病中因胃家实热或宿食而引起的便结等。其他如三黄泻心汤之泻热解毒，凉膈散之泻胸膈郁热，大陷胸汤、丸攻逐水热结胸证，十枣汤攻逐胁下水饮，桃核承气汤、抵当汤及丸攻下焦之瘀血，大黄牡丹皮汤攻下肠痈等。又如导赤承气汤清心与小肠火，宣白承气汤泻肺与大肠火，牛黄承气汤清热与开窍并行。又如治实热老痰，用礞石滚痰丸，治水肿实证，用三花神佑丸，治虫积，用追虫丸等。总之，寒下之法，应对的是实热之证，热毒壅盛于内，或与燥屎结，或与水结，或与血结，或与痰结，或与虫结，致气血不通，腑气不行，大便不下的，皆可施以寒下之法，随证分别参以行水、祛瘀、化痰、除虫诸药，使便下热清，结除邪去。

有时，胃家虽有结滞，但病情并不危急，这时就可以用丸药以缓下之。如脾约麻仁丸、青宁丸、润字丸等。或者仅只大便干结难下，亦可用蜂蜜煎、猪胆汁等物导下。

寒结于内，亦能使大便秘结不行，须温阳以攻下，大黄与温阳热药同用，温而下之，如大黄附子汤，温脾汤等；或用热性下药下之，如备急丸中之巴豆。

杂病之中，大便不通有不因热结者。如老人、虚人、新产妇女，因血枯肠燥，大便不行。此时就须生津养血，滋润肠道，如济川煎中当归、苁蓉之滋润肠道，五仁丸中以果仁油脂滋润肠道等，润而下之。又有热病后期，液枯津燥，大便不行，所谓无水舟停者，须增液以行大便，如增液汤，以生地、麦冬、元参生津增液，滋润肠道以下之。又有气虚之人，无力推荡，大便不出，便须补气，如补中益气汤，以参芪补气，使肠道推荡有力，大便自然下之。这些都是不能直接攻下而能通大便的。

攻下只是一种治疗的手段，驱逐邪气才是治疗目的，这一点我们必须清醒地意识到。如果把手段当作是目的，那么就一定要等肠中燥屎结实，才施攻下，这往往会贻误病机。攻下针对的不是腑实，而是邪实，认识到这一点非常重要。所以，对付实邪结聚之证，不管是热结、寒结、水结、瘀结、痰结、虫结等，不必顾其腑实与否，就可施以攻下。只要辨证正确，用药恰当，便能药到病除。

四、和解法

和解法又称和法。和法是个后起的临床治法，只有千余年的历史。对和法的解释，没有一个经典的标准，各人都有不同的解释，不过出入还不算太大。审其来源，都源自所谓的小柴胡汤治疗半表半里证。然而所谓的半表半里证本身就是杜撰的，而且其概念亦相当模糊，所以，和法所包括的内容范围也就比较模糊。比较公认的，是以小柴胡汤的组方方式来作为判定和解法的标准。

小柴胡汤由柴胡、黄芩、人参、半夏、生姜、炙甘草、大枣七味药组成。其中柴胡祛外邪，黄芩清内热，半夏、参、草、姜、枣调和中气。因此临床上，把使用其方剂组成的方式与小柴胡汤相似的，即针对病邪的两个相对的方面施治、或针对病情的两个相对的侧面施治、同时又参以调和中气的药物，这样的方剂称为和解剂，使用和解剂治疗的方法，就叫做和解法。

临床上，属于和解法的有以下几种：

1. 解表清里 如小柴胡汤。以柴胡解表，黄芩清里，半夏、参、草、姜、枣调和中气。

2. 调和肝脾 如逍遥散。以柴胡、薄荷疏肝，茯苓、白术健脾，当归、白芍养血和血，炙甘草、生姜调和中气。

3. 苦辛开降 如半夏泻心汤。以半夏、干姜辛以开之，以黄芩、黄连苦以降之，以参、草、枣调和中气。

4. 补泻兼施 如香砂六君子汤。以人参、白术、茯苓益气健脾，以木香、砂仁行气化浊止痛，以半夏、陈皮、炙甘草调和中气。

五、温寒法

温寒法是运用温热药，通过治疗，来达到祛除寒邪、温补阳气、温经散寒等目的的一种治疗方法。《素问·至真要大论》曰："寒者热之"和"治寒以热"即是指此而言。

外感病风寒束表，须用辛温方药发散风寒，如麻黄汤，桂枝汤。风寒而兼寒饮，则散寒蠲饮同行，如小青龙汤。关节痹痛，属风寒湿为患，须用辛温，辛热药物祛风驱寒利湿，如防风汤、乌头汤，甘草附子汤等。

阳虚里寒之证，须用温里助阳的方药来治疗。如脾阳不足，中焦虚寒，腹痛便溏，用理中汤，以干姜温脾阳；胃阳不足，胃脘寒痛，用大建中汤，以川椒温胃阳；肾阳不足，命门火衰，用金匮肾气丸，以桂附补命火；心阳不足，心悸怔忡，用桂枝甘草汤，以桂枝补心阳；脾阳不足，肺中寒痰内蓄，咳嗽痰多清稀，治宜温肺散寒化痰，如苓甘姜辛五味汤；肝阳不足，寒疝腹痛，用天台乌药散，其中小茴、干姜暖肝；厥逆头痛，用吴茱萸汤，吴萸温肝寒等。又如阳虚水泛，须温阳利水，用真武汤，以附子温阳；寒结于里，须温下寒积，如大黄附子汤，亦以附子温阳。肾不纳气，须温肾纳气，如肾气丸合参蛤散等。妇女冲任虚寒，月经不调，腹冷里急，治宜温经散寒，养血祛瘀，如用温经汤。

温寒法的另一个使用适应证就是用于病人元气大虚，阳气将脱之时，即是回阳救逆。如四逆汤、参附汤等，则附子、干姜还有回阳之力。

阳气不足，营血内虚，寒凝经脉之证，当用温经散寒，亦属温寒法。如当归四逆汤，阳和汤等。

六、清热法

清热法是运用具有清热作用的方药，清除里热证的一种治疗方法。《素问·五常政大论》曰："治温以清"、"治热以寒"。《素问·至真要大论》曰："热者寒之，温者清之"。就是有关清法治法的最早记载。

里热证有实热虚热之分，还有热在某一脏腑的不同，外邪传里还有热在气分、营分、血分、热盛窍闭、热伤津液、热邪深入阴分等的不同。所以清热法有各种不同的具体治法。

实热证，三焦热毒壅盛，当泻火解毒，如黄连解毒汤，其中黄连、黄芩、黄柏、栀子都是清热解毒药物；虚热证，因阴虚而潮热，当滋阴清热，如秦艽鳖甲散，药如秦艽、鳖甲、青蒿、柴胡、地骨皮、知母等（阴虚之热，指因阴虚而邪入，伏于阴分，未能外解。虽该病在体属虚，故用滋阴药补其虚；然在邪则有热伏阴中，须清而除之，非纯阴虚而用纯补者。所以，亦归属清热法范畴)。

各脏腑都有热邪偏盛之证，所以有清各脏腑热证的方剂，如清心热之导赤散，药如生地、黄连、竹叶、元参、炒栀等。清肝热之龙胆泻肝汤，药如胆草、丹皮、炒栀、青黛、黄芩、板蓝根等。清肺热之泻白散，药如桑皮、地骨皮、黄芩、白薇、麦冬等。清脾热之泻黄散，药如石膏、炒栀、黄芩、石斛等。清肾虚热之知柏地黄丸，药如知母、黄柏、生地、丹皮、旱莲草、女贞子等。清胃热之清胃散，药如生地、黄连、丹皮、麦冬、花粉等。清膀胱热之小蓟饮子，药如小蓟、炒栀、生地、木通、滑石、瞿麦、萹蓄等。清大肠热之白头翁汤，药如白头翁、秦皮、黄连、黄柏、苦参等。

外邪传里有入气、入营、入血的不同阶段，治法亦各有不同。如热在气分，属阳明热盛，热势浮盛于外，则用辛凉清热，如白虎汤，若热盛津伤，用竹叶石膏汤，药如竹叶、石膏、麦冬、人参等。如热郁化火，热毒内盛，则须苦寒直清内热，如黄芩汤，药如黄芩、黄连、黄柏、板蓝根、大青叶等。热入营分，当透营清热，如清营汤，药如水牛角、生地、元参、黄连、竹叶、银花、连翘等。热入血分，当凉血清热，如犀角地黄汤。另外，如热盛阴液不足，当兼滋养阴液而用养阴清热法，如沙参麦冬汤，药如生地、天冬、麦冬、北沙参、玉竹、花粉、石斛等。热邪伤及下焦阴分，当咸寒清热，如黄连阿胶汤，药如黄连、阿胶、鸡子黄、龟板、牡蛎等。如热盛窍闭，神识不清，当清热开窍，如牛黄丸等。

此外，外邪如湿热伤人，当清热利湿，如黄芩滑石汤，以黄芩、滑石清热，以滑石、通草、二苓等利湿。暑热伤人，当祛暑清热，如清络饮，药如银花、连翘、丝瓜皮、冬瓜皮、西瓜翠衣、绿豆皮等。燥热伤人，当润燥清热，如清燥救肺汤，用北沙参、麦冬、阿胶、麻仁、石膏、桑叶、杷叶等。

还有，因兼证的不同而有各种兼治法，如清热化痰，清热化饮，清热化瘀等。

七、消散法

消散法是运用具有消散或消破作用的方药，对临床上不宜于攻下的食滞停积或慢性的癥瘕积聚进行一种渐消缓散的治疗方法。即《素问·至真要大论》“坚者削之”之意。

临床上，消法适用于因气、血、痰、食等停滞所形成的积聚、癥瘕、食积等疾病。根据具体的病情而有消食导滞、祛瘀消痞、消坚磨积、消水散肿、消痰涤饮等各种具体的治法。

食积肠胃，不能消化，当用化食或导滞方剂，如保和丸、枳实导滞丸等，药如枳实、白术、神曲、麦芽、谷芽、山楂、莱菔子等。

瘀血阻滞，不通则痛，或有痞块，当用活血祛瘀消痞之剂，如血府逐瘀汤、膈下逐瘀汤、少腹逐瘀汤等，药如当归、川芎、桃仁、红花、丹皮、赤芍、元胡、灵脂、香附、乌药、小茴等。

瘀阻日久，结成癥瘕，胸腹有坚硬包块，或虚羸肌肤甲错，当用祛瘀消坚丸剂，缓以图之，如大黄䗪虫丸、鳖甲煎丸等，药如炙大黄、山甲、鳖甲、地鳖虫、全虫、䗪虫等。

顽痰结聚，或流注经络，变生百病，须逐痰通络，如礞石滚痰丸、指迷茯苓丸等，药如礞石、炙大黄、风化硝、半夏、南星、白附子等。

癥瘕结聚日久，正气日弱，血脉瘀阻，水湿不化，隧道不通，停滞而为胸水，腹水，甚则全身浮肿等。须消水散肿，如小温中丸，中满分消丸。药如茯苓、白术、苍术、半夏、陈皮、猪苓、泽泻、黄连、黄芩、苦参、知母、干姜、姜黄、川朴、砂仁、香附、人参、针砂等。

八、补益法

补益法是运用具有补益作用的方药，来补养人体气血阴阳的不足，或补益某一脏腑的虚损，使气血阴阳或脏腑之间的失调重归于平衡的一种治法。

补法亦源自《内经》。《素问·至真要大论》曰："劳者温之，损者益之。"《素问·阴阳应象大论》曰："形不足者，温之以气；精不足者，补之以味。"提出了使用补法的原则。

临床上，凡正气不足，体质虚弱的病人，皆可以使用补益法，补其气血阴阳或某一脏腑的不足。如气虚用四君子汤，血虚用四物汤，气血两虚用八珍汤、十全大补汤。肾为先天之本，补阴一般指补肾之阴，如六味、左归之类，药如生地、熟地、女贞子、旱莲草、天冬、龟甲等；补阳一般指补肾之阳，如八味、右归之类，药如附子、肉桂、鹿茸、补骨脂、沙苑子、仙茅、仙灵脾等。

肺气虚，如补肺汤，药如人参、黄芪、肉桂、炙甘草等；肺阴虚，如清燥救肺汤，药如百合、生地、麦冬、阿胶、北沙参、麻仁等。心阳虚，如桂枝甘草汤，药如桂枝、附子、干姜、炙甘草等；心血虚，如归脾汤，药如人参、黄芪、白术、当归、炙甘草、龙眼肉、远志、枣仁等；心阴虚，如天王补心丹，药如枣仁、柏子仁、天冬、麦冬、生地、当归、沙参、丹参、五味子等。肝阳虚，如暖肝煎，药如当归、小茴、肉桂、乌药、沉香等。肝阴虚，如一贯煎，药如当归、生地、北沙参、杞子、麦冬等。胃阴虚，如养胃汤，药如北沙参、麦冬、玉竹、石斛、花粉、雪梨、蔗浆、牛奶等。又肾为先天之本，脾为后天之本，补益脾肾一直为临床家所重视。补脾如四君子汤、补中益气汤、理中汤、小建中汤等，补肾如六味地黄丸、八味肾气丸、左归饮、右归丸等，都是常用的方剂。

行补法还须注意阴阳气血的平衡。阴阳本是互根的，所谓："孤阳不生，独阴不长"。所以，阴虚之证，在补阴的同时，要注意补阳，如左归丸之组方：在滋阴药中加一味鹿胶补阳。因为阳气的充足，有利于阴精的生成。阳虚之证，在补阳的同时，要注意补阴，如右归丸之组方：在补阳方中用熟地、萸肉、山药滋阴，用当归养血。因为阴精充足，有利于阳气旺盛。张景岳曰："善补阳者，必于阴中求阳，则阳得阴助而生化无穷；善补阴者，必于阳中求阴，则阴得阳升而泉源不竭。"同样的，气血互生，气为血帅，血为气母。所以，补血的同时必须补气，如当归补血汤中之用黄芪；补气的同时不忘调血，如补中益气汤中之用当归。

行补法不可一意呆补，尤其对大虚大弱病人，补之不当不但不能达到扶正的目的，反而使气血壅塞不行而致他变。

所以，应补中有泄，如在补气方中稍佐理气，如补中益气汤中佐以陈皮；补血方中稍佐活血，如四物汤中以川芎行血；滋阴方中稍佐消导，如麦门冬汤方中少佐半夏等。

补药运用恰当，还有驱邪的功效。如阴虚之体，发热不退，用养阴生津之药补之，则热渐退，这是以补药行清凉法，如百合固金汤之治肺阴虚发热；又如热病后期，肠道津枯，大便不下，用养阴增液，使肠道津润，大便自下，这是以补药行攻下法，如增液汤之治热病津枯大便难。如此等等，补药之体，有泻药之用。

九、疏通法

疏通法是运用具有疏导和宣通作用的药物，使郁结和闭塞得以疏解和通畅的一种治疗方法。《素问·至真要大论》曰："结者散之"，"逸者行之"。这是疏通法的最早记载。

人体每时每刻都在进行着升降、出入活动，人体气机的升降、出入出现障碍，便是病态，故《素问·举痛论》曰："百病生于气也"。治疗疾病无非是对人体气机的升降、出入进行疏通。可以说，任何一种治法中都包含着疏通法。而本节中所讨论的疏通法仅是指对气、血、水进行的疏通治法。

肝气升发疏泄，喜条达，恶抑郁，而肝气最易郁结。其犯肺克脾，变生多端，所以，疏肝是理气的第一大法。方如柴胡疏肝散、金铃子散等，药如柴胡、青皮、郁金、香附、元胡、川楝子等。

肺在上焦，行清肃之令，肺之疾患，多喘咳上气。治宜降肺气，如苏子降气汤。药如苏子、前胡、厚朴、桂枝、杷叶、降香等。

中焦之气，脾气主运化，主升，胃气主受纳，主降。胃脘之病，多责脾胃升降失常。升脾之清气者，如补中益气汤，以升麻、柴胡升脾之清气；降胃之浊气者，如二陈汤、半夏泻心汤，以半夏和降胃气。

经言："膀胱者，州都之官，气化则能出矣。"助膀胱化气利水，如五苓散，方中桂枝为助膀胱气化者。

经言："下焦如渎。"下焦气阻多伴有形结滞。所以疏通下焦多兼以攻积导滞，如木香槟榔丸，其中巴豆为攻积之药。

气郁可导致血、痰、火、湿、食诸郁；而血、痰、火、湿、食诸郁亦可导致气郁。越鞠丸一方可总解六郁。

血行不畅，瘀血阻滞，不通则痛，当活血祛瘀，如通窍活血汤。脏腑藏于体腔，脏腑血瘀疼痛，当通窍逐瘀，如膈下逐瘀汤、少腹逐瘀汤；经脉行于四肢，肢体血瘀疼痛，当通经活血，如身痛逐瘀汤。

水自高原而下，所以肺气的肃降关乎水的通利。宣肺可以利水，如越婢汤。反过来，利水亦可宣通肺气，如五苓散。

水受制于脾，所以健脾亦是利水一法，如实脾饮。

肾司二便，补肾亦可利水，如济生肾气丸。

十、固涩法

固者，固其元气；涩者，涩其滑脱。固涩法是运用具有固摄和收敛作用的药物，来治疗人体气、血、津、精滑脱散失的一种方法。

临床上，根据气脱、失血、自汗、泻利、遗精、久咳、崩漏、带下等不同情况，分补气固脱、补气摄血、固表止汗、涩肠固脱、涩精止遗、敛肺止咳、止崩固带等治法。

中风脱证，元气将脱；大失血，元气随血而脱；大汗出，元气随汗而脱；大泻下，元气随利而脱；大失精，元气随亡阴而脱等，此时当务之急，便是要急急固摄元气，留人治病。视病情以独参汤大补元气，或参附汤大补阳气，或生脉饮大补气阴等，大剂频进，收摄将脱之元气。

大出血，止血无效时，则须补气以摄血，如独参汤，或当归补血汤。所谓“有形之血，不能速生。无形之气，所当急固”是也。

中气虚寒，脾不统血，血从下出，大便色黑，宜温中固摄，如黄土汤，方中黄土为温中固涩药。

自汗、盗汗皆属表之不固。自汗者卫阳不足，须助阳而止汗，如桂枝加龙牡汤，方中龙骨、牡蛎为固涩药。盗汗者营阴不足，须养阴而止汗，如当归六黄汤，方中麻黄根为固涩药。

泻利后期，脾肾阳虚，滑脱不禁，当须涩肠固脱，如真人养脏汤，方中罂粟壳、诃子为固涩药。

肾藏精，精关不固，遗精早泄，当补肾涩精，如金锁固精丸，方中沙苑子、龙骨、牡蛎、芡实、莲须、莲子都有固涩摄精的功效。又肾主二便，肾虚遗尿，当补肾止遗，如桑螵蛸散，方中桑螵蛸为补肾固涩药。

久咳肺气耗散，清肃失司，当敛肺止咳，如九仙散，方中罂粟壳、五味子、乌梅皆为敛肺止咳药。久喘肺肾两虚，肾失摄纳，当敛肺止喘，收摄肾气，如参蛤散、七味都气丸、麦味地黄丸等，其中蛤蚧、五味子补肾纳气。

妇女冲任气虚，不能固摄经血，或崩或漏，皆当固涩，如固冲汤，方中龙骨、牡蛎、五味子、海螵蛸、萸肉、棕炭皆有固涩功效。或脾气虚弱，带下绵绵，亦宜固涩，如完带汤，方中以山药、芥穗炭涩带。

十一、开窍法

开窍法是运用具有芳香开窍醒神作用的方药，使窍闭神昏病人复苏的一种治疗方法。

临床上，闭证有热闭、寒闭之分，所以开窍法分凉开、温开两种。

属于凉开的方药有清心牛黄丸、安宫牛黄丸、紫雪丹、至宝丹等。

属于温开的方药有苏合香丸。

十二、重镇法

重镇法是运用组分中有一些质密量重的金石类药或骨角类或介类药组成的方剂，使用于病势浮越逆上疾病的一种治疗方法。

临床上，使用重镇法的大约有以下几类情况：镇肝息风、平肝镇痉、重镇安神、介类潜阳、镇垂胃气等。

肝阳上亢，头目眩晕，或中风昏仆，须急以镇肝息风，如镇肝息风汤。方中有生赭石、生龙骨、生牡蛎、生龟板等重镇药。

热极阴虚，肝风内动，痉厥抽搐，须治以平肝息风镇痉，如羚角钩藤汤。方中羚羊角为重镇药。

热邪久羁不退，真阴耗伤，虚风内动，手足瘈疭，须治以滋阴潜阳息风，如大定风珠，其中重镇药牡蛎、龟板、鳖甲都有滋阴潜阳之功。

心神浮越，失眠多梦，怔忡惊悸，神志不宁，甚或癫狂，须治以重镇安神，如朱砂安神丸。方中朱砂为重镇药。又如生铁落饮，方中生铁落、辰砂为重镇药。

胃气上逆，噫气不除，亦可用重镇法镇垂胃气，降逆止呕，如旋复代赭汤。方中代赭石为重镇药。

第二节　五脏病治法

王旭高的《西溪书屋夜话录》记录了对肝脏病的治法，但对其他四脏则没有提及。本节以王氏的肝脏病治法为基础，增加了其他四脏病的治疗方法，又为了统一格式，将王氏原文稍作改动。

一、肝病治法

肝者将军之官，性喜条达。然而肝气又最易郁结，所以疏通肝气是临床上治肝病的常用之法。

疏肝理气法

肝经气郁，两胁气胀或痛者，用疏肝理气法。如柴胡疏肝散，药如柴胡、枳实、香附、郁金、苏梗、青皮、橘叶之属，兼寒加吴萸，兼热加丹皮、炒栀，兼痰加半夏、茯苓等。

疏肝通络法

如疏肝不应，营气痹窒，络脉瘀阻，宜兼通血络，如《金匮》旋覆花汤，药如旋覆花、新绛、归须、桃仁、泽兰叶等。

祛瘀通络法

血瘀日久，辛润通络不应，胸胁刺痛，宜祛瘀通络，如血府逐瘀汤滋养，药如柴胡、当归、川芎、赤芍、桃仁、红花、枳壳等。

滋阴柔肝法

肝阴不足，肝络痹阻，两胁胀痛，疏之更甚者，当伤肝阴，宜柔肝通络，如一贯煎，药如地黄，当归、杞子、柏子仁、北沙参、麦冬，兼热，加天冬、生地；兼寒，加苁蓉、肉桂。

肝为刚脏，体阴而用阳，阳气最易亢上；又肝属东方木，最多风证，《内经》所谓："诸风掉眩，皆属于肝。"临床上，肝阳上亢，肝风上扰，每每见之。

凉肝息风法

肝阳上亢，肝风肝火上冒巅顶，头目昏眩，当凉肝息风。如羚角钩藤汤，药如羚羊角、丹皮、菊花、双钩、白蒺藜等。

潜阳息风法

温病热邪久羁，热灼真阴，或误用汗、下，重伤阴液，以致阴不潜阳，虚风内动，当潜阳以息风。如大、小定风珠。药如生地、女贞子、元参、白芍、阿胶、牡蛎、龟板、鳖甲、珍珠母等。

镇肝息风法

肝肾阴亏，肝阳上亢，气血逆乱，头眩目胀，当镇肝息风。如镇肝息风汤，药如石决明、牡蛎、龙骨、龙齿、磁石、代赭石等。

养肝息风法

肝为藏血之脏，肝血虚，肝风内动，不上冒巅顶，而旁走于四肢，经络牵掣或麻木者，多属血虚，当养血息风。如《通俗伤寒论》之阿胶鸡子黄汤，药如生地、阿胶、鸡子黄、白芍、杞子、双钩、牡蛎、石决明、络石藤、炙首乌、三角胡麻等。

气有余便是火，气郁日久，便能化火；或肝阴不足，阳盛生火。肝火燔灼，游行于三焦，一身上下内外皆能为病，难以枚举。如目红颧赤，痉厥狂躁，淋秘疮疡，善饥烦渴，呕吐不寐，上下血溢皆是。

凡郁怒伤肝，气逆动火，烦热胁痛，湿热郁结，胀满动血等证，皆宜清化肝经郁火。计有：

化肝法

肝气郁而化火，烦热胁痛，宜化肝法，如景岳化肝煎，药如青皮、陈皮、丹皮、山栀、白芍、泽泻、贝母等。

清肝法

肝胆火炎，目赤、耳聋、口苦，宜清肝胆之火，如黄芩汤，药如羚羊角、丹皮、黑栀、黄芩、白芍、竹叶、连翘、夏枯草等。

泻肝法

肝胆实火，或肝胆湿热郁结，胁痛烦热，头痛目赤，尿黄便秘，宜用泻肝法，如龙胆泻肝汤、泻青丸、当归龙荟丸之类，药如黄芩、龙胆草、大黄、黑栀、柴胡、芦荟、泽泻、当归等。

肝气、肝风、肝火，皆属肝之实证。然肝病尚有属虚之证，有肝之气虚，有肝之火衰，有肝之阳气不足，有肝阴虚，有肝血虚等。

补肝气

肝气虚，乏力懈怠，不能耐劳，胁胀，忧郁、善恐。宜补肝气。药如黄芪，柴胡，当归，白芍，川楝子，枳壳，炙草等。

温肝法

肝火衰，为肝经之寒，呕酸上气，宜温肝，药如肉桂、吴萸、蜀椒，如兼中虚胃寒，加人参、干姜，即大建中汤法也。

补肝阳法

肝阳虚，肢体怠惰，四末欠温，胁下隐痛，胆怯忧郁，宜温肝阳，如暖肝煎。或补肾阳以助肝阳，如右归丸。药如肉桂、当归、附子、干姜、吴萸、小茴、川断等。

肝脏在五行中属木，肝与其他四脏的关系受五行生克关系的支配，其中以木横克土和水不涵木较为常见。

调理肝脾法

肝经气郁，两胁胀痛连及中脘，食不知味，宜调理肝脾。如逍遥散，药如柴胡、当归、白芍、茯苓、白术等。

培土泻木法

肝气乘脾，脘腹胀痛，宜培土泻木，用六君子汤加吴萸、白芍、木香等。

泄肝和胃法

肝气乘胃，脘痛呕酸，宜泄肝和胃，如二陈汤加左金丸或白蔻、金铃子等。

培土宁风法

肝风上逆，中虚纳少，宜滋阳明，泻厥阴。药如人参、炙甘草、麦冬、白芍、甘菊、白蒺藜、玉竹等。

滋水涵木法

水亏而肝火盛，清之不应，当益肾水，乃“虚则补其母”之法，亦乙癸同源之义也。如六味丸、大补阴丸、滋水清肝饮之类。药如生地、熟地、萸肉、天冬、女贞子、旱莲草、龟板、白芍、黄柏、黑栀等。

清金制木法

肝火上炎，清之不已，当制肝，乃清金以制木火之亢逆也。药如沙参、麦冬、石斛、枇杷叶、天冬、玉竹、石决明。

泻子法

如肝火实者，兼泻心，乃“实则泻其子”也。如泻心汤，用黄连、黄芩之类。

二、心病治法

心者，君主之官，主神明，气血阴阳不足，皆能使君主不安。

补益心气法

心气不足，君主不安，心悸怔忡，用补益心气法，如保元汤。药如人参、黄芪、肉桂、炙甘草等。

温养心阳法

心阳亏虚，不能温养心脉，心悸不安，用温养心阳法，如桂枝甘草汤、桂枝加附子汤。药如桂枝、附子、生姜、炙甘草等。

补养心血法

心血不足，亦使君主不安，心悸怔忡、寤不成寐，须用补养心血法，如归脾汤、四物汤。药如当归、白芍、地黄、龙眼肉、枣仁、人参、黄芪等。

滋养心阴法

补养心血不应，脉细、舌光，则须滋养心阴，如天王补心丹。药如枣仁、柏子仁、北沙参、天冬、麦冬、生地、人参、五味子、丹参、当归等。

滋阴降火法

心阴不足，而又心火偏亢者，则须滋阴降火并行，如黄连阿胶汤。药如黄连、黄芩、生地、阿胶、白芍、鸡子黄等。

气血双补法

若心气心血皆有不足，乏力多汗，心悸短气，则用气血双补之法，如八珍汤、十全大补等。药如人参、黄芪、当归、地黄、芍药、肉桂、炙甘草等。

阴阳并治法

若心阴心阳两亏，脉结代，心动悸，则阴阳并治，如炙甘草汤。药如炙甘草、麦冬、生地、白芍、阿胶、麻仁、大枣、桂枝、人参、生姜、清酒等。

活血祛瘀法

心气心血有虚的一面，亦有实的一面。其实者，气滞血瘀，心脉不通，胸中刺痛，须用活血祛瘀法，如血府逐瘀汤。药如当归、川芎、桃仁、红花、赤芍、柴胡、枳壳等。

重镇安神法

心火偏亢，阴血不足，心神不宁，或补养不应者，须加用重镇，如朱砂安神丸。药如朱砂、黄连、生地、当归等。

以上诸法，相其机宜，皆可加用重镇之品。如龙骨、龙齿、牡蛎、朱砂等。

心主神明，又心为君主之官，外有心包护卫，外邪逆传，多为心包所受而波及君主，出现神明受累症状。

清热安神法

胸中烦热，热扰神明，心神不宁，多梦难眠，用本法，如栀子豉汤。药如炒栀、豆豉、黄连、黄芩、柏子仁、莲子芯等。

清热开窍法

温邪逆传，内陷心包，邪热灼津为痰，痰蒙心窍，高热神昏，须用清热开窍法，如安宫牛黄丸。

清热镇痉开窍法

用于上法而有痉厥者。此时，不仅邪陷心包，且温邪内传，全身邪热鸱张，肝风内动而生痉厥。所以，清热开窍的同时还要用镇痉之品，如紫雪丹。

清热化浊开窍法

此法用于热病高热神昏而以痰浊为重者，如至宝丹。

心为火脏，而水能克火，所以水饮往往能上凌心火而作病，又痰仍饮之属，痰火上扰，亦多奔君主之官。

温阳逐饮法

心中阳气不足，不能制水，寒水上凌，心阳受遏，心悸短气，用本法，如真武汤。药如附子、干姜、人参、桂枝、茯苓等。

温化痰饮法

饮积于胸中，阻遏心阳，心悸怔忡，当用温药和之，如苓桂术甘汤。药如桂枝、炙甘草、茯苓、白术、生姜等。

清泻痰火法

五志化火，煎炼津液成痰，痰火上扰，心神不宁，当清泻痰火，如礞石滚痰丸。药如青礞石、大黄、芒硝、黄芩、沉香等。

化饮除痰法

痰饮积于胸中，心神不宁，烦扰不眠多梦，用本法，如温胆汤。药如半夏、陈皮、枳实、茯苓、竹茹等。

心属火，心主血。心与其他脏腑的关系，或因心火之盛，或因心血之虚，而与其他脏腑互相影响。

补益心脾法

心主血，脾生血，脾虚不能生血，则心所主之血不足，就须心脾同补，如归脾汤。药如人参、黄芪、当归、龙眼肉、茯神、白术、枣仁、远志等。

交通心肾法

心属火，肾属水，水火相济，则心肾相交，人即安和。如肾阴虚，肾水不能上济，则心火独亢，须养肾阴以泻心火，如黄连阿胶汤。药如生地、熟地、阿胶、鸡子黄、白芍、黄连、黄芩等；倘若肾阳虚，肾中真火不能上交，亦使心火独亢，则须补肾阳以降心火，如交泰丸。用肉桂和黄连。

补益心肺法

心肺同处上焦，肺主气，心主血，气为血帅，血为气母，气血不足，色白乏力、短气心悸，须心肺同补，如八珍汤。药如人参、黄芪、当归、白芍、地黄、白术、茯苓、川芎、炙甘草等。

导热下行法

心与小肠为脏腑表里，心移热于小肠，心烦失眠，口疮尿赤，治以导热下行，如导赤散，引热从小便而出。药如生地、栀子、竹叶、木通、车前草、生甘草等。

泻子法

心火盛，肝火旺，宜泻心火而清肝，此即《内经》所谓：实则泻其子也。如泻心汤。药如黄连、黄芩、大黄等。

三、脾病治法

脾为后天之本，主运化，为气血生化之源。脾脏之病，多表现在运化功能的失调，气血生化不足，后天之本匮乏。以致气虚血少，水停湿聚，统血无力等。

饮食物的消化吸收，与脾的运化功能关系很大，如脾气虚弱，或脾脏虚寒，都能影响到饮食物的消化吸收，以致气虚血弱，水停湿聚。

补中益气法

中气不足，脾不健运，少气懒言、脉虚便溏，或中气下陷，升举无权，久泄脱肛，须用健脾益气药物补益中气，升阳举陷，健脾助运，如补中益气汤。药如人参、黄芪、白术、炙甘草、升麻、柴胡等。

温运脾阳法

中气虚寒，脾阳不运，饮食物不能消化吸收，呕吐腹痛、自利不食，采用温中健脾之品健运脾阳，如理中汤。药如人参、干姜、桂枝、良姜、川椒、白术、炙甘草等。

健脾醒胃法

脾胃虚弱，不能运化饮食水湿，纳呆嗳气、脘腹胀疼，须健脾醒胃同行，如香砂六君子汤。药如人参、白术、茯苓、半夏、砂仁、木香等。

健脾统血法

脾虚不能统摄血液，出现各种出血症状，用健脾统血法，如归脾汤。药如人参、黄芪、白术、当归、龙眼肉、炙甘草等。

滋润脾阴法

脾阴不足，同样影响到脾脏运化功能，食少便溏、色萎消瘦，此时须用滋润脾阴法，方如参苓白术散，药如人参、北沙参、生白术、淮山药、扁豆、白芍、黄精、芡实、莲子、薏苡仁、粳米、炙甘草等。

滋养胃阴法

脾胃以膜相连，胃阴不足亦能影响到脾阴不足，而临床上胃阴虚比较明显多见，患者食少呃逆、口干咽燥，所以养胃阴法也就经常被采用，养胃汤为此而设。药如北沙参、生地、麦冬、玉竹、花粉、雪梨、甘蔗、牛乳等。

水湿的转输，亦属脾脏的运化功能。胃主容纳，喜湿恶燥。水饮入口，集于胃中，湿气袭人，亦中于胃家，同气相求也。脾主运化，胃中之水饮、湿气，全凭脾脏的健运而转输。倘若脾病运化不及，就会有水饮停留、湿浊结聚诸证。倘若湿邪盛极，阻遏脾胃之气，脾脏不克运化，亦会有水饮停留、湿浊结聚诸证。

芳化外湿法

外湿袭人，湿浊聚于胃中，脾脏运化不及，寒热头痛、胸膈痞闷，须用芳香化浊，淡渗利湿以维护脾脏的运化环境，如藿香正气散。药如藿香、苍术、白术、川朴、腹皮、半夏、苏叶、陈皮、茯苓、白芷等。

宣散外湿法

风湿袭人肌表，全身肌肉疼痛，以脾主肌肉也。当以风药宣散之，如羌活胜湿汤。药如羌活、独活、川芎、防风、蔓荆子、藁本等。

芳化湿浊法

湿浊袭人，邪气鸱张，壅盛胃中，抑遏脾胃受纳运化功能。壮热头痛、胸闷呕恶，此非脾虚，而因邪盛，故用芳香燥烈药物，化湿浊以运脾胃，如达原饮。药如草果、川朴、槟榔、蔻仁、苍术、藿香、佩兰等。

温脾化湿法

此法用于脾阳不足，湿从寒化，脾运不及，泄泻不止，或大腹水肿，水饮停聚之证，如胃苓汤、实脾饮之类。药如人参、茯苓、白术、苍术、附子、干姜、生姜、猪苓、川朴、草果、丁香等。

清热化湿法

外感湿热盛于内，或上蒸，患者咽痛身黄，或下注，患者霍乱吐利，可用本法，如连朴饮、甘露消毒丹。药如黄连、黄芩、炒栀、石菖蒲、川朴、半夏、蔻仁、藿香等。

清热利湿法

内生湿热壅盛，水湿不能运化，身热发黄，当清热与利湿并重，如茵陈蒿汤。药如茵陈、黄柏、炒栀、大黄、木通等。

健脾利水法

脾虚不能运化水湿，致使水饮停聚者，患者胸胁支满、目眩心悸，当健脾与利水同用，如苓桂术甘汤。

脾脏与其他四脏的关系，多和脾主运化有关。脾之运化不及，气血生化不足，或水湿壅盛，就能影响到它脏的功能；而它脏的功能变化，亦能影响到脾脏的运化功能。

温肾健脾法

肾阳虚，不能温煦脾脏，以致脾阳弱，运化功能不及，自利呕吐、四肢不温，须补肾阳，温脾阳，双补脾肾阳气，如附子理中汤。药如附子、肉桂、干姜、人参、白术等。

燥湿化痰法

中焦湿盛，脾阳不克运化，水湿上壅于肺，聚而成痰，咳嗽痰白、胸膈痞闷、呕恶肢重，用燥湿化痰法，如二陈汤、平胃散。药如半夏、陈皮、苍术、白术、茯苓、南星、白芥子、川朴等。

培土生金法

脾虚不能运湿，亦使水湿上泛化痰，壅盛于肺，咳嗽痰多、稀白易出，须健脾化痰，用培土生金法，如六君子汤。药如人参、白术、茯苓、半夏、陈皮、杏仁、百部等。

调和肝脾法

脾弱肝强，脾之运化功能受到抑制，木来克土之证，患者胁痛食少，用逍遥散疏肝健脾。药如当归、白芍、柴胡、茯苓、白术等。

泄肝和胃法

此非由脾胃之弱，实因肝木强盛，横逆克土，胁肋疼痛、饮食不思，故用泄肝以和胃，如柴胡疏肝饮、四逆散合左金丸之类。药如柴胡、枳实、香附、郁金、白芍、川芎、黄连、青皮等。

补益心脾法

脾虚不能生血，致心血不足，怔忡健忘，则须健脾生血，如归脾汤。药如人参、黄芪、白术、当归、龙眼肉、茯神、枣仁、远志等。

四、肺病治法

肺主气，司呼吸，外合皮毛。所以，肺脏的病变，主要表现在气机的出入升降失常和外邪犯表所出现的各种病机，如咳嗽喘息、胸阳痹阻、水道失调、腑气不降等，与肺脏都有密切的关系，都可以通过治肺而愈。

肺合皮毛，外邪犯表，肺脏首当其冲。各种解表法，基本上都在肺脏治法中。

宣肺散寒法

用于风寒外束者，如麻黄汤之类，药如麻黄、桂枝、细辛、葱白、羌活、生姜等；用于凉燥犯肺者，如杏苏散，药如苏叶、杏仁、豆豉、防风、荆芥等。

温化寒饮法

用于寒饮阻肺，外感风寒者，如小青龙汤。药如麻黄、桂枝、细辛、干姜、五味子、半夏等。

疏风清热法

用于风热犯肺者，如银翘散、桑菊饮之属。药如银花、连翘、桑叶、菊花、荆芥、牛蒡子、薄荷等。

清肺润燥法

用于温燥犯肺者，如桑杏汤、清燥救肺汤。药如桑叶、杏仁、炒栀、北沙参、川贝、杷叶、阿胶、麦冬等。

滋阴解表法

用于阴虚感冒者，如加减葳蕤汤。药如玉竹、麦冬、豆豉、葱白、薄荷、芦根等。

肺为娇脏，司呼吸，行清肃之令。外邪犯之，或内在脏腑邪气犯之，清肃之令不行，肺气上逆，则为咳嗽矣。由于外邪、内邪皆可令肺脏咳嗽，所以本节所列二十余种治法，皆可用于咳嗽的治疗，非独清火、化痰诸法。

清肺化痰法

痰热壅肺，咳嗽痰黄，用本法，如清金化痰汤、苇茎汤之类。药如黄芩、炒栀、知母、浙贝、桑皮、瓜蒌 、桔梗、苇茎、冬瓜仁、薏苡仁等。

温肺化痰法

寒痰阻肺，咳逆痰白，用本法，如三子养亲汤，苓甘五味姜辛汤。药如苏子、白芥子、莱菔子、干姜、细辛、五味子、橘红等。

燥湿化痰法

用于痰湿犯肺，咳嗽痰多、胸膈痞闷者，如二陈汤、平胃散。药如半夏、南星、陈皮、苍术、川朴、杏仁、白芥子等。

泻肺逐饮法

水饮伏肺，咳唾短气、胸胁引痛者，如葶苈大枣泻肺汤、控涎丹。

肺主气，肺之虚，多为气之不足；又肺为娇脏，不耐火刑，易为阴虚。

补益肺气法

肺气虚，体倦汗多，当补益肺气，如补肺汤。药如人参、黄芪、五味子等。

收敛肺气法

气阴不足，咳呛少痰，气短自汗，肺气耗散者，当收敛肺气，如生脉散。药如人参、麦冬、五味子等。

滋阴润肺法

用于肺阴亏损，虚热内灼，干咳少痰、咽干口渴者，如百合固金汤、沙参麦冬汤。药如百合、生地、熟地、麦冬、北沙参、玉竹、川贝、阿胶等。

肺主治节，调理全身水与气的运行。治节不行，水与气运行失调，水滞气壅，则病焉。

宣肺通痹法

宣肺气而通胸痹，用治胸痹心痛者，如瓜蒌薤白桂枝汤。药如瓜蒌 、薤白、桂枝、半夏、枳实、杏仁等。

宣肺行水法

风邪外袭，肺失宣降，不能通调水道，风水相搏，发为水肿，治风水者，如越婢汤。药如麻黄、石膏、杏仁、连翘、杷叶、滑石、通草、赤小豆等。

清肺利水法

肺热壅盛，失于清肃，不能通调水道，下输膀胱，致成癃闭，须清肺以利水，如清肺饮。药如黄芩、炒栀、麦冬、桑皮、茯苓、车前子等。

脾为肺母，肾为肺子，脾肾都能使肺病；木受金克，但木火亦能刑金。

培土生金法

脾虚不能运化水湿，水饮化痰上储于肺而成咳嗽，痰多而稀，用本法，如六君子汤。药如人参、茯苓、白术、炙甘草、半夏、陈皮、杏仁、百部等。

滋肾养肺法

用于肺肾阴虚，遗精盗汗、口燥咽干者，如六味地黄丸。药如生地、熟地、萸肉、山药、丹皮、天冬、麦冬、百合、阿胶、石斛等。

滋肾敛肺法

用于肺肾阴虚，肺气耗散，气喘汗出者，如七味都气丸。药如生地、萸肉、山药、沙参、人参、麦冬、五味子等。

疏肝清肺法

用于肝气郁结，胁痛咳嗽，肺失清肃者，如四逆散合杏、贝。药如柴胡、枳实、白芍、杏仁、浙贝、苏子、杷叶等。

清肝利肺法

用于木火刑金，呛咳气逆者，如黛蛤散合泻白散。药如青黛、海蛤、桑皮、地骨皮、黄芩、杷叶、前胡等。

肺与大肠相表里，可以用治肺而治大肠。

通腑降火法

肺热而腑气不降，大便秘结，可以肺与大肠同治，如宣白承气汤。药如石膏、杏仁、瓜蒌皮、大黄等。

五、肾病治法

肾者先天之本，人之与生俱来的阴阳之气即藏于肾。又肾者，主蛰封藏之本，肾精只宜固密，不宜泄露，所以肾病多虚证，即使实证亦是本虚标实。

补肾气法

肾气不足，腰酸腿软，不耐劳作，用本法，如大补元煎。药如人参、当归、熟地、萸肉、山药、杜仲、杞子等。

温补肾阳法

肾阳虚，命门火衰，腰膝酸软、少腹冷痛、四肢不温，用本法，如金匮肾气丸、右归丸。药如熟地、萸肉、山药、肉桂、附子、杜仲、沙苑子、菟丝子、巴戟、鹿角胶等。

滋养肾阴法

肾阴虚，真阴不足，腰膝酸软、五心烦热、眩晕耳鸣，用本法，如六味地黄丸，左归丸。药如熟地、生地、萸肉、山药、杞子、菟丝子、女贞子、旱莲草、首乌、龟板胶等。

滋阴降火法

肾阴虚，相火亢盛，腰膝酸软、遗精盗汗，当滋阴降火，如知柏地黄丸。药如知母、黄柏、熟地、萸肉、山药、丹皮等。

温肾祛湿法

腰为肾之外府，肾虚寒湿驻着，身重腰膝冷痛，用本法温寒祛湿，如甘姜苓术汤。药如干姜、茯苓、白术、炙甘草、苡仁、附子等。

肾藏精，主生殖，人类的子息繁衍，皆与肾有密切关系。

固摄肾精法

肾失封藏之权，遗精早泄，用本法，如金锁固精丸。药如潼蒺藜、芡实、龙骨、牡蛎、菟丝子、莲子等。

补肾生精法

或禀赋不足，或劳欲过度，致肾虚肾精不足，阳痿、早泄，用补肾生精法，如五子衍宗丸。药如菟丝子、五味子、车前子、韭子、杞子、覆盆子等。

补肾壮阳法

命门火衰，肾阳不足，或遗精早泄，或阳痿，须温补命门之火，用本法，如右归丸、赞育丹。药如熟地、萸肉、人参、当归、杜仲、巴戟、苁蓉、仙茅、仙灵脾、蛇床子、韭子、杞子、鹿茸、鹿角胶、肉桂、附子等。

补肾调经法

肾主生育，妇女月经不调有因肾虚者，须补肾以调经。若肾气虚者，补其肾气，如大补元煎、固阴煎之类，药如熟地、萸肉、山药、人参、当归、杜仲、杞子、五味子、菟丝子等；若肾阴虚者，补其肾阴，如六味地黄丸、左归丸，药如熟地、萸肉、山药、当归、杞子、菟丝子、女贞子、旱莲草、首乌、龟板胶等；若肾阳虚者，补其肾阳，如八味地黄丸、右归丸，药如熟地、萸肉、山药、当归、杜仲、仙茅、仙灵脾、肉桂、附子、鹿茸、鹿角胶、紫河车等。

温肾暖宫法

妇女不孕，因肾虚者，据上法调治。若兼宫寒者，用温肾暖宫法，如艾附暖宫丸，药如艾叶、蛇床子、当归、川断、吴萸、川芎、香附、白药、黄芪、肉桂、紫河车、紫石英等。

肾司二便，所以二便的病变往往与肾有关。肾病有虚无实，所以，二便之病变与肾有关的，都是因为肾脏阴阳之虚，使二便的排出受到影响而生病变。

温阳制水法

肾阳虚，不能制水，水邪泛滥，或水肿，或喘息，或心悸，或头眩，用本法，如真武汤、济生肾气丸。药如附子、肉桂、干姜、茯苓、白术、泽泻、车前子、牛膝等。

固摄肾气法

肾气虚，不能固摄封藏，小便频清，或遗尿、遗精，用本法，如二仙丹、桑螵蛸散。药如金樱子、芡实、覆盆子、桑螵蛸、龙骨、龟板、人参等。

温阳利水法

肾阳虚，不能利水，小便点滴而出，或闭塞不通，用本法，如济生肾气丸。药如熟地、山药、茯苓、泽泻、附子、肉桂、车前子、牛膝等。

滋阴利尿法

肾阴虚，相火亢盛，火气灼伤尿道血络，或尿血，或血淋，用本法，如知柏地黄丸。药如熟地、山药、茯苓、泽泻、知母、黄柏等。

温阳通便法

肾阳虚，阴寒结聚下焦，大便冷秘不通，须用辛润温肾阳以通便，如济川煎加肉桂。药如肉桂、苁蓉、当归、牛膝、升麻、枳壳等。

温肾止泻法

肾阳虚，不能固摄下焦，五更泄泻，用本法，如四神丸。药如补骨脂、吴萸、肉豆蔻、五味子等。

肾为先天之本，肾脏之强弱，对其他四脏的影响很大。而且，肾与其他四脏的关系，往往是因为肾本脏阴阳之虚而累及其他四脏的。

温阳制水法

肾阳虚不能制水，水气上凌心火，心悸、怔忡，用本法，如真武汤。药如附子、干姜、茯苓、白术、白芍、人参等。

心肾交济法

肾阴虚，不能上济心火；或肾阳虚，心火独亢于上，心烦、多梦、失眠，用本法，如黄连阿胶汤（阴虚）、交泰丸（阳虚）。

滋水清肝法

肾为肝之母，肝木有赖肾水之滋养，肾阴虚不能涵养肝木，则肝火亢盛，头痛眩晕、目赤耳鸣，用本法，如滋水清肝饮。药如生地、萸肉、山药、丹皮、当归、白芍、柴胡、炒栀等。

滋阴潜阳法

肾阴虚，肝阳上亢，头痛眩晕，用滋阴潜阳法，如大定风珠。药如生地、龟板、鳖甲、白芍、阿胶、麦冬、麻仁、牡蛎、炙甘草等。盖肝火、肝阳，同出一源，其根本皆因肾阴亏虚，所以治法上滋养肾阴是相同的。

补肾纳气法

肺肾相通，肺主呼，肾主吸。肾虚吸纳无权，则咳喘上气，呼多吸少，用本法，如人参胡桃汤、参蛤散之类。药如人参、蛤蚧、胡桃、甜杏仁、川贝、炙甘草等。

温肾健脾法

肾为先天之本，脾为后天之本，肾阳虚，脾阳必弱，自利呕吐、四肢不温，须双补脾肾之阳，如附子理中汤。药如附子、肉桂、干姜、人参、茯苓、白术、炙甘草等。

第三节　风、寒、暑、湿、燥、火病治法

天地之中，存在有各种致病因素，总称为邪气，古人总结为六种：风、寒、暑、湿、燥、火，称为六淫，即能致人生病的六种淫秽之气。六淫侵袭人体，即会产生病变，出现各种不同的症状。临床上就是根据各种不同的症状表现，判断其属于何种邪气，而给予相应的治疗。另外，人与天地相应，人体脏腑的阴阳平衡失调而产生的一些疾病，其症状表现类似于六淫侵袭所表现的症状，这些内生疾病的病因，不能以“淫”来称呼，就称之为内风、内寒、内湿、内燥、内火（暑为在天之火，不能内生，所以没有内暑）。因为症状相类似，所以治疗上有相通的地方。但是，一属外侵，一属内生，治疗上又有不同的地方。这些都在以下的叙述中予以说明。

一、风病治法

经曰：“风者，善行而数变。”又曰“风者，百病之长

也，至其变化乃为他病也，无常方，然致有风气也。”所以，临床上把那些起病突然、变化复杂、或游走不定的疾病统称为风病。风又分外风、内风，外风是指外在风邪侵袭人体所致之风病；内风是指人体本身因脏腑阴阳平衡失调而生之风病。外风是外来之风，其治宜疏散；内风是内生之风，其治宜平息。

1. 疏散外风治法

风邪善于和寒、湿、燥、热等邪气结合伤人，所以临床上就必须同时治疗。如伤寒病，风寒合邪侵袭，其治必疏风散寒并行，用辛温解表法，如麻黄汤、桂枝汤，药如麻黄、桂枝、杏仁、防风、苏叶、细辛、葱白、豆豉、生姜等。温病初起，则要疏风兼以清热，用辛凉解表法，如银翘散、桑菊饮，药如银花、连翘、桑叶、菊花、大力子、薄荷、桔梗、豆豉等。风湿病，初起发热身重痛，宜祛风胜湿，如羌活胜湿汤，药如羌活、独活、防风、藁本、白芷、苍术等。秋燥病，风和燥合，其治宜润燥祛风，如桑杏汤，药如桑叶、甜杏仁、沙参、麦冬、浙贝、雪梨、甘蔗等。大头瘟，风热毒邪壅郁头面，治宜疏风清热解毒，如普济消毒饮，药如黄连、黄芩、元参、板蓝根、大力子、马勃、升麻、连翘等。

正气虚弱的病人，单纯驱邪，恐正气不支，邪气难出。治须扶正祛邪：气虚者，补气以祛风，如补中益气汤，药如人参、黄芪、白术、当归、炙甘草、升麻、柴胡等；阳虚者，助阳以祛风，如再造散，药如人参、黄芪、附子、细辛、桂枝、防风、羌活等；血虚者，养血以祛风，如葱白七味饮，药如葱白、豆豉、麦冬、生地、白芍等；阴虚者，滋阴以祛风，如加减葳蕤汤，药如玉竹、石斛、白薇、葱白、豆豉、薄荷等。又正虚卫外不固易感风邪者，可用固表气以御风邪，如玉屏风散。

风寒客于肺中与饮相结，发热喘咳，宜祛风寒蠲痰饮，如小青龙汤，药如麻黄、桂枝、干姜、细辛、五味子、半夏等。

麻疹初起，透发不畅，须风药解表透疹，如升麻葛根汤，药如升麻、葛根、西河柳、荆芥、蝉衣等。

风水病，一身悉肿，宜祛风利水，如越婢汤，药如麻黄、石膏、连翘、生姜、薏苡仁等。

风邪郁于皮肤，风疹隐疹，皮肤瘙痒，宜养血祛风，如消风散，药如当归、生地、荆芥、防风、大力子、蝉衣、僵蚕等。

风邪侵袭胃肠，肠风泄泻，当祛风止泻，如痛泻要方，药如白术、白芍、陈皮、炙甘草等。

风邪侵袭头面，偏正头痛或巅顶作痛，宜疏风止痛，如川芎茶调散，药如川芎、荆芥、防风、藁本、羌活、薄荷、细辛等。

经曰："风寒湿三气杂至，合而为痹。"痹证经络阻滞，关节疼痛，宜养血祛风，温通经脉，如独活寄生汤，药如当归、川芎、白芍、生地、秦艽、独活、寄生、细辛、桂枝、人参等。痹证日久，经络中有浊痰死血，可用大、小活络丹等化痰活血，祛风止痛。

破伤风，宜祛风解痉，如玉真散，药如南星、白附子、全虫、僵蚕、天麻、防风、羌活等。

中风，中经络之证，若仅见口眼歪斜，为风痰阻于头面经络，可用牵正散祛风痰止痉，药如白附子、僵蚕、全虫、蜈蚣等；若半身偏瘫，重者必兼内风而治，轻者可养血活血，祛风通络而治，如用大秦艽汤，药如当归、川芎、白芍、生地、白术、茯苓、炙甘草、秦艽、羌活、独活、防风、细辛等。

以上所言各种外风证治，有一个共同点，那就是针对风的治疗。风从外入，其病属实，其治宜疏宜散，这是总的治疗法则。而不同的外风证治，因所兼邪气的不同，或正气的强弱，而有不同的组合，或佐以散寒，或佐以清热，或佐以化湿，或佐以润燥，或佐以解毒，或佐以补气，或佐以养血，或佐以助阳，或佐以滋阴等。又古人很重视血在风病治疗中的作用，所谓："治风先治血，血行风自灭。"所以在许多治风病的方剂中都配伍以养血和血的药物。

风药多辛燥，易伤阴血，使用时须注意不可过剂过量。

2. 平息内风治法

内风者，风自内生。此因人体脏腑病变，阴阳平衡失调，阳气暴张，症状突发，瞬息变化，犹如风之伤人，病发于体内阴阳之失调，所以称为内风。内风的治疗，重点是针对造成内风的原因，阳亢者抑之，阴弱者培之，对风的治疗只是处于臣、佐的位置，所以不用驱散的方法，只宜平息。

与内风关系最大的脏腑是肝脏，肝属木，主风，故风病之生，无不关乎肝。脏腑阴阳平衡失调，到最后影响到肝，才会出现内风的症状，故《素问·至真要大论》曰："诸风掉眩，皆属于肝"。造成内风的原因，又可分虚实两个途径，实者有壮热火盛引动肝风的，如：

热结阳明日久，大便秘结，口噤，角弓反张，手足挛急。此因阳明壮热阴液耗伤，火盛肝风内动。治宜滋阴泄热息风，如增液承气汤加地龙、全蝎、菊花、钩藤等。

温病壮热汗出，心烦、口噤、抽搐，角弓反张。此因温邪入气、入营，高热伤阴，火盛肝风内动，治宜大剂清热，佐以息风，如用白虎汤加羚羊角、天麻治之。

温病热邪深入，肝热动风，高热不退，烦闷躁扰，手足瘛疭；或杂病肝火上扰，肝阳上亢，肝风内动，头痛烦闷，手足震颤麻木，治宜凉肝息风，如羚角钩藤汤，药如羚羊角、钩藤、生地、白芍、桑叶、菊花、丹皮等。

大人、小儿暑温，身热，卒然痉厥，乃热邪入营，火极风生，名曰暑痫。治宜清营以息风，如于清营汤内加羚羊角、丹皮、双钩等。

因瘀血、痰涎触动肝风的，瘀血闭阻脉络，头痛或身痛如刺，新血不生，筋脉失养，血虚则风生，项背强直，四肢抽搐，治宜养血活血息风，如补阳还五汤，药如赤芍、川芎、桃仁、红花、黄芪、当归、钩藤、羚羊角、地龙等。

痫证每因痰涎内结，一有外因触动，肝风夹痰上逆，突然发作，眩仆倒地，口歪目斜，手足瘛疭，治宜涤痰息风，如定痫丸，药如胆星、竹沥、半夏、陈皮、天麻、全虫、僵蚕、琥珀、远志、菖蒲等。

平素脾湿过重，痰涎内生，胸闷呕恶，又肝风内动，风痰互结，上扰清空，眩晕而头重痛。治宜化痰息风，如半夏白术天麻汤，药如半夏、白术、天麻、陈皮、茯苓、白蒺藜、钩藤、南星等。

虚风之动，皆因真阴亏耗，肝木失养所引起，如：热病邪热久羁，热伤阴血，筋脉失养，虚风内动，头目眩晕，筋脉拘急，手足瘛疭，治宜养血柔肝息风，如阿胶鸡子黄汤（《通俗伤寒论》），药如阿胶、生地、白芍、鸡子黄、钩藤、石决明、牡蛎等。

温热病邪热久羁，热灼真阴，或因误用汗、下，重伤阴液，阴液大亏，阳无所附，时有欲脱之势，虚风内动，手足瘛疭，治宜滋阴潜阳息风，如三甲复脉汤、大、小定风珠之类，药如阿胶、白芍、生地、龟板、鳖甲、鸡子黄、炙甘草、天冬、麦冬、牡蛎、龙骨、石决明等。

亦有因平素起居不节，肝肾之阴暗亏，肝阳偏亢，引动肝风的：

肝阳偏亢，肝风上扰，头痛、头胀、眩晕，治宜平肝息风，如天麻钩藤饮，药如天麻、钩藤、石决明、羚羊角、栀子、黄芩、牛膝等。

或阴亏阳亢，头晕目眩，头痛头胀，耳鸣目胀，甚或眩晕颠仆，昏不知人，或醒后不能复原，治宜重剂镇肝息风，如镇肝息风汤，药如代赭石、牛膝、龙骨、牡蛎、龟板、元参、白芍等。

有因大失血之后，络中血虚，血虚则风生，四肢抽搐，项背强直，甚则角弓反张。治宜养血息风，如八珍汤合当归补血汤加玳瑁、牡蛎、珍珠母、石决明等。

二、寒病治法

《素问·阴阳应象大论》曰："阴胜则阳病……阴胜则寒。"

1. 外寒治法

寒病亦有外寒、内寒之分。外寒之袭人，多与风合，与湿合，亦与燥合。

风寒袭人肌表，宜用辛温方药疏散风寒。如麻黄汤、桂枝汤，用麻黄、桂枝、荆芥、防风、苏叶、葱白、豆豉等。

秋深初凉，燥气司令，凉燥易犯肺脏。然凉较寒轻，宜用杏苏散微辛微温以轻宣凉燥，药如杏仁、苏叶、桑叶、荆芥、豆豉等。

寒与风湿合，侵犯关节，疼痛不可屈伸，宜用辛热方剂温经驱寒，疏风祛湿，如乌头汤，药如乌头、附子、桂枝、细辛等。

体质虚弱，阳气不足之人，寒邪直中于内，脉沉，无里证，用麻附细辛汤温阳驱寒。若四逆下利，则须四逆汤回阳救逆，药如麻黄、附子、细辛、干姜、肉桂等。

气血不足，寒阻经脉，手足厥寒或疼痛，宜养血温经通脉，如当归四逆汤，药如桂枝、当归、白芍、细辛、生姜、炙甘草等。

2. 内寒治法

内寒之生，由于机体阳气虚衰，而致阴盛于内，而寒生焉。

阴寒内盛，机体功能衰退，见证如肢冷脉微，呕吐清水，下利清谷等，宜用辛热方剂回阳驱寒，如四逆汤，药如附子、干姜、肉桂、补骨脂、葫芦巴等。

有脾胃阳虚，运化失健，久而寒积于内，腑气不通，腹痛便秘，宜温阳驱寒和攻下同用，如大黄附子汤，药如大黄、附子、巴豆等。

又有中寒气闭，蒙蔽神明，神识不清，宜用温药开之，如苏合香丸。

五脏皆有阴阳，五脏之阳衰，即是五脏之寒。由于五脏的功能不同，五脏之寒的临床表现也各有不同，其治亦不同。如心之寒，为心阳虚，其症如心悸、胸闷，其治如桂枝加附子汤，药如桂枝、炙甘草、附子、肉桂等。肝之寒，为肝阳虚，其症如少腹痛囊缩，其治如暖肝煎，药如当归、小茴、乌药、肉桂、沉香等。脾之寒，为脾阳虚，其症如食少便溏，其治如理中丸，药如人参、干姜、良姜、肉桂、白术等。胃之寒，为胃阳虚，其症如脘痛呕吐，其治如吴茱萸汤，药如吴萸、川椒、丁香、荜茇、生姜等。肺之寒，为肺阳（气）虚，其症如倦怠声低，其治如补肺汤，药如人参、黄芪、炙甘草、肉桂等。肾之寒，为肾阳虚，其症如腰酸阳痿，其治如肾气丸，药如肉桂、附子、杜仲、鹿茸、补骨脂、沙苑、葫芦巴等。

肾为寒水之脏，寒病往往与肾阳之虚有关，尤其因为肾中藏有先天之元阳，其他四脏之阳气皆赖肾中阳气的滋养，肾阳不足也就容易影响到其他四脏，所以临床上治疗其他四脏之寒往往都要顾及肾阳，如治肺之虚喘用补肾纳气，如七味都气丸、人参蛤蚧散等，药用人参、蛤蚧、萸肉、五味子等；治心悸水肿用温阳化水，如真武汤，用附子、茯苓、白术、生姜等；治脾虚泄泻用脾肾双补，如附子理中汤，用附子、人参、白术、干姜等。

三、湿病治法

湿亦分外湿内湿。外湿之生，多于春夏季节，天地之湿气大盛，人在气交之中，感之而为病；内湿之生，多为脾胃运化水饮失常，水饮聚而为湿。

1. 外湿治法

外湿为六淫之一，常先伤于下，多由于气候潮湿，涉水淋雨，居处潮湿等外在湿邪侵袭人体所致。

湿与风合，侵袭肌表，发热，头身重痛，宜用祛风胜湿，如羌活胜湿汤，药如羌活、独活、川芎、防风、藁本、白芷等。如风湿日久，正气不足，腰膝疼痛，关节不利，则须益肝肾，补气血，祛风湿，扶正以驱邪，如独活寄生汤，药如独活、寄生、秦艽、防风、当归、川芎、白芍、生地、人参、茯苓、牛膝、杜仲等。

湿属阴，寒亦属阴，寒湿相合，伤人下部，足胫肿重无力，麻木冷痛，为湿脚气，其治宜祛寒除湿，如鸡鸣散，药如槟榔、木瓜、苏叶、陈皮、吴萸、生姜、桂枝、附子等。

湿温初起，邪在气分，吐利脘痞，苔黄溲赤，湿重于热者，恶寒身重，午后发热，宜宣畅气机，祛湿清热，如三仁汤，用蔻仁、苡仁、杏仁、滑石、竹叶、厚朴、半夏、通草等。湿阻中焦，郁蒸生热，湿热并重，宜清热利湿，理气和中，如连朴饮，用黄连、厚朴、滑石、黄芩、半夏、菖蒲、黑栀、豆豉等。气分热盛夹湿，热重于湿，用白虎加苍术汤，清热兼以利湿，用苍术、石膏、知母等。

暑天湿盛，故暑多兼湿，治宜祛暑利湿，如桂苓甘露饮，药如滑石、石膏、寒水石、茯苓、猪苓、泽泻等。

外感风寒，内伤湿滞，清浊不分，霍乱吐泻，治宜解表化湿，理气和中，如藿香正气散，药如藿香、佩兰、苏叶、厚朴、大腹皮、半夏、茯苓、陈皮等。

外感风寒，内有水饮，寒热喘咳，治宜解表蠲饮，如小青龙汤，药如麻黄、桂枝、半夏、干姜、细辛、五味子等。

风水恶风，一身悉肿，治宜祛风利水，如越婢汤，药如麻黄、石膏、杏仁、苡仁、连翘、赤小豆等。

2. 内湿治法

内湿与脾的关系很密切。脾主健运，内湿之生，与脾气虚弱，不能健运水湿有关。

湿为水之渐，水为湿之积，水聚体内，清者为饮，浓者为痰，湿壅胃家，称之为浊。水、湿、痰、饮、浊，五位一体，总关乎湿。

湿滞脾胃，胃脘痞闷，宜燥湿运脾，行气和胃，如平胃散，药如苍术、厚朴、藿香、佩兰、蔻仁、草果等。

湿热黄疸，须清热利湿，如茵陈蒿汤，药如茵陈、黄柏、大黄、栀子、虎杖等。

湿热下注之足痛、热、痿、尿赤、带下诸疾，皆须清热燥湿为治，如二妙散，药如苍术、黄柏、牛膝、苡仁、萆薢等。

湿热下注而为淋，治须清热通淋，如八正散，药如瞿麦、萹蓄、滑石、大黄、车前子、木通、栀子等。

水饮壅盛于里，咳唾胸胁引痛，或一身悉肿，形体俱实，可用峻药攻逐水饮，如十枣汤，药如芫花、甘遂、大戟、大枣等。

水饮停蓄下焦，膀胱气化不利，小便不利少腹满，宜温阳化气，利水渗湿，如五苓散，药如茯苓、白术、猪苓、泽泻、桂枝等。

脾虚湿盛，皮肤水肿，宜健脾理气，消肿利湿，如五皮饮，药如茯苓皮、陈皮、大腹皮、生姜皮、桑白皮、五加皮等。

中阳不足，饮停心下，胸胁满，心悸目眩，宜温化痰饮，如苓桂术甘汤，药如茯苓、桂枝、炙甘草、白术、生姜等。

脾肾阳虚，水饮内停，小便不利，腹痛下利，四肢沉重，宜温阳利水，如真武汤，药如附子、茯苓、白术、干姜等。

秽浊停聚三焦，湿热不能透达，憎寒壮热，胸闷呕恶，治宜清热辟秽化浊，透达膜原，如达原饮，药如草果、槟榔、厚朴、藿香、佩兰、知母、黄芩等。

脾失健运，水湿聚而成痰，咳嗽痰多，治宜健脾燥湿，和中化痰，如二陈汤，药如半夏、陈皮、茯苓、苡仁、白术等。

胆胃不和，痰热内扰，彻夜不寐，宜理气化痰，清胆和胃，如温胆汤，药如半夏、陈皮、茯苓、枳实、竹茹等。

中焦聚湿生痰，流于四肢，臂痛或四肢肿，宜燥湿行气，软坚消痰，如茯苓丸，药如半夏、陈皮、茯苓、风化硝等。

痰热内结，咳嗽痰黄，宜清热化痰，如清气化痰丸，药如半夏、陈皮、胆星、枳实、栝蒌、黄芩、竹沥等。

痰热互结于心下，气郁不通，心下痞，按之痛，治宜清热散结化痰，如小陷胸汤，药如黄连、半夏、栝蒌、枳实、陈皮、浙贝等。

实热老痰，为病多端，治宜泻火逐痰，如礞石滚痰丸。

肺燥而有痰，咳嗽痰黏难出，宜润肺燥清热化痰，如贝母瓜蒌散，药如川贝、栝蒌、花粉、桔梗、百合、麦冬、橘络等。

老年中虚不运，痰壅气滞，咳嗽痰多胸闷，治宜降气化痰，如三子养亲汤，药如苏子、白芥子、莱菔子等。

风痰上扰，眩晕胸闷呕恶，缘于脾虚生痰，又肝风内动所致，治宜燥湿化痰与平肝息风并举，如半夏白术天麻汤，药如半夏、白术、天麻、陈皮、白蒺藜、羚羊角、钩藤、南星、枳实等。

痫证痰热内扰，治宜息风涤痰，如定痫丸，药如胆星、竹沥、半夏、陈皮、天麻、全虫、僵蚕、琥珀、远志等。

四、燥病治法

燥亦分外燥、内燥。外燥是因秋天燥气司令，人感之即为秋燥，秋燥又分温燥、凉燥：秋初天气尚热，感之者为温燥；深秋天气转凉，感之者为凉燥。内燥是因脏腑精亏液耗所致，凡能引起脏腑真阴竭涸，津液耗伤的行为或疾病过程，都能形成内燥之病。外燥病的治疗，以轻宣燥气为主，但要注意滋润肺胃之阴津；内燥病的治疗，以养阴增液为主，有邪气者稍佐祛邪。

燥为肺脏之本气，所以外燥皆犯肺脏。内燥之生，亦多犯肺而表现出肺脏症状者。故燥病用药，虽各有不同，但多少总关联乎肺经。

1. 外燥治法

外感温燥，邪在肺卫，津液未伤，微热口渴，干咳无痰，宜用轻药清宣温燥，如桑杏汤，药如桑叶、杏仁、沙参、浙贝、豆豉、炒栀、雪梨、蔗浆等。外感温燥而温邪较重，伤及肺阴，干咳无痰，咽干鼻燥，治疗就须顾及津液，如清燥救肺汤之清宣外燥与滋润肺阴同用，药如西洋参、北沙参、石膏、阿胶、甜杏仁、麦冬、桑叶、杷叶、炙甘草等。

外感凉燥，恶寒，头微痛，嗌干痰稀，凉为次寒，治近风寒，但燥易伤阴，要注意防范，宜用轻药宣肺祛燥，如杏苏散，药如杏仁、苏叶、防风、前胡、桔梗、陈皮等。

2. 内燥治法

内燥之生，皆因阴之虚。故治内燥，不外养阴生津。

肺肾阴虚，咳痰带血，骨蒸盗汗，治宜养阴润肺，化痰止咳，如百合固金汤，药如生地、熟地、天冬、麦冬、元参、百合、川贝、海蛤壳、白芍等。

肺胃阴亏，或热病伤及肺胃津液，火热上气，呕吐咽干，宜养肺胃之阴，如麦门冬汤，药如麦冬、北沙参、西洋参、石斛、花粉、玉竹、粳米、雪梨等。

肺痨久咳，累及肾阴，咽干咳血，消瘦气短，宜养肾阴滋肺阴，益脾气以滋生化之源，如琼玉膏，药如人参、生地、麦冬、天冬、百合、茯苓、白术、山药、莲子、芡实、白蜜等。

消渴病，肺热上消，口渴多饮，宜清热润肺，生津止渴，如消渴方，药如生地、麦冬、天冬、石斛、花粉等。胃热中消，消谷善饥，宜清胃泻火，养阴增液，如玉女煎加黄连，栀子，药如石膏、黄连、栀子、绞股蓝、生地、麦冬、花粉、石斛等。肾虚下消，腰酸多尿，宜滋阴固肾，如六味地黄丸，药如生地、熟地、萸肉、淮山、丹皮、女贞子、旱莲草、金樱子、芡实、桑螵蛸等；或温阳滋肾固摄，如金匮肾气丸，药如附子、肉桂、熟地、生地、萸肉、山药、杜仲、苁蓉、巴戟、沙苑、覆盆子、金樱子、龙骨、牡蛎等。

下焦温病，津液不足，肠燥大便不通，不可攻下，宜润肠通便，如增液汤，药如生地、熟地、元参、天冬、麦冬、首乌、苁蓉等。

五、暑病与火病治法

暑与火同属一体，暑即在天之火，在天为暑，在地为火，暑从外入，火自内生，所以将暑病与火病合在一起讨论。

盛夏天气大热，人有不耐其热而得病者，即为暑病。所以暑病首重清热，清热即是祛暑，轻者用清络饮，药如鲜荷叶、鲜银花、鲜扁豆花、丝瓜皮、冬瓜皮、西瓜翠衣、鲜竹叶心、绿豆皮等；重则用白虎汤。或有热气太重，清窍蒙蔽，昏迷若惊，此为暑厥，用牛黄丸、至宝丹芳香利窍可效。又有热重卒然痉厥者，名曰暑痫，清营汤主之，药如水牛角、生地、元参、麦冬、竹叶、黄连、银花、连翘、丹皮、赤芍等。亦可少与紫雪丹；肝风内动，手足瘛疭，可于清营汤中，加钩藤、丹皮、羚羊角。

夏天既中暑邪，又外感寒凉，形似伤寒，口渴面赤，治宜祛暑兼以解表，如新加香薷饮之辛温复辛凉法，药如香薷、银花、连翘、厚朴花、扁豆花等。

六月长夏，湿气司令，所以暑病每多夹湿，故祛暑每与利湿兼施，是为常法，如六一散、桂苓甘露饮，药如滑石、石膏、寒水石、茯苓、白术、猪苓、泽泻等。

暑乃火热之气，经言“壮火食气”，故暑病又多气虚，其治宜清暑兼以益气，如清暑益气汤，或王氏清暑益气汤，药如人参、西洋参、黄芪、麦冬、知母、石膏、竹叶、冬瓜皮、西瓜翠衣、绿豆皮、滑石、荷叶、粳米等。

1. 外火治法

风、寒、暑、湿、燥诸病，邪传阳明，化热伤阴，即便是火。清热泻火是阳明病基本治法，无实邪者，白虎汤直清内热；有燥屎者，承气汤下其火。

瘟疫热毒，充斥内外，气血两燔。壮热烦躁，发斑发疹、宜清热解毒，凉血泻火，如清瘟败毒饮，药如水牛角、羚羊角、生地、元参、赤芍、丹皮、黄连、黄芩、黄柏、栀子、知母、石膏、银花、连翘、大青叶、竹叶等。

温邪逆传心包，火扰心主神明，神昏谵语，治宜清热泻火开窍，如安宫牛黄丸、紫雪丹。

外感病热入营血，火盛伤阴，或血热妄行，治宜清热凉血，如犀角地黄汤，药如水牛角、生地、赤芍、丹皮、元参、大青叶等。

2. 内火治法

内火多因情志抑郁，思虑过度，或劳累过度等，影响到脏腑阴阳失调而成，所谓："五志化火"、"阴虚生内热"等都是这个意思。然亦有平素阳气旺盛，或饮食嗜好膏粱厚味，积久而成。

火热毒盛，充斥三焦内外，变生诸证，或大热烦躁，或吐血衄血，或发斑下利，或痈疽疔毒，总宜泻火解毒，如黄连解毒汤，药如黄连、黄芩、黄柏、栀子、大青叶、板蓝根等。

若大便不通，热聚胸膈，上中焦热盛，面赤唇焦，口舌生疮，则宜泻火通便，如凉膈散，药如栀子、连翘、黄芩、大黄、元明粉、薄荷、甘草等。

热毒壅聚，气滞血瘀而成痈疡，治宜清热解毒，活血消肿，如仙方活命饮，药如银花、连翘、芙蓉花、防风、白芷、当归、赤芍、浙贝、花粉、乳香、没药、皂刺、山甲等。

火毒结聚的痈疮疖肿，宜五味消毒饮清热解毒，消散疔疮，药如银花、野菊花、地丁、公英、紫背天葵等。

脱疽而热毒炽盛，宜四妙勇安汤清热解毒，活血止痛，药用当归、银花、元参、生甘草。

心者君主之官，在五行中属火，宜火养之，然不宜火盛，心火炽盛，宜清心泻火，如泻心汤，药如黄连、黄芩、大黄等；又心与小肠为脏腑表里，亦可导心火从小肠而出，如导赤散，药如生地、竹叶、木通、生甘草等。

肝为风木之脏，最易风动火盛，肝火亢盛，宜清肝泻火，如龙胆泻肝汤，药如龙胆草、柴胡、栀子、黄芩、生地、当归、车前子、泽泻等。又肝为心母，亦可清心以凉肝，如泻心汤。

肺属金，最不耐火刑，肺热咳嗽气急，肤热痰黄，宜清肺火，如泻白散，药如桑白皮、地骨皮、黄芩、白薇、连翘、大力子等。

肾阴亏耗，阴虚阳亢，虚火妄动，宜滋肾降火，如知柏地黄丸，药如知母、黄柏、生地、白芍、丹皮、龟板等。

胃火上冲，牙痛牵引头脑，宜清胃火，如清胃散，药如石膏、栀子、生甘草、大黄、黄芩等。

口疮口臭，烦渴易饥，宜清脾胃中伏火，如泻黄散，药如黄连、生地、丹皮、麦冬、生甘草等。

阴虚有火，发热盗汗，宜滋阴泻火，固表止汗，如当归六黄汤，药如当归、黄芪、黄连、黄芩、黄柏、栀子、麻黄根等。

第四节　气、血、痰、郁病治法

六百多年前，朱丹溪提出“气、血、痰、郁”学说，认为：“气血冲和，万病不生，一有怫郁，诸病生焉。”并以此指导临床杂病的治疗，后世多有宗之者。而在近现代，由于受叶天士“久病入络”之说的影响，对痰与瘀的治疗引起了临床学者的广泛关注，并且进行了深入的讨论和发掘。

一、气病治法

合而言之，气是机体活动的动力，属于阳，气有余便是火（此属火证治疗范畴）。气不足又易成阳虚，所以补气养气是临床上常用的治法。分而言之，脏腑之气，因脏腑的功能不同而有区别。脏腑之气致病，各俱特点。脏腑气病治法，亦各有其自身的特殊性。如心气宜补，肝气宜疏，脾气宜升，胃气宜降，肾气宜温，肺气宜宣、肃（一般而言，在表宜宣发，在里宜肃降）等。

1. 补气

全身之气又称元气，元气不足，须补元气，如保元汤，药如人参、黄芪、肉桂、炙甘草等。危急者，用独参汤，其力专效宏，大补元气。

心气不足，心悸怔忡，脉结代，须补心气，如炙甘草汤之阴阳并补，或者桂枝甘草汤之单补心阳。

肝气不足，疏泄无权，倦怠乏力，胁肋隐痛，须补肝气如用补中益气汤去白术、升麻，加白芍、川楝子。

脾气不足，健运无力，食少便溏，须补脾气，代表方如四君子汤，药如人参、茯苓、白术、炙甘草、山药、扁豆、莲子等。

肺气耗散，体倦、气短，须补肺敛气，如生脉散，药如人参、黄芪、麦冬、五味子、白果等。

肾气不足，腰酸脚软，须温补肾气，如肾气丸，药如附子、肉桂、生地、熟地、萸肉、山药、补骨脂、核桃肉等。

2. 升气

大病久病，气虚下陷，全身乏力，久泻、脱肛、子宫下垂等，须升补其元气，如补中益气汤，举元煎，药如人参、黄芪、白术、炙草、升麻、柴胡等。

肺主皮毛，邪气犯表，皮毛郁闭，发热无汗，须宣肺气，发表祛邪，如麻黄汤，药如麻黄、杏仁、苏叶、桑叶、薄荷等。

脾属阴宜升，脾虚不能健运，中气下陷，体倦食少，久泻久痢，宜升脾气，如补中益气汤。

3. 降气

肺居上部，司呼吸，肺气以下降为顺，肺病则最易使气逆向上，而成咳喘诸证，治肺气上逆当以肃降肺气为先，如苏子降气汤，定喘汤，药如苏子、半夏、前胡、厚朴、款冬、紫菀、杏仁、杷叶、桑皮等。

肝气喜条达，郁结则病，胸膈满闷，上下气急，治宜降其肝气，如四磨汤，五磨饮，药如槟榔、沉香、乌药、厚朴、枳实等。

胃属阳宜降，胃逆不降，食饮不入，则百病丛生，所以降胃气为治病第一要务，和胃降胃气，首推二陈汤；补虚降胃气，有旋覆代赭汤，治胃中虚寒噫气不除者，药如旋覆花、代赭石、半夏、人参、生姜等；清热降胃气，有橘皮竹茹汤，药如橘皮、竹茹、枳实、人参、甘草等；温中降胃气，则用丁香柿蒂汤，药如丁香、柿蒂、人参、干姜等。

4. 行气

脾胃居中，水谷转运之处，倘有寒热不调，七情之变，往往影响到脾胃的功能而使中焦气机阻滞，就须运行脾胃气机之剂治之，如温运脾气之厚朴温中汤，药如厚朴、草蔻、苍术、干姜、姜黄、陈皮、木香等；清热化滞之木香槟榔丸，药如木香、槟榔、莪术、青皮、陈皮、黄连、黄柏、大黄等；温胃行气之良附丸，药如良姜、香附、川椒、吴萸、木香等。

肝气喜条达，肝气郁结，经脉不通，不通则痛，就须疏肝行气治之，如两胁胀痛用柴胡疏肝饮，药如柴胡、白芍、枳实、青皮、香附、川芎、丹参等。少腹寒疝诸痛，用橘核丸、天台乌药散，药如乌药、小茴、青皮、厚朴、肉桂、橘核、木香、川楝子、沉香、巴豆等。

二、血病治法

血属阴，为有形之物，故难成而易亏，又易凝聚成瘀，这些特点直接影响到治疗策略的选用。气与血，一属阳，一属阴，两者相互为用，气为血帅，气行血行，血为气母，血至气至；又与血关联较大的脏器有三：心主血，脾统血，肝藏血，这些都是选择治法时必须注意的地方。

1. 养血补血

补血方剂，首推四物汤，然四物汤补血又兼调血，其力不专，根据气血互生的原理，当加用补气之品，如圣愈汤，补血力量就加强了。缺血严重，或大失血之后，补血药与补气药的用量还要颠倒过来，即补气药的用量大大超过补血药的用量，代表方如当归补血汤，所谓“有形之血不能速生，无形之气所当急固”是也。

脾虚不运，气血不生，统摄无权，出现各种血虚、出血症状，称为脾不统血，治须健脾以统血，如归脾汤。

心主血，心血不足，则心悸怔忡，虚烦少寐，治宜养心安神，如酸枣仁汤、天王补心丹，药如枣仁、柏子仁、当归、川芎、生地、麦冬、丹参、人参等。

肝藏血，血属阴，肝血不足，肝气横逆，胁肋隐痛，治宜养血疏肝，如一贯煎，药如当归、生地、麦冬、杞子、沙参、川楝子等；或肝风内动，头目眩晕，手足瘛疭，治宜补肝血以息风，如《通俗伤寒论》之阿胶鸡子黄汤，药如阿胶、鸡子黄、白芍、生地、炙草、石决明、牡蛎、钩藤等。

2. 行血止血

血贵流通，单纯止血易滞而成瘀，故止血之剂中必加行血之品，这是临床治疗时须时刻注意的。

心主血，而心者君火之脏，血色红，近火也，故血易受热。然血又属阴，得热则妄行，所以，临床上很多出血证都是因为血热所致，故凉血止血是治出血证经常用到之治法，方如犀角地黄汤、十灰散、四生丸等，药如水牛角、生地、赤芍、丹皮、元参、侧柏、大蓟、小蓟、茅根、栀子、大黄等。

清肝凉肺止血，如咳血方，药如青黛、栀子、蛤壳、丹皮、白薇、藕节等。肠热大便下血，则用清肠止血，如槐花散，药如槐花、侧柏、地榆、荆芥等。膀胱热，尿中有血，则用清淋止血，如小蓟饮子，药如小蓟、生地、通草、栀子、竹叶、蒲黄、茅根等。

脾脏虚寒，不能统血，大便下血的，则须温中止血，如黄土汤，药如灶中黄土、赤石脂、附子、干姜、白术、阿胶等。

妇女胞中病变，各种出血之证，则须调经以止血，如胶艾汤，药如当归、川芎、白芍、生地、阿胶、艾叶、丹参等。

3. 行血祛瘀

瘀因血滞而成，故祛瘀必先之以行气活血。王清任所立之五首祛瘀方剂，可适用于全身的各种瘀血证。这五首方剂为：血府逐瘀汤，通窍活血汤，膈下逐瘀汤，少腹逐瘀汤，身痛逐瘀汤。张锡纯的活络效灵丹亦是一首通用性较强的祛瘀方剂。

临床上还有一些针对某一病证而设的活血破瘀方剂，如用于治疗跌打损伤的祛瘀方剂，如复元活血汤，七厘散。用于治疗心腹诸痛的活血祛瘀方剂，如丹参饮，失笑散。用于下焦蓄血的破瘀方剂，如桃核承气汤，抵当汤。用于妇科病治疗的温经调经祛瘀方剂，如温经汤，生化汤。用于中风后遗症的补气行血祛瘀方剂，如补阳还五汤。

祛瘀之药终属克伐之品，对正气多有损伤。所以使用祛瘀方剂，须时刻顾及正气，或加扶正之药，如上述补阳还五汤，或小其量，取渐消缓散之策，如祛瘀通络化癥之桂枝茯苓丸，祛瘀生新之大黄䗪虫丸。尤其大黄䗪虫丸，内多虫蚁之药，叶天士由此发挥，创“久病入络”之说，谓：“初病在经，久病入络”，络中痰瘀，必得虫蚁搜剔，方为有效，为中医瘀血病治疗开创了一个新领域。

三、痰病治法

痰分有形之痰和无形之痰。

有形之痰是肺系中痰，为肺系病理过程中，津液不能正常运行，分泌渗出于外，通过咳嗽排出。如外感病，往往伴有咳嗽，须治以解表化痰，如止嗽散、桑菊饮之类，药如桔梗、前胡、大力子、浙贝、杏仁、杷叶、金沸草等。

若脾胃湿盛，水饮聚而成痰，由肺系排出，痰多易出，则须治以燥湿化痰，如二陈汤、三子养亲汤等，药如半夏、陈皮、茯苓、枳实、竹茹、白芥子、莱菔子等。

若肺系热证，熬炼津液成痰，痰黄稠粘，须治以清热化痰，如清气化痰丸、清金化痰汤、小陷胸汤，药如黄连、黄芩、胆星、瓜蒌、半夏、蛤壳、竹沥等。

若肺系干燥，津液燥结成痰，痰少难咳，则须润燥化痰，如贝母瓜蒌散，药如川贝、瓜蒌、花粉、桔梗、麦冬、麻仁等。

若肺系有寒饮或寒痰咳喘，则须治以温化痰饮，如小青龙汤、苓甘五味姜辛汤等，药如干姜、细辛、五味子、半夏、桂枝、茯苓等。

无形之痰，是指可以不见有痰涎排出，而可以用痰的病理来解释又可以用治痰的方法来治疗的一类病证。是由于机体的阳气衰微，或情怀不畅，以致气机郁滞，不能正常地运化水液，使体液停留积聚体内，不能正常排出，逐步蕴结而成。

痰饮滞留胸膈上下，或痞、或呕、或下利，久而不去，当遵古人“以温药和之”之旨，如苓桂术甘、《金匮》肾气丸之类，药如茯苓、白术、桂枝、附子、肉桂、半夏、生姜等。

痰涎壅盛，为患中焦，或呕逆恶心，或头眩心悸，或中脘不快，脾胃不和者，宜用和胃健脾化痰，如二陈汤、导痰汤，药如半夏、南星、茯苓、白术、陈皮、枳实、竹茹等。痰食互结宜消食化痰，如枳实消痞丸，药如枳实、厚朴、半夏、白术、茯苓、陈皮、南星、山楂、麦芽等。

正虚而有痰者，可以用扶正祛痰，如脾虚用六君子汤、理中汤，药如人参、干姜、白术、茯苓、半夏、陈皮等。肾虚用《济生》肾气丸、八味地黄丸，药如熟地、萸肉、茯苓、山药、车前子、牛膝、附子、肉桂、仙灵脾、胡桃肉等。

实热老痰，久积不去，变幻怪病，或巅狂惊悸，或眩晕似坐舟车，或绕项结核，或不寐，或骨节卒痛难以名状，或噎息烦闷等，且按常理不能治愈者，往往都是实热老痰作祟，所谓：顽痰出怪病。就可以用泄火逐痰之法治之，如礞石滚痰丸。

风痰之病，临床多见，因脾湿化痰，肝风内动，风痰上扰，呕吐，头目眩晕而重痛，治宜息风化痰，如半夏白术天麻汤，药如半夏、天麻、白术、茯苓、陈皮等。又痫证亦因风痰阻塞清窍，壅闭经络而发病，亦宜涤痰息风治之，如定痫丸，药如天麻、半夏、南星、石菖蒲、远志、全虫、僵蚕、琥珀、竹沥、姜汁等。

中风病人无一不表现为痰迷心窍、痰热犯脑和痰阻经络之证，所以中风及其后遗症的治疗，应活血化瘀和化痰开窍、化痰通络并重，如化痰通络汤、羚羊角汤。用药如元明粉、大黄、远志、丹参、水蛭、蜈蚣、全蝎等。

有一些两臂疼痛，或四肢浮肿，用风药无效。这是因为痰停中脘，流于四肢所致，治宜通络化痰，如《指迷方》茯苓丸。

临床上往往痰瘀互结，瘀阻脉络，津液停聚则成痰；痰阻脉络，则血凝而成瘀。有瘀必有痰，有痰必有瘀。所以治痰方中加几味祛瘀药，治瘀方中增几味治痰药，往往会提高疗效。如上述中风及后遗症的治疗，化痰通络汤中丹参即为活血祛瘀而设。又如治痈疡初起之仙方活命饮，以浙贝化痰散结。治阴疽的阳和汤，用白芥子化痰通络。

四、郁病治法

郁是指因情志活动导致气血郁滞而形成的一类病证。朱丹溪提出气、血、痰、火、湿、食六郁之说。指出六者之间，先因情志郁结而气滞，而后拖累湿、热、痰、血、食等随之而郁。

因情志活动导致的郁证，宜治以理气解郁，如果症状不重，可以用越鞠丸加减施治。如果症状较重，而且比较凸显气、血、痰、火、湿、食某个方面症状的，则宜治以在理气解郁基础上加用行血、祛痰、清火、化湿、消食等法。如气郁为主者，精神抑郁，胸胁胀痛，腹胀纳呆，或女子月经不调，且以上症状受情绪波动而加重。宜重用疏肝理气解郁，如越鞠丸合柴胡疏肝饮加减。郁久化火，可用越鞠丸合丹栀逍遥散加减。如血郁比较明显的，胸胁刺痛，痛有定处，遇情志不遂则加剧，女子有月经不调。治以通经和血，理气解郁，如越鞠丸合通窍活血汤加减。如痰郁比较明显的，咽中不适，有异物感，或咳嗽吐痰，胸中窒闷，或胸胁胀痛，且以上症状随情绪波动而加则。宜治以化痰理气解郁，如《金匮要略》厚朴半夏汤加减，兼热者或以越鞠丸合黄连温胆汤、瓜蒌、贝母加减以治。如热（火）郁比较明显，性情急躁易怒，胸胁胀闷，口干而苦，头痛、目赤、耳鸣，且随情绪波动而加重，则宜理气解郁，清肝泻火，如越鞠丸合丹栀逍遥散、左金丸加减以治，或越鞠丸合火郁汤加减。如湿郁比较明显，胁胀脘闷，身重肢节酸痛，倦怠嗜卧，不思饮食，因情志波动而加重，则治以解郁理脾，祛湿化浊，如越鞠丸合平陈汤、羌独活加减。或越鞠丸合升阳除湿汤加减。如食郁较显者，脘胀腹闷，或疼痛，嗳腐吞酸，不思饮食，或呕吐不消化食物，吐后胀痛减，每因情志波动而加重。治以和中解郁，消食导滞，如越鞠丸合平胃加消导之品。又久郁不解，思虑劳神，心气暗耗，则转成虚证，宜治以养心安神，如以《金匮要略》甘麦大枣汤加味。又心伤及脾，心脾两虚，则宜以归脾汤心脾两补。又久郁化火，暗耗阴血，现阴虚火旺之象，治宜滋阴清热，养心安神，如滋水清肝饮合甘麦大枣汤。

《内经》中还有五脏之郁的说法，乃本脏之气机不畅而自郁。《素问·六元正纪大论》曰："木郁达之，火郁发之，土郁夺之，金郁泄之，水郁折之。"此处所言郁，乃是压抑的意思，五脏之气受到压抑，不能发挥正常的功能。所以五脏之郁的治疗，总其义，乃是顺其五脏之性而治之。五脏之气冲和，则无郁也。

肝者风木之脏，主疏泄，性喜条达，郁则病焉。胸胁胀痛，头眩耳鸣。肝郁宜疏肝，行其血气，复其条达之性。柴胡疏肝饮、逍遥散、金铃子散等皆有疏肝之效，可随意选用。郁久化火，则宜疏而清之，如化肝煎。

心为火脏，郁则火从内生，五心烦热，肌肤大热，遍身疮疡，小便混浊。火性炎上，故火郁则顺其性而发之，如升阳散火汤、火郁汤。

脾为阴土，喜燥而主运；胃为阳土，喜润而主降。土郁则健运无权，通降失职，痞满腹胀，饮食不下，二便不通。夺之者，通其壅塞阻滞，复其升降之职、运化之权也。平胃散、达原饮之祛湿化浊，承气汤之荡涤积滞，皆可去土之郁。

金郁者，肺气之郁也。肺主宣发，又主肃降，肺郁则皮毛闭阻，不能宣发，肃降无权，身热咳嗽，喘急身肿，小便不利，皆金郁之故也。泄者，疏泄也。宣发之剂，肃降之剂，如麻黄汤、青龙汤、越婢汤、麻黄连翘赤小豆汤等，皆是也。

肾主水，水郁者，肾之郁也。水肿腹胀，小便癃闭，腰膝重着，屈伸不利，皆肾郁之类。折也者，决也，开泄之意。水郁宜开泄水邪，水不滞留，则肾无郁也。

第五节 时间用药法和立体用药法

先来看一则前贤的医案：

有人每日早起，必大泄一行，或时腹痛，或不痛。空腹服热药，亦无效。后一医令于晚食前，更进热药，遂安。盖热药服于清晨，至晚药力已过，一夜阴气，何以敌之。晚间再进热药，则一夜热药在腹，足以胜阴气矣（《古今医案按》）。

从这则医案可以看出：影响到医生治疗效果的因素不仅仅是辨证论治的正确与否，而是还有其他的因素。比如本案中，辨证无误，用药也没有错，服之却没有效果。毛病出在服药时间上，因为病人是清晨腹泻，服药时间却选在早晨空腹时。经过一个白天，到了夜里，药效已经大衰，不敌邪气之强，结果至清晨依然腹泻如故。后来改变服药时间，在傍晚时服，夜里药效正盛，能与邪气争而胜之，结果病即治愈。

这则医案说明了：临床上除了辨证论治正确无误之外，正确恰当的用药亦是影响治疗效果的因素。

本节中讨论的就是在临床上如何用药的问题。

一、时间用药法

古人对时间一直给予足够的重视。古人认为：人在天地之中，是天地的一分子。《灵枢·岁露论》曰："人与天地相参也，与日月相应也。"人在气交之中，一年四季的变化，一日四时的变化，都会影响到人体，使人体产生相应的变化。人体生病时，病情同样会随着时间的变迁而产生相应的变化。《灵枢·顺气一日分为四时》曰："夫百病者，多以旦慧、昼安、夕加、夜甚。"所以古人治疗用药，往往也就注意到顺应天时，与天地相应。如《灵枢·顺气一日分为四时》曰："顺天之时，而病可与期。顺者为工，逆者为粗。"《素问·八正神明论》曰："月生无泄，月满无补，月廓空无治。是谓得时而调之。"《素问·四气调神大论》曰："春夏养阳，秋冬养阴。"以上的论述说明，在《内经》时期，古人对于时间在临床治疗疾病中的作用已经非常注意了。

在《伤寒论》中，张仲景对用药的时间效应亦是非常注意的。如桂枝汤方后关于服法的叙述，有很大的一部分就与时间有关："服已须臾，啜热稀粥一升余，以助药力。温服令一时许……又不汗，后服小促其间，半日许令三服尽。若病重者，一日一夜服……”又如用桂枝汤治“病人脏无它病，时发热自汗出而不愈者。”宜“先其时发汗则愈。”这个特殊的时间要求，正是桂枝汤在治疗本病时能发挥最佳疗效的关键。攻逐水饮的十枣汤，其服药的时间性亦很强，要求其在平旦空腹时服用。若下利病不除者，要等到第二天的相同时间才能再服药。

张仲景以后，亦有很多方剂其服药时间是有注明的。比较熟知的，如治湿脚气的鸡鸣散，要求头天煎好药，第二天于凌晨五更时分作三五次空腹冷服，服药至天明为止。又如露姜饮，要求头天煎好药，放在露天承露水一夜，第二天早晨服下。又如治疟疾病的药，都要求在病发前一个时辰服药。《温病条辨》中银翘散方后，详细地注明了服法：“上杵为散，每服六钱，鲜芦根汤煎，香气大出，即取服，勿过煎。肺药取轻清，过煎则味厚而入中焦矣。病重者，约二时一服，日三服，夜一服；轻者三时一服，日二服，夜一服。病不解者，作再服。盖肺位最高，药过重，则过病所；少用又有病重药轻之患。故从普剂消毒饮时时轻扬法……”这其中时间的规定是一个很重要的内容。

综合历史上的时间服药法，大约有如下的几种情况：

外感病，其服药法如桂枝汤、银翘散方后所云：一天分多次服，病重者，间隔时间短；病轻者，间隔时间长。符合《素问·至真要大论》“近而奇偶，制小其服也……小则数多，多则九之……”的经旨。

病在下焦者，或病深藏于里者，服药多在清晨空腹，而且一次性服完或多次短时间内服完，如十枣汤、鸡鸣散、露姜饮等。符合《素问·至真要大论》“远而奇偶，制大其服也……大则数少，少则二之……”的经旨。

有定时发热者，在发热前一个时辰一次性服药，如疟疾病。遵从《伤寒论》“先其时发汗则愈”之旨。

补气药、补阳药选在早晨服用，早晨相当于一年四季中的春夏，符合“春夏养阳”的经旨。李东垣就提出益气补阳药宜清晨腹中无宿食时服用，叶天士医案中八味丸、肾气丸都有注明早晨服用者。《奇效良方》载强阳补肾方药 71 首，注明平旦服之者达 56 首，足见其对服药时间的重视。不过选择服药时间是医者临证时的机变，这样事先规定总有点胶柱鼓瑟的味道。

补阴药选在下午、晚上服用。下午、晚上相当于一年四季中的秋冬，符合“秋冬养阴”的经旨。

还有一些特殊情况，要根据病情随机应变，如本节开头案例所示。

二、立体用药法

这个名称借用了现代“立体战争”的概念。中医学中向来有“用药如用兵”的说法，用一个关于战争的概念为临床用药法起名，这大约只有在中医学中才行得通。军事学者认为，过去的战争，不过是敌对双方在战线两侧的对垒，前方打仗，后方生产，前后方有明确的区别。现代的战争则完全两样，双方是全方位的对抗，没有明确的战线，前方和后方亦无区别，双方都是海陆空总动员，对抗涉及军事的、政治的、经济的、信息的、气象的……各个方面，一切能制约对方的行动、破坏对方的部署、致对方于死地的手段，都被无条件地采用。

所谓立体用药，也就不是简单地用一个处方来对应一个病，而是采用两个以上处方，对疾病的两个以上不同的点，或是在两个以上不同的时间点，对疾病进行全方位地治疗，以期达到更好地效果。

立体用药法这个名称，以前是没有的。因为笔者觉得，有些用药法用时间用药法来解释还有点不适宜，因为用药除时间位点的因素外，还有病机上不同位点的因素，所以才给起了一个名称，叫立体用药法。

立体用药法是时间用药法的延续和发展。

在《临证指南医案》中，先贤叶天士先生就经常采用立体用药法，而且是一个使用立体用药法的高手。

还是用案例来说明比较直截了当。

案例一：《临证指南医案》虚劳门王案

阳虚背寒肢冷，阴虚火升烦惊，宿病偏伤不复，总在虚劳一门，镇摄之补宜商。

早薛氏八味丸　晚归脾去芪木香

该患者虚劳病长期没有康复，阴阳两虚，阳虚见背寒肢冷，属肾阳虚；阴虚见火升烦惊，偏于心血不足。治疗就针对阳虚阴虚这两个病点用药，肾阳虚用肾气丸早晨服以补阳虚；心血虚用归脾晚服以补阴。黄芪偏于走表，木香偏于辛燥，故去之不用。归脾应是做丸服，因为虚劳病人纳差，这样早晚丸药分服，对纳食影响不大。如果用汤剂一天两碗灌下去，肯定影响胃气。而且慢性病天天煎药也不方便。所以这样的用药法，既考虑到病情，又考虑到病人肠胃的吸收能力，还考虑到用药的方便，可谓周全。

案例二：《临证指南医案》中风门某妪案（节选）

初诊时，这个老太太就显露中风先兆：足膝无力，唇舌麻木，肢节如痿。诊为：

平昔怒劳忧思（阴分暗耗），以致五志气火交并于上，当春夏阳升之候，肝胆内风鼓动盘旋，上盛下虚之证。治以苦降辛泄，少佐微酸，先折其上腾之威。药用：

金石斛三钱　化橘红五分　白蒺藜二钱　真北秦皮一钱

草决明二钱　冬桑叶一钱　嫩钩滕一钱　生白芍一钱

方中，蒺藜、秦皮、决明子、桑叶、钩滕五药苦降辛泄，平肝阳，息肝风治其标，是为君药；石斛、白芍两味柔药酸甘化阴，养阴治其本，是为臣药；橘红化痰，使肝风少痰之助而势孤，是为佐药。因为初诊时标证急，所以用药以治标为主，急则治其标也。

二诊：前议苦辛酸降一法，肝风胃阳已折其上引之威，是诸证亦觉小愈。虽曰治标，正合岁气节候而设。思夏至一阴来复，高年本病预宜持护。自来中厥，最防于暴寒骤加，致身中阴阳两不接续耳。议得摄纳肝肾真气，补益下虚本病。

九制熟地八两　淡苁蓉四两　生虎膝骨二两

淮牛膝三两　制首乌四两　川萆薢二两

川石斛八两敖膏　赤白茯苓四两　柏子霜二两

上药照方制末，另用绿豆皮八两，煎浓汁法丸，每早百滚水服三钱

议晚上用建中运痰，兼制亢阳，火动风生，从外台茯苓饮意。

人参二两　熟半夏二两　茯苓四两　广皮肉二两

川连姜汁炒一两　枳实二两　煨天麻二两

钩藤三两　白蒺藜三两　地栗粉二两

上为末，用竹沥一杯，姜汁十匙法丸，食远开水服三钱

该患者经过初诊用药后，肝阳上亢之势受抑，治标已经取效，二诊就转而治本了。

初诊时已认为该病之本为下焦肝肾阴虚，所以治病之本，也就是摄纳肝肾真气，补益下焦之虚。方中以熟地、首乌、苁蓉、石斛、绿豆皮、柏子仁等柔润之品滋下焦肝肾之阴为君药。以虎骨、牛膝、萆薢利腰膝为臣药。茯苓健脾利水道通阳气，利于诸滋腻药之吸收，为佐药。牛膝引诸药下行，为使药。本方以大队滋肝肾强腰膝的药物组成，所以其主要功效便是滋肝肾、治下虚之本病。然而尚须防其肝风再起，所以又议一方，健中运痰，兼制亢阳。方中以人参、二陈、枳实、竹沥、姜汁等健脾化痰，地栗粉养阴化痰。再以川连清热，防其火升；天麻、钩藤、蒺藜平肝，防其风生。本方和初诊方相比：初诊方以平抑肝阳为主，所治者为标中之标；本方以健脾化痰为主，痰去则风无所倚而自熄，所治者为标中之本。

二诊中的二首方亦是互相呼应的：第一方用大量的滋腻药，第二方就用健脾化痰药，助滋腻药运化而不生痰。第二方平肝药虽少用，然而已有第一方的大队养阴药，肝阳自然难亢，平肝药少用无防。两方皆制成丸药，方便服用。分开服用，可以减轻肠胃负担。

这种用药方法，《临证指南医案》还有多处见到，如虚劳门某案、时案，遗精门华案，痫门李案等。

笔者在临床上也曾试用过立体用药法，感觉其效果相当好，试介绍数则于下：

例一：赵　某　女　38岁

消瘦，纳食不香，便溏日二三次，容易疲劳，睡眠差易醒，五心烦热，脉细弱，舌瘦，边尖稍红。据症断为脾虚不运，营血不足，阴虚热盛。考虑到须从两方面进行治疗，决定分而治之。

处方一：红参50克　生黄芪80克　茯苓60克
炒白术40克　陈皮40克　炒扁豆子80克
桔梗20克　淮山药80克　炙甘草30克
砂仁40克　麦芽80克　薏苡仁80克
炒山楂80克　生鸡内金30克

上药粉碎成粗末，10克装一袋，每天一袋，泡三四次，不拘时作茶饮。

处方二：六味地黄丸（浓缩丸）8粒、大补阴丸3克，每晚临睡前开水服下。

按：处方一为资生丸化裁，改为茶饮，白天服用，健脾胃助运化。处方二为大补阴丸合六味地黄丸，滋阴降火，其用量不大，且临睡前服，对脾胃影响不大。而且两药错开服用，互相之间不会影响。

本例患者最初可能只是脾虚，脾虚不能生血，最终转为阴虚。对其用药若集健脾和养阴清热于一方，药物将会互相掣肘，所以分开用药是较好的选择。又病属慢性，很难即时取效，所以用饮方和丸药缓以图之。

例二：肖某某　男　27岁

尿频已半年多，每尿后半小时即生尿意，小腹窘迫，感觉有股火气从腹部直通阴茎，尿黄，尿时有刺痛感，尿道中不时流出透明黏液或白色黏液。经西医多次检查，前列腺基本正常，亦无致病菌发现。中医诊察：脉虚数，舌质红近绛，舌苔薄黄，咽后壁充血严重，色深红，询问其经常有干咳，眠食基本上正常。中医辨证为：阴虚热盛，热逼膀胱，加之咽喉热毒壅盛，热气下流，亦逼膀胱，膀胱津液受两股火气之相逼，故而尿频尿急。治疗须养阴清热和清咽喉热毒并行以治本，同时清利膀胱以治标。

处方一： 大补阴丸 6 克，每晚临睡前开水送服。

处方二： 射干 20 克　石菖蒲 10 克　浙贝 20 克
黄芩 20 克　藿香 15 克　连翘 30 克
薄荷 20 克　金果榄 20 克　冬凌草 20 克
西青果 20 克

上药粉碎成粗末，装 10 克一袋，每天用一袋（多次）泡，不拘时慢慢呷下。

处方三： 生地 20 克　竹叶 10 克　生甘草 3 克
通草 5 克　瞿麦 15 克　萹蓄 15 克
炒栀 10 克　滑石 20 克(包)　车前草 20 克
小蓟 15 克

上药煎服

第一方大补阴丸补阴清热，治阴虚热盛。第二方以甘露消毒丹加减治咽喉红肿干咳，阻断其热气下流。第三方以导赤合八正加减清利膀胱，治尿频尿急。第一第二方是治本，第三方是治标。

经过二十多天治疗（袋泡药用完），症状逐渐好转。后续服大补阴丸，再以汤剂养气阴、清利膀胱善后。

按： 本例患者上下热盛，全身是火，若是用一方总治之，当然可以。但是如此大剂的清热泻火解毒药物，对脾胃的影响将会很大。而分开用药，肠胃白天只用承受三分之一药量。大补阴丸是晚上临睡时服，白天煎剂的影响已过，且晚服符合“秋冬养阴”之旨。清咽喉药白天慢慢呷下，可以直接作用于咽喉壁，疗效好，且量少亦能减轻肠胃的负担。

例三：陈某某　男　53岁

十年前查出两肾萎缩。现慢性病容，体倦无力，喜坐卧不耐站立，时恶心欲呕，食纳减少，便溏日二三次，小便尚可，未见浮肿，脉弱不耐按，舌体小，舌质淡白，舌苔白薄腻。证属脾肾两虚，以脾虚为主。

处方一：早晨空腹开水送服肾气丸（浓缩丸）4粒，一周后改为6粒，半月后加为8粒。

处方二：晚上临睡前开水送服六味地黄丸（浓缩丸）4粒，一周后改为6粒，半月后加为8粒。

处方三：白天服：别直参5克　茯苓15克
炒白术10克　炙甘草4克　淮山药16克
生鸡内金4克　苡仁20克　芡实10克
砂仁3克

上药粉碎成粗末，装10克一袋，每日一袋泡（三次）。

经过上药一个多月治疗，症状改善，生活质量提高，遂继续治疗。

处方一：早晚肾气丸、地黄丸各用15粒。

处方二：白天服：别直参（有时换成生晒参）5克
炒术10克　茯苓10克　当归10克
白芍10克　猪苓10克　泽泻15克
桂枝5克　淫羊藿10克　补骨脂10克
上药煎服，一日一剂。

按：本例接受治疗时脾阳虚极，不能耐受大剂汤药的灌服，所以分途给药，且从服少量开始，逐渐添加，让肠胃慢慢适应，脾阳稍稍恢复之后，再添药续进。

依笔者的临床实践，立体用药法有其适用的范围。一为病机比较复杂，须多方面治疗，药物集于一方则庞杂无章法，药物互相掣肘，分途给药能避免不利因素，发挥最佳药效。一为慢性病须长期治疗，用丸药分途给药，方便了病人。一为脾胃虚弱者，不耐大碗灌药，改为多次、少量给药，病人乐于接受。